文化与养生概论

王少红◎编著

中国轻工业出版社

图书在版编目（CIP）数据

传统文化与养生概论 / 王少红编著. —北京：中国轻工业出版
社，2019.12

ISBN 978-7-5184-2672-0

Ⅰ.①传… Ⅱ.①王… Ⅲ.①传统文化 – 对比研究 – 养生(中医)
Ⅳ.①R212

中国版本图书馆CIP数据核字（2019）第208460号

责任编辑：张文佳　　　责任终审：张乃柬　　封面设计：锋尚设计
版式设计：锋尚设计　　责任校对：晋　洁　　责任监印：张　可

出版发行：中国轻工业出版社（北京东长安街6号，邮编：100740）

印　　刷：三河市国英印务有限公司

经　　销：各地新华书店

版　　次：2019年12月第1版第1次印刷

开　　本：787×1092　1/16　印张：16.5

字　　数：360千字

书　　号：ISBN 978-7-5184-2672-0　定价：59.00元

邮购电话：010-65241695

发行电话：010-85119835　传真：85113293

网　　址：http://www.chlip.com.cn

Email：club@chlip.com.cn

如发现图书残缺请与我社邮购联系调换

191035J2X101ZBW

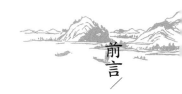

中国传统文化是中医学的源头和基础，对中医学的产生、发展和进步起了重大作用。中医学是在中国传统文化的浸染和熏陶下，不断吸收中国传统文化的理念、思想和方法发展而来的医学，是中国传统文化密不可分的组成部分和重要载体。

中医养生和中医学是一体的。养生，就是供养、奉养、养护生命，而中医养生，就是用中医的理念和方法养生。中医养生强调防患于未然，"治未病"。我们知道，治病和防病是医学的两个主要目标。放眼世界，时下的医学模式正由指向疾病的医学转变为指向人体健康的医学，这正契合了中医养生"治未病"的思想。目前，我们国家明确提出了把"疾病的防治重心前移"的医疗工作思路，重视养生，防病于未然，我国的中医养生事业如雨后春笋，蓬勃发展。作为一种文化现象，中医养生文化为中医养生提供了成熟的理论和成功的实践经验，奉献了悠久的历史积淀和浓厚的氛围，指明了前进的方向和道路。

中医养生文化把人体生命全过程置于天地大自然中考察，认识到生命是在与天地自然密切联系的整体中存在的，由此建立起人体系统的开放性理念和自我为主体的与天地自然和谐相处的养生方法体系，为21世纪生态医学、健康医学的建立提供了宝贵的思想启迪和实践经验。健康长寿是人类永恒的追求，中医养生文化必将伴随生态文明的崛起而再度辉煌。中医养生方法对人体无伤害，有尊严，简便易行，人人可为，也必将走进世界千千万万的家，造福亿万民众一生一世。

随着国家经济和人民生活水平的不断提高，中医养生正迎来发展的春天。让全社会正确认识和了解中医，享用中医学研究成果，健康养生。中医养生的发展是中华文化复兴的缩影，与国家的兴旺、人类的未来息息相关。弘扬中医养生，复兴中华文化。

在广泛搜集资料和深入研究探讨的基础上，本书按照科学性、实用性、先进性和系统性的要求，进行了比较系统的阐述，既注重充分反映中医养生的传统理论和实践经验，突出中医养生的特点，又注重吸收国内外最新研究成果，体现了先进性和时代感。

由于水平所限，经验不多，错漏及不足之处肯定存在，殷切希望广大读者提出宝贵意见，以便进一步修改完善。谢谢大家！

作者

2019年5月

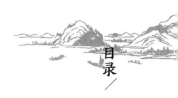

第四篇

中医养生实践的三因制宜理念

养生（又称摄生、道生）一词最早见于《庄子》内篇。所谓"养"，就是保养、调养、培养、补养、护养之意；所谓"生"，就是生命、生存、生长之意。养生就是根据人体生命规律，采取能够减少疾病、增进健康、延年益寿的手段，所进行的保养身体的活动。历史上，中国人民以自己的聪明智慧，创造出了一系列预防疾病、延缓衰老的理论和方法，并使其逐渐演变成为一种极具中华民族特色的文化现象。

文化是一个群体（国家或民族等）在一定时期内形成的思想、理念、行为、风俗、习惯、代表人物，以及由这个群体整体意识所辐射出来的一切活动。广义的文化指人类创造的物质财富和精神财富的总和，既包括世界观、人生观、价值观等意识形态内容，也包括自然科学、技术以及语言、文字等非意识形态内容。文化的基本内核既包括内隐的思维方式、世界观、价值观、道德伦理规范，也包括外显的行为方式、生活方式及其创造物。文化分为精神文化、制度文化和物质文化三个层面。

中医养生文化是中国传统的颐养身心、增强体质、预防疾病、延年益寿理论和方法的综合反映，是中医养生活动内在的价值观念、思维方式和外在的行为规范、器物形象的总和。

自古以来，人们把养生的理论和方法叫作"养生之道"。

第一章

中国传统文化概述

笼统地说，文化是一种社会现象，是人们创造的物质和精神产物，同时，文化又是一种历史现象，是社会历史的积淀物。中医养生文化的产生有其深刻的历史背景，它与中国传统文化和中医文化等文化现象息息相关。

第一节　中国传统文化发展脉络

中国传统文化是中华民族创造的、为中华民族世代传承发展的、反映中华民族特质和风貌的各种物质文明和精神文明的总和。中国传统文化包括中国传统哲学、宗教、伦理道德、礼仪制度、婚姻习俗、丧葬习俗、衣食住行、传统节日、文学艺术等林林总总的内容。它在发展过程中形成了自己鲜明的文化特点、基本精神及价值取向。

一、中国传统文化的主要内容

（一）中国传统哲学

中国哲学大约萌芽于殷周之际，形成于春秋末期，战国时代出现了百家争鸣的繁荣局面。中国哲学3000多年的发展历史大致可分为先秦哲学、秦汉时期的哲学、魏晋南北朝时期的哲学、隋唐时期的哲学、宋元明清时期的哲学、近代和现代哲学等几个阶段。

1. 先秦哲学

先秦哲学即始于夏代止于秦代的中国哲学，以春秋战国时期的诸子百家为最盛，主要以天人、古今、知行、名实等为研究讨论的重点，是中国哲学发展史上的重要一页。

（1）天道观，即关于世界本原的根本观点。因其围绕着对天以及天人关系的不同理解而展开论辩，故称天道观。先秦各派哲学都依自己的天道观立论。商统治者将天人格化，视为至上神，称为"帝"或"上帝"，祭祀、征伐、田猎、行止等都以占卜的结果行事，表现出唯心主义世界观。《尚书·洪范》记载殷代贤人的言论，一方面保留了殷商信奉上帝的观念，同时认为五行为世界的五种基本物质，具有朴素唯物主义成分。约产生于殷周之际的《易经》将早期八卦观念系统化，以乾（天）、坤（地）、震（雷）、巽（风）、坎（水）、离（火）、艮（山）、兑（泽）八种基本的自然现象来说明宇宙的生成及万物间的联系和变易，在神秘的形式下包含有丰富的朴素辩证法思想。西周灭殷后提出"天命"观念，主张敬德保民以顺应天命，在一定程度上认识到了人为的作用。周太史伯阳父以阴阳之气的运行说明地震现象，郑国政治家子产提出"天道远，人道迩"，都表明了朴素唯物主义思想的进一步发展。春秋末年的孔子肯定天命，但同时少言天道，主张"敬鬼神而远之"。战国初的墨子反对天命，但主张天志。老子明确否认天是最高主宰，认为世界的本原是道，又讲"天下万物生于有，有生于无"，尽管学术界对老子"道"和"无"的含义至今仍有争论，但老子的观点毕竟将中国哲学对世界本原的思考大大地向前推进了一步。此后，孟子和庄子分别继承发展了孔子和老子的思想。《易传》主张太极为天地的本原，提出"形而上者谓之道，形而下者谓之器"的命题；《管子》以"精气说"，强调天的物质性；荀子肯定"天行有常"，提出"制天命而用之"；韩非子继承了老子、荀子的思想，对老子的道进行了改造。上述观点使先秦的唯物主义思想得到进一步发展。与天道观相联系，先秦哲学还具有丰富的辩证法思想，孔子提出"两端""过犹不及"的观点，反对片面性；老子主张"反者道之动"，看到了对立面的相互依存和相互转化；《易传》提出"生生之谓易""一阴一阳之谓道"，肯定事物对立面的相互作用是事物发展的原因，对立面的相互转化是普遍的规律。

（2）人道观，即关于人生和为人之道的根本观点，相对于天道观而言，称为人道观，它也是先秦哲学关注的一个重要问题。随着周代"以德配天"思想的形成和西周末的疑天思潮的蔓延，兴起了注重人事的观念。子产强调人道的重要性；孔子提出了以"爱人"和"克己复礼"为中心内容的"仁"的学说；墨子主张"爱无差等"，提倡"兼相爱，交相利"；老子反对各种具体的道德说教，主张以"无为""抱朴"为理想人生；孟子在孔子"仁"的学说的基础上提出"仁义礼智"，并进而探讨人性问题，提出了性善论；而同时代的告子主张"性无善无不善也"；荀子反对孟子的观点，主张性恶论；庄子发挥老子的无为思想，提出"无以人灭天"，反对积极入世，追求"逍遥"的精神境界。

（3）古今观，即历史观。春秋以前，中国哲学的历史观的基本形式是天命论，认为天生下民，授命君主治民，社会治乱取决于君主是否顺天应人。西周末社会发生巨变，人们对历史特别是古今问题也形成了许多新见解。伯阳父认为自然环境的变化会影响社会的经济状况，据此预言西周将亡。诸子百家中，儒家承认历史的变化，但强调古今间的继承关系，孔子考察了礼的因袭和损益，注意到社会的变化对礼的影响，主张维护周礼；孟子把社会的发展理解为一治一乱的转化过程，肯定先王之道的普遍性；荀子提倡"法后王"，但也认为先王后王有一贯之道。墨家重视历史经验，主张"本之于古者圣王之事"。道家则美化"小国寡民"的远古社会，主张绝圣弃智，复古倒退。法家与儒墨道诸家不同，强调变革，商鞅认为历史可分为上中下三世，韩非子进而主张"世异而事异""事异则备变"，提出一种进化的历史观。

（4）知行观，即认识论。随着理论思维水平的提高，认识问题已引起先秦哲学家的重视，他们从不同的角度探讨了认识的来源、认识过程和求知方法等问题。孔子承认有"生而知之"者，但强调"学而知之"，兼重学与思、知与行；墨子提出三表，作为判断言论是非的标准；孟子区别"耳目之官"与"心之官"的不同职能，指出"心之官则思"，"思则得之"；老子区别"为学"与"为道"，否定感性经验，提出"致虚极，守静笃"的认识方法；后期墨家把认识分为"闻知""说知""亲知"，注意到它们各自的特点和在认识中的作用；荀子对认识的来源和方法进行了较为深入的研究，既注重感性认识，又肯定思维的能动作用，对先秦哲学的认识论进行了总结。

（5）名实观，即关于名称与现实或概念与实在关系的根本观点。面对春秋时名实相悖的现实，孔子主张"正名"，强调以礼为原则做到名实相符，言行一致；墨子主张"非以其名也，以其取也"，着眼于对事物本身的把握；老子提出名的相对性问题，指出"道常无名"；庄子进而主张"大道不称"，但又认为"名者，实之宾也"，肯定实对名的决定作用；公孙龙、施惠等名家从"合同异"与"离坚白"两个方面论证概念同具体事物的关系，分析了事物及其概念的异同关系；后期墨家将概念区分为达名、类名、私名，认为它们反映的实有不同范围；荀子提出"制名以指实"，将名区分为大共名、大别名和小别名，分析了名实乱的表现，对名实问题进行了较为详尽的论述。

先秦哲学先后提出了天人、气、太极、阴阳、道器、动静、有无、常变、心物、名实等重要哲学范畴，成为中国哲学发展的基础。

2. 秦汉时期哲学

秦建立统一的中央集权国家后，崇尚法家思想，"以法为教，以吏为师"，哲学思想几无发展。汉初记取秦亡教训，缓和矛盾，休养生息，黄老之学盛极一时。随着社会政治经济的发展，汉武帝时"罢黜百家，独尊儒术"，儒学逐渐成为统治思想。其后谶纬之学兴起，同时出现了王充等人的反正统思想。东汉后期，佛教传入，道教兴起，社会危机频仍，哲学思想呈现复杂的局面。汉代哲学主要围绕天人关系、宇宙形成、形神关系以及古今、人性等问题展开论述。

（1）天人关系。汉武帝时，出于巩固封建统治、论证儒家纲常伦理绝对性的需要，董仲舒以儒学为宗，吸收阴阳五行学说，提出天人感应论，称天为百神之大君，天人相类，人副天数，天人感应，主张"屈民而伸君"，"屈君而伸天"，以天人感应论为基础，形成了流行于两汉的谶纬之学。与此同时，王充为代表的进步思想家提出天道自然的观点，对天人感应论和谶纬之学进行了批判。

（2）宇宙生成。在先秦天道观的基础上，汉代哲学家提出了关于宇宙生成的见解，《淮南子》认为"道始于虚霩，虚霩生宇宙，宇宙生气"，气分成天地；

《易经》提出"有太易、有太初、有太始、有太素也。太易者未见气也，太初者气之始也，太始者形之始也，太素者质之始也"。汉代哲学还普遍使用"元气"这一概念说明宇宙的生成，如董仲舒提到"元气和顺"；王充认为天地万物"俱禀元气"；何休指出"元气者也，无形以起，有形以分。"西汉后期，京房易学出现，形成了以象数解释宇宙的形成的新的见解。

（3）形神关系。先秦哲学已有形神关系的讨论，《管子》提出"天出其精，地出其形"，荀子认为"形具而神生"；汉代哲学继续这一关于肉体与灵魂、生理与心理关系的讨论，桓谭提出烛火之喻，认为"精神居形体，犹火之然（燃）烛矣"，"烛无，火亦不能独行于虚空"；王充主张"人之所以生者，精气也"，"能为精气者血脉也，人死血脉竭，竭而精气灭"，他还通过论证阐释了人死不为鬼的道理。汉代哲学对形神关系的讨论，对后世唯物主义哲学形神观的发展，产生了积极的影响。

（4）古今之变。对古今问题，汉代学者的主张差别很大，董仲舒主张历史在形式上按三统循环变迁，但实质上"天不变，道亦不变"，认为朝代的更替在于天意；《淮南子》认为历史是因时而变的，故应制宜而适，不一定要废先王之道，也不必法古；杨雄也认为历史有因有革，"可则因，否则革"；司马迁否认"天道有知"，主张"通古今之变"，力图从人事解释历史的变迁，但未完全摆脱历史循环论；王充提出今胜于古，认为历史的发展有其必然规律，称之为"时数"，提出"让生于有余，争起于不足"，国家的治乱有其经济的原因，但对历史必然性的理解有宿命论倾向；东汉末年，仲长统否定君权神授，面对社会危机，他提出各王朝由盛转衰是历史的"大数"，期冀大乱过后"来世圣人"重整社会。汉代进步的思想家承认历史是进步的，并注意到经济因素和人民群众的作用对历史的影响，从而发展了先秦的进化历史观。

（5）人性学说。汉代学者在先秦天道观的基础上，进一步讨论了人性问题，董仲舒提出性三品说，认为人性是自然资质，分为圣人之性、中民之性、斗筲之性三种，主要讨论对中民之性的教化问题，认为情与性相联系，主张养性制情；杨雄认为"人之性也善恶混，修其善者则为善人，修其恶者则为恶人"，主张以封建道德标准来修养善性；王充从元气论出发，认为人"禀气有厚薄，故性有善恶也"，至善至恶的人性一般不可变，"中人之性，在所习焉"。汉代将人性分出等次，同社会的等级制度是一致的。

3. 魏晋南北朝时期哲学

东汉末年，黄巾起义失败后，经长期混战，形成魏、蜀、吴三国鼎立局面，西晋统一全国不久，又出现南北朝分裂的混战局面，近400年的社会动荡中，儒学的统治地位被打破，新的富于思辨性的玄学应运而生，佛教在中国逐渐传播，道教体系逐步建立。上述变化使得这一时期哲学思想极为活跃，提出了一系列新的哲学范畴、概念和命题。

（1）有无。何晏、王弼继承老子思想，倡以"无为本说"，认为一切有形的物质存在（有）都源于一个没有任何具体规定性的本体（无），称为贵无论。裴頠著《崇有论》反对"贵无"思想，肯定作为物质存在的"有"是根本性的，认为贵无贱有必然会"遗制""忘礼"，造成社会的混乱。在向秀影响下，郭象作《庄子注》，一方面否认"有生于无"，另一方面也反对裴頠"始生者自生"的观点，提出"独化"概念，认为"物各自生""独化于玄冥之境"。

（2）名教与自然。有无的争论引申到社会问题，就形成了名教与自然关系问题的讨论。王弼从"以无为本"出发，提出"名教出于自然"，为名教的合理性提出了新的理论根据。向秀主张"以儒道为一"，郭象进而提出名教即自然，自然即名教，有圣人"游外（崇名教）冥内（任自然）"之说。嵇康、阮籍则强调名教不符合人的自然本性，提出"越名教而任自然"，对名教有所否定。

（3）言意。言意问题原为易卦的象、辞、义理的关系问题，魏晋学者将其引申为物象、语言与思维、真理的关系问题。王弼发挥《易传》"言不尽意"观点，提出"得象忘言""得意忘象"之说，强调对义理的实质的把握，但对言、象的作用缺少充分的认识。而欧阳建则作《言尽意论》反驳，认为"名"用以指"物"，"言"用以明"理"，言与意是一致的，主张言能尽意，但对言、象的局限性认识不足。

（4）形神。魏晋南北朝学者继续了先秦、两汉对形神关系的讨论，佛教、道教传播发展的现实，使这一讨论同宗教观念与无神论的冲突相联系，导致了神灭、神不灭之争。佛教主张因果报应说，认为精神不随肉体的毁灭而消灭，即形灭，神不灭。道教主张炼形养神，以达到形不朽、神不灭的境界。南朝范缜主要针对佛教的因果报应说和神不灭论展开批判，他著《神灭论》，提出"形者神之质，神者形之用"，因此"形之与神不得相异"。

4．隋唐时期哲学

隋唐两代统治者采取了儒、释、道兼宗的政策，为三教提供了互相批判又互相吸收的条件。佛教哲学关于心性、理事问题的讨论以及韩愈的道统说和柳宗元、刘禹锡关于天人关系的讨论等，成为这一时期哲学的中心问题。

（1）心性、理事。佛教哲学讨论心性、理事问题的目的在于否定客观世界的真实性，解决成佛的问题，但各宗派的观点有很大不同。主张印度佛教唯识学说的唯识宗强调境不离识，"万法唯识"，认为凡夫只有转识成智才能成佛。具中国化特点的天台宗、华严宗、禅宗则认为人心即"真心"，其自性本觉，只因妄念所蔽，故为凡夫。如能熄灭妄念，使觉性复原就可成佛，尤其禅宗，创顿悟学说，立无念为宗，主张见性成佛，在唐代后期广为流传。与心性问题相联系，在理事关系上，天台宗主张三谛圆融，华严宗提出理事无碍，事事无碍，涉及对本体与现象、现象与现象关系的认识。上述讨论对宋明时代哲学的发展产生了重要影响。

（2）道统与法统。中国佛教各派形成后，都宣称本教派有由历代祖师一脉相承的传法系，称道统。为与佛教抗衡，唐代中期韩愈提出了儒家的道统说，韩愈认为儒家道统所传之道即仁义道德，此道统自尧、舜、禹、汤、文、武、周公传至孔、孟，孟子以后道统中断，他认为自己的使命就是继承孟子，延续儒家道统，他主张佛教为夷狄之法，唯儒家道统才是正统。韩愈复兴儒学的努力，对后世中国哲学的发展产生了重要影响。

（3）天人关系。柳宗元、刘禹锡继续中国哲学关于天人关系的讨论，柳宗元提出天无意识，不能"赏功而罚祸"，天地起源于元气。刘禹锡提出"天与人交相胜""天与人不相与"等观点，反对天人感应论。

5. 宋元明清时期哲学

宋元明清时期，中国封建专制制度进一步强化，民族矛盾、阶级矛盾错综复杂，科学、艺术得到较快发展，哲学思想也达到了新的高峰。明中叶以后中国出现了资本主义萌芽，在哲学领域也有表现。宋元明清时期的哲学以理学为特征（理学以儒家哲学为基础，吸收道家和佛教思想，建立了较为完整的理论体系。理学兴起于北宋，发展于南宋，元、明、清时期成为占统治地位的哲学，清代中叶以后逐渐衰落）。这一时期的哲学主要围绕理气、道器、心性、知行、两一、古今等问题展开讨论，承上启下，开创了哲学发展的新的时期。

（1）理气、道器。理气、道器是探讨世界本原的一对哲学范畴。北宋张载提出"太极即气"，以气的变化说明世界的万事万象，把气看成是物质性的客观存在，称气的变化为"理"，认为理是"物之理"。程颢、程颐认为理是万物的本原，理具有自然规律和道德准则的双重含义，二者是同一的。朱熹进而指出"理也者，形而上之道也，生物之本也，气也者，形而下之器也，生物之具也"，主张"理在事先""理在气先"。明代的罗钦顺反对程朱的观点，肯定理在气中，理是气运动变化的规律。王廷相也提出"理载于气"，认为不同的事物有不同的理。王夫之进一步发展了张载的思想，称"天下惟器而已矣，道者器之道"，明确指出道对于器的依赖关系。清代的颜元认为"理气俱是天道"，戴震也把道解释为气运行的规律。

（2）心性、心物。心性、心物问题源于先秦哲学，受佛教的影响，理学很注重这一问题的研究。张载认为变易为万有的本性，为人所禀受，称"天地之性"，人由于身体的结构而形成的性称"气质之性""心统性情"。程颢也区别"天命之性"与"气禀之性"，认为天命之性就是理，程颐提出"性即理也"，认为性的内容是仁义礼智。朱熹进一步指出天地之性与气质之性就是理与气的关系，又指出心之体是性，心之用是情，心中有性，理具于心。心学代表陆九渊提出心即是性，性即是理，"心即理"，"吾心即是宇宙"。王守仁强调"心外无物，心外无理"，否认客观世界及其规律的存在。明清之际的颜元和戴震也主张"理在气中"，戴震还对心性关系做出了新的解释，认为性的内容就是血气心知，外在的客观之理是心认识的对象。

（3）闻见、知行。宋元明清哲学所讨论的闻见、知行指的不仅是一般的认识和日常行为，还包括道德认识和践履。张载将知分为"闻见之知"即对事物的认识和"德性所知"即对天道的认识，认为后者来自道德修养。程颐接受了张载的上述看法，强调格物致知，通过对自身和万物的研究体认天理，他主张知先行后，"知之深则行之必至"。朱熹则认为"论先后，知为先，行是知的工夫"，以知为行。王夫之则主张行先知后，认为"行焉可以得知之效也，知焉未可以得行之效也"。

（4）两一、变化。宋元明清哲学发展了先秦哲学的辩证法思想。张载提出"一物两体"说，解释事物内部的对立统一关系，并将事物的变化区别为"变""化"两种形式。程颢认为"天地万物之理，无独必有对"，程颐提出"物极必反，理须如此"，指出了事物内部矛盾的存在及其发展变化的规律。朱熹发展了张载的思想，指出"天下之物未尝无对"，"凡天下事，一不能化，惟两而后能化"。王夫之用"大辨"和"至密"，进一步说明了事物的对立统一关系。

（5）古今、理势。宋元明清哲学继承了中国哲学评古论今的传统。朱熹推崇夏商周三代，尊古卑今，批评现实，认为秦汉以后先王之道"未尝一日得于天地间"。陈亮则认为汉唐的成就说明了汉唐之君的作为。王廷相提出"道有变化"，"理"与"势"统一的思想，承认历史发展有其客观规律。在社会物质生活和精神生活的关系上，理学家注重封建道德的教化，而陈亮、叶适、颜元、戴震等则注重功利，强调"事功""实用"。王夫之认为"势之顺者即理之当然者也""其在势之必然处见理"，肯定了历史规律即在历史发展的必然趋势之中，这是中国古代历史观中最深刻的思想。

6. 近现代哲学

中国近代经历了从半殖民地半封建社会向社会主义社会转变的历史时期。这一时期的中国哲学是围绕着"中国向何处去"这一近代中国社会的中心问题展开的。从1840年的鸦片战争到1894年的中日甲午战争期间，是中国近代哲学的酝酿准备时期，以龚自珍、魏源、洪秀全、郑观应等人的哲学思想为代表。戊戌变法时期资产阶级改良派康有为、梁启超、谭嗣同、严复等人较为系统地提出了自己的哲学思想，标志着中国资产阶级哲学的形成。其后资产阶级革命派孙中山、章太炎把资产阶级哲学进一步推向前进。20世纪初，在俄国十月社会主义革命和中国五四运动影响下，李大钊、陈独秀等人接受了马克思主义哲学，五四运动以后，马克思主义哲学在中国逐渐传播，与中国革命实践相结合，形成了中国化的马克思主义哲学。它的形成在中国哲学的发展史上具有划时代的历史意义，为正确解决中国向何处去的问题，奠定了理论基础。这一时期的中国哲学还受到来自西方资产阶级哲学的影响，出现了"新理学""新唯实论"等哲学体系。

（1）自然观。早期的近代哲学仍沿用传统哲学"天地""太极"等范畴说明宇宙。从康有为等人开始，将西方近代自然科学知识引入哲学，以"光电""以太"说明宇宙的本原，孙中山比较自觉地把自己的自然观建立在自然科学的基础之上。但这一时期的哲学往往直接引用自然科学理论说明自己的自然观，未做出哲学的概括。中国近代的科学宇宙观是在马克思主义指导下建立的，瞿秋白、李达以客观存在的"物质"作为世界的本原，宣传了辩证唯物主义自然观的基本观点。

（2）社会历史观。由于社会问题的紧迫，社会历史问题尤为近代思想家所重视。早期，龚自珍、洪秀全等分别以《春秋公羊传》和被改造了的基督教神学解释历史；戊戌变法时，康有为提出"三世说"，将历史分为"据乱世"（实行君主专制）、"升平世"（实行君主立宪）、"太平世"（实行民主）三个阶段，以说明历史的进化，期冀圣哲出现，通过"以心挽劫"实现历史的进步；章太炎提出"俱分进化"的理论，认为人类社会的苦和乐、善与恶等是同时并进的，对历史发展抱悲观态度；孙中山倡导民生史观，认为"民生为社会进步的重心"，重视经济生活在历史发展中的作用，但把历史发展的原因归结为"人类求生存"的欲望。五四运动以后，李大钊、李达、毛泽东等人以历史唯物主义的观点解释历史。李达在《社会学大纲》中，对唯物史观进行了系统阐述。毛泽东在20世纪40年代提出"只有人民才是创造世界历史的动力"，坚持群众观点、群众路线，从而发展了马克思主义的唯物史观。

（3）发展观。处于变动时代的中国近代哲学家普遍重视发展、变易，但大都把历史的变化发展动力理解为"心力""天之所演"，在对"渐变"与"突变"的认识上也存在争议。五四运动以后，李大钊、瞿秋白、李达等人都对辩证唯物主义发展观作了阐释、介绍。毛泽东撰写了《矛盾论》，把马克思主义原理与中国革命实践相结合，提出了具有中国特色的唯物辩证法的发展理论。

（4）知行观。近代哲学有比较丰富的认识论思想。魏源提倡"彻悟心源""及之而后知"，强调"行"的重要性；谭嗣同主张名决定于实，但"贵知不贵行"；严复则宣传建立在实证科学基础上的唯物主义经验论；孙中山提出"知难行易"说，深入论证了知先行后、知行转化的问题。新民主主义革命时期，马克思主义认识论在中国广泛传播，李达的《社会学大纲》、毛泽东的《实践论》《新民主主义论》等著作，对马克思主义认识论进行了系统的阐述。毛泽东指出"实践、认识、再实践、再认识"循环往复、无限发展是人类认识的基本规律，把马克思主义认识论的基本特征概括为"能动的革命的反映论"，提出"实事求是"的原则，对中国哲学关于知行问题的讨论，进行了科学的总结。

1949年中华人民共和国建立，开辟了中国历史的新纪元，中国哲学也进入了新的发展阶段。中国现代哲学继承了传统哲学的优秀成果，运用马克思主义哲学的普遍原理作为指导，联系中国社会政治、经济、思想、文化等现实情况进行深入的哲学思考，取得了新的进展。1978年中国哲学界关于真理标准的大讨论，重申了实践是检验真理的标准的正确结论，在新的历史条件下，实现了一次新的思想大解放，具有深远的历史意义。

（二）中国历史上的宗教

1. 道教

从中国宗教的历史来看，道教是在中国古代社会宗教信仰的基础上发展起来的，具有汉民族思想和信仰的特点，是产生于中国本土的宗教。道教的主要思想渊源，或者说道教的起源，主要有五个方面：①中国古代的鬼魂崇拜观念影响；②战国以来的神仙方术的影响；③秦汉时期的黄老道思想的影响；④道家哲学与阴阳家思想的影响；⑤中国古代哲学的影响，主要包括老子和庄子的哲学和邹衍的阴阳五行术。

道教虽然派别繁多，但有共同的信仰特征和基本教义。道教的基本信仰是"道"，这个"道"出自老子《道德经》，道是宇宙万物之本源，同时又是"灵而有性的""神异之物"，宇宙、阴阳、四时、万物都是由道化生的。与"道"并提的是"德"，"道"之在我者就是"德"，故道教规定，信徒要"修道养德"，道教认为"道"乃"虚无之系、造化之根、神明之本、天地之元"、万象"因之而生"，五行"因之而成"。

道教信奉的最高神是"三清尊神"：一是"玉清元始天尊"，即天宝君；二是"上清灵宝天尊"，即太上道君；三是"太清道德天尊"，即太上老君（老子）。此外，还有玉皇大帝等四个帝王，风雨雷电、土地、灶君、门神、财神等等大大小小的众神。历史上的圣哲贤才和忠孝英烈，如关羽、岳飞等，也是道教奉祀的神灵。道教的最终目标是"得道成仙"。道教认为，不管是谁，只要认真修道养德，经过"修道养德"能使人返本还原，与道合一，最终成为神仙，成了神仙就能灵魂常在，肉体永生。道教的基本教义是：长生久视、全性保真。道教相信人生只是一个有限的时间过程，却要想方设法使自己长寿，"长生"就是高寿，年龄大视力却很好就是"久视"，才是健康的长寿者，而真正的长寿者是对道的体悟，正如老子所说："不失其所者久，死而不亡者寿"。得道才是真正有价值的人生。全性保真，就是永远保持自己的天性，做"赤子""婴儿"类的真人。道教认为，得道之人，不是权势、地位显赫之人，而是"赤子""婴儿"类的真人。他们无知、无为，真正处于纯真、朴实、自然的状态，不被外物所伤害，完全保持自己的天性。要想全性保真、长生久视，首先必须采取自足的生活态度，过一种"抱拙守朴"的生活。不知足是起祸之端，知足者才能常乐，知足才不会招致屈辱，适可而止才不会遇到危险，从而达到长生久视的境界。其次要学会守气，学会关闭自身的感觉通道，学会心斋坐忘，真正达到忘我、忘他和忘忘的境界。要专守一窍，吐纳运气，要像婴儿那样平和，清除杂念，净化心灵，唯有如此才能"全性保真"。

道教对中国古代科技、文学艺术、民俗等都产生了深远的影响，道家思想对中医的影响更为直接和重大。

第一，道家思想对《黄帝内经》理论体系有深刻影响。道家学说对《黄帝内经》理论奠基发挥了不可或缺的作用。道家的"天地之道"与中医学"天人合一"的整体思想是完全一致的。老子主张天道、自然、无为，人只要顺应自然，就能把握天道。庄子继承了老子的思想，主张"不以心捐道，不以人助天""安时而处顺"（《庄子·大宗师》），由此去追求"天地与我并生，而万物与我为一"（《庄子·齐物论》）的逍遥境界。《黄帝内经》承袭了道家思想的精华，把天和人作为一个统一体看待，建立了自己的"天人合一"观。还有，先秦道家深谙辩证法，认为一切事物都包含相互对立的两个方面，阴阳不仅是气，而且是一切事物普遍具有的属性。《黄帝内经》将阴阳的这种普遍属性结合到人体，用阴阳来阐释人体的组织结构、机体功能变化、治疗的基本原则等。另外，道家的精气、阴阳思想成为中医学的哲学基础。

提及道家与《黄帝内经》，则不得不提及《次注素问》的作者王冰。由于受道家影响至深，王冰在其注释中注入了很多道家思想，包括多次引用《老子》中的名言警句，例如，《素问·解精微论》："……是以人有德也，则气和于目，有亡，忧知于色"，王冰注曰："德者，道之用，人之生也"。《老子》曰："道生之，德蓄之。气者，生之主，神之舍也。天布德，地化气，故人因之以生也。气和则神安，神安则外鉴明矣。气不和则神不守，神不守则外荣减矣。故曰人有德也气和于目，有亡也忧知于色也"。后世对《次注素问》的推崇和流传，实际上也表示了对于其中道家思想的赞同与接纳，这可以看作是道家思想对于《黄帝内经》的另一种形式的渗透。

道家的养生原则与中医学的养生实践是高度一致的。道家养生，强调静养，通过静养来保养神气，维护其清静内守之常态，道家认为，神气清静内守，则精气亦充足于内，人体就不会生病。老子强调人要顺应客观自然来生存，这一点在《黄帝内经》中体现为"顺时养生"思想，它指导人们根据四时变化调整起居作息，调摄精神情志，以顺应生长收藏之气的变化。

第二，道家学说对后世医家及医学著作有深远影响。道家学说不仅与《黄帝内经》有深层的联系，而且对于后世的医家以及许多医学著作都有着深远的影响，它对祖国医学的发展起到了巨大的指导作用，现仅举几例：①《神农本草经》与养性养命理论。《神农本草经》是我国现存最早的一部药物学著作，为古代中医学经典之一。历史上，老、庄最早将命与性分开来讨论，老子论生与死，即有"生之徒十三，死之徒十三"的判别，庄子"缮性"论，便开始了"性"与"命"的讨论，而《神农本草经》的写作，尤其是用养命和养性来分类药物的方法，显然是受了早期道家性命分别说的影响。②葛洪和道教的炼丹术。东晋的葛洪著有《肘后备急方》，具有很高的临床实用价值。事实上，葛洪还是一位著名的道教理论家，追求长生不老之术，希望通过炼丹来达到升仙不死的目的，这一点在其著作《抱朴子·内篇》中有明确阐述："今若按仙经，飞九丹，水金玉，则天下皆可令不死，其惠非但活一人之功也，黄老之德，固无量矣，而莫之克识，谓之荒诞之言，可叹者也""夫体道以匠物，宝德以长生者，黄老是也""是以道家之所至秘而重者，莫过乎长生之方也"。③孙思邈及其道家思想。道家医学道德观对中医伦理学的发展起了很大的作用，同时对中医本身的发展起到了重要的作用，道家医学一贯重视"德"，由巫医混合的年代开始，符祝就是重视德的具体表现。唐代道家学者孙思邈的主要医学著作是《千金要方》和《千金翼方》，他将其命名为"千金"是有其深意的，他说："人命至重，有贵千金，一方济之，德逾于此"，德逾千金是德重的比喻，这是孙思邈作为一个著名道家人物对德在具体事项上的表达，同时他还强调："不读内经，则不知有慈悲喜舍之德；不读《庄》《老》，不能任真体运，则吉凶拘忌，触涂而生"，其对道家思想的推崇程度，可见一斑。

第三，道教是"中国文化的根底之所在"。道教是本土教，它源于中国，又对中国文化的各个方面产生过极大的影响。道教蕴含着浓郁的中国传统文化，我们研究中国传统文化，许多问题都能在道教中找到答案。

2. 佛教

原始佛教的基本教义是"四谛八道"和"觉行圆满"，"谛"是实在、真理的意思。佛教传入中国后，与中国的道士方术结合起来，当时的信奉者认为，佛教与中国的黄老道差不多，造祠供奉可以祈福永年，长生不老。佛教对中国古代哲学、医学、文学、书法、绘画、雕塑、建筑及至名山大川，都有巨大而深刻的影响。可见，中国化佛教是中国文化的组成部分。

3. 儒学与宗教的关系

在中国历史上，常有儒、释、道三教之称。中国的传统儒学，并不是纯粹的宗教，它是一种具有强烈的入世精神与深厚的人文传统的理性学说。正因为儒学在中国社会长期占据着主导地位，才使中国未曾出现过其他国家和民族大都经历过的宗教全面统治的时代。但传统儒学也确实具有某种意义上的宗教功能，它的宗教色彩所表现的几个方面是天命观念、天人感应、修养理论等。宋明理学具有一定的宗教功能，宋明理学最高范畴的"天理""天道""本心""良知"等，在思想内涵上，是吸取了隋唐佛教的"佛性"论，从而使宋儒之"心性义理之学"，在一定程度上表现出了儒学化了的佛性理论色彩，其修行方式逐渐由"修心养性"转向禅宗式的注重证悟的"明心见性"。朱熹有"豁然贯通"之说，陆象山"多类扬眉瞬目之机"，王阳明则明言"本体功夫，一悟透尽"，他们极力提倡的主观内省、"主静""居敬""半日读书，半日坐禅"等，更具有浓厚的宗教式面壁修行的色彩。从思想内容来说，宋明理学教人"存天理，灭人欲"，其"灭欲"说无疑具有强烈的宗教禁欲主义倾向。

（三）中国传统伦理道德

传统伦理道德是中国传统文化的重要组成部分，从一定意义上说，它是中国传统文化的核心。儒家、墨家、道家、法家、佛家等各派思想家，在对长期的中华民族道德实践经验进行总结与探讨的基础上，提出了丰富的伦理思想以及颇为完备的道德实践活动的行为规范，为我们留下了非常宝贵的理论资源。

中国传统的德目主要有仁、义、礼、智、信。仁、义、礼、智、信合称"五常"，是儒家提倡的五种最基本的道德规范。在中国古代社会中，这五种道德规范，是处理人与人之间关系的最基本的行为准则，也是个人修养的最主要的内容，它贯穿于整个道德生活之中，深刻地影响着中华民族的道德精神。

具体来说，中国传统伦理道德规范分为四个大的部分：①基本道德规范，有公忠、正义、仁爱、中和、孝慈、诚信、宽恕、谦敬、礼让、自强、持节、知耻、明智、勇毅、节制、廉洁、勤俭、爱物；②职业道德规范，有政德、武德、士德、民德、商德、师德、艺德；③家庭伦理规范，包括关于亲子关系的规范、关于夫妻关系的规范、关于长幼关系的规范；④文明礼仪规范，包括尊老敬贤之礼、接人待物之礼、仪态言谈之礼、庆典婚丧之礼。

（四）中国传统礼仪制度

中国素以"礼仪之邦"著称于世，礼仪是大到国家政治体制、朝廷法典，小到婚丧嫁娶、待人接物的烦琐、细密、等级森严、包罗万象的一整套文化思想体系和政治体系，到了近代，礼仪的范畴才逐渐缩小到仅指礼节仪式。

儒家学者整理而成的礼学专著——《周礼》《仪礼》《礼记》，是古代各朝制定礼仪制度的经典著作，被称为"三礼"。清代秦蕙田编著的《五礼通考》，内容翔实，是研究礼学的重要著作。中国传统的五礼包括吉礼（祀天、祭地、宗庙祭祀、其他祭祀）、嘉礼（燕飨之礼、冠笄之礼、宾射之礼、乡饮酒礼）、宾礼（朝觐之礼、会同之礼、相见之礼）、军礼（征战之礼、检阅之礼、田猎之礼）、凶礼（荒礼、札礼、吊礼、襘礼、恤礼）。

（五）中国传统婚姻习俗

婚姻是人类社会两性结合的基本制度和形式。婚姻习俗是随着婚姻的产生而产生的，它是反映一定婚姻意识的积久成习的婚姻行为，不仅体现了一定时代的社会生活面貌，而且从微观上展示了一个民族的价值观、审美观和心理发展态势。中国传统婚姻习俗中，蕴含了丰富的文化内涵：一是婚姻依礼而行。我国把婚礼看作"礼义之本""人伦之始"，所以礼出于婚，婚出于礼，男女结合必须依礼而行聘娶，达到"序人伦""别夫妇"的目的。中国古代的婚姻礼制，以"义"而起，以"仪"而明，包括"义"与"仪"两部分。"婚义"是指婚姻的实质表现，即男女结合必须具备的社会条件。"婚仪"是指婚姻的形式要件，即结婚的礼仪形式和程序，这就是从周代开始实行的纳采、问名、纳吉、纳征、请期、亲迎的"六礼"。二是婚姻重礼轻爱。传统上，婚姻是"合二性之好""上以事宗庙而下以继后世"的大事，男女的结合不是个人自己的事情，个人的意愿和意志须服从于家族利益，至于两人"爱"还是"不爱"，那倒是无所谓的，在婚姻的缔结上，只讲"父母之命，媒妁之言"，不谈个人意愿。中国人重子嗣的思维定式，在婚姻习俗中表现得淋漓尽致，婚礼仪式中有许多内容都是祝福新婚夫妻多子多孙的。人们认为"不孝有三，无后为大"，夫妻关系是要服从亲子关系的，女人在家庭中充当的是生儿育女的工具。三是婚姻中渗透着买卖关系。传统的礼仪婚是聘娶婚，它是以男方父母交付女方父母一定数量的聘礼、聘金为成婚的必要条件的。四是婚姻体现出等级差别和阶级限制。我国古代实行"刑不上大夫，礼不下庶人"的等级制，等级和阶级的区分存在于人们社会生活的各个方面，像婚姻这样重大的事情，其仪式的等级限制也是相当严格的。

（六）中国传统丧葬习俗

"丧"指哀悼死者的礼仪，"葬"指处置死者遗体的方式。中国古代的丧葬制度包括埋葬制度、丧礼制度、丧服制度，等级分明，形式极其复杂，其中许多内容有国家法典规定，还有许多内容在民间相沿成俗，包括埋葬习俗、丧礼习俗等。

（七）中国传统衣食住行

1. 衣

服饰习俗是经济习俗的一个重要方面，社会生活的变迁往往首先在服饰上表现出来。服饰既具有保护身体的功能，同时也是一种装饰和文化的象征。简单地讲，我国的服饰习俗惯制主要有四个特性：①实用性。这是服饰自身特征的表现，如原料、做工的经久耐穿，规格、式样的舒适合体，方便生产及生活，适应气候冷暖等。②观赏性。这是服饰的一种审美观，例如，服装款式和人体的相称，色彩和花纹的匀称，鞋帽和衣裤的协调等。③礼仪性。这是服饰的社会伦理观念的象征，如我国各地区、各民族的婚丧服饰，都有一定的规定和要求，今天，汉族仍然流行戴结婚戒指和穿孝服的婚丧服饰习俗。④信仰性。这是宗教信仰和民间信仰在服饰习俗上的标志，我国宗教神职人员的服饰即各具特征，如佛教的袈裟、念珠，而给亡者穿的"寿衣"，则是汉族民间信仰在服饰上的具体体现。

2. 食

饮食风俗有饮和食两大部分，而食又可分为饭食和菜肴。饮食风俗从整体上可归纳为三大饮食习俗惯制：①日常生活的饮食惯制。这是从人体的生理出发，为恢复体力、维持生命的目的而形成的习惯，它包括饮食的次数、主副食量的比例以及饮食时间的规定。秦以前，我国基本是一日早晚两餐制，汉朝开始才普遍实行一日三餐制，由于各地生产季节的差异，有些地区以两餐制和三餐制交互使用，在主副食搭配上也有不同，如游牧民族常以米面为主食，辅之以奶制品和肉，平原地区的农耕居户往往以大米、白面为主食，辅以蔬菜和少量的鱼肉。②节日礼仪的饮食惯制。这是人们受到自然季节和社会关系影响确立的习俗。在节日方面，如正月十五吃元宵、寒食清明食冷饭糕饼、五月端阳吃粽子和雄黄酒、八月中秋食月饼和黄酒、腊八食腊八粥、大年三十吃饺子等。在礼仪方面，如婚嫁的食品酒类礼品与婚礼中的"交杯酒"、宴会上的座次、上菜的顺序、劝酒敬酒的礼节、食物礼品的馈赠往来等，千姿百态。③信仰上的饮食惯制。这是民间信仰和宗教仪式在我国饮食生活中形成的惯制，大体上分为两个方面：一是供奉食品，如"血祭""祭酒""供果"等，表示对鬼神的祭祀和宗教信仰，而民间给亡人供饭、酒、菜，则反映了追悼亡灵的民间信仰。二是禁忌食品，如生育前后的饮食禁忌，怀孕期禁食兔肉（以免生下的孩子兔唇），孕妇禁食鲜姜（唯恐生下的孩子六指），迷信成分浓重。

饮食方面的习俗反映在方方面面，下面仅就菜系的形成与传承，各地的饮茶发展历程及习俗、饮酒的习俗及历程，吸烟的发展历程与习俗做些介绍。

我国的传统菜系，目前一般有三种划分方法：一是依方位区分为四大菜系，即东部的江浙菜系，旧称淮阳派，以上海菜为代表；西部的川湘菜系，以四川菜为代表；南部的粤菜，以广东菜为代表；北部的京菜，旧称济南派，以北京菜为代表。二是八大菜系，即苏菜、皖菜、川菜、湘菜、鲁菜、闽菜、京菜、粤菜。三是十大菜系，即八大菜系加上鄂菜和沪菜。我国的传统菜系，是从各地人民的特殊口味和各具特色的烹制程序中，发展而成的特定类型。我国民间菜肴不下两千种，一方面不少菜系融合了很多不同地区、不同民族的菜肴特色，如北京菜系，是北方满、蒙、回、汉菜肴发展而成的菜系；另一方面，主要菜系又往往派生出几个分支，如粤菜系有广州、潮州、东江等几种地方菜。

我国是茶树的原产地，种茶、制茶、饮茶都起源于我国。《神农本草经》记载，大约4000年前，我国古人已开始把茶叶当作药用，叫"荼"，何时成为单一的饮料，则存在着始自春秋战国、秦汉、三国等几种不同说法。在古代，中国较早就形成了独具特色的"茶文化"，包括饮茶的产地、等级、茶具、喝茶的场所环境等。

自古以来，酒就是我国人民喜爱的饮品之一，每逢佳节，亲朋聚会，宴飨宾客、喜庆丰收、婚丧嫁娶都少不了酒。饮酒、劝酒、酒席的安排等，讲究很多，我国有著名的"酒文化"。但饮酒习俗在我国产生于何时，现存史籍却有不同的说法。

烟草不是原产于我国，古代文献中虽有"烟"和"叶菸（同烟）"的记载，但非指今天的烟草。完成于16世纪的《本草纲目》也未录入此名。烟草大约在17世纪初传入我国，并在我国推广流行，形成了"吸烟文化"。

3. 住

古人最早是穴居，后来学会了夯土为墙，开始建房子居住。中国建筑艺术起源于五千至七千万年前，从远古到清代，中国古代建筑分为四种类型，即宫殿、陵墓、寺庙和园林，此外，城池、塔刹、故居、长城、桥梁、亭台、楼阁等也属建筑艺术，是中国文化的实体。

中国古代建筑有如下特点：第一，以木构架、梁柱式为主的结构方式，建筑风格主要由其建筑结构决定。第二，对称平面布局。古代建筑多以"间"为单位构成单座建筑，再以间组成庭院，进而再组成各种形式的组群。就整体而言，重大建筑大都采用均衡对称的方式，主体建筑建造在中轴线上，围绕主体建筑，以庭院为单元沿纵轴线与横轴线进行设计，借助建筑群体的有机结合和烘托，使主体建筑显得格外宏伟壮丽。民居则大多采用"因天时，就地利"的灵活布局方式。第三，彩绘雕饰丰富多彩。中国古代建筑以它优美柔和的轮廓和变化多样的形式而引人注目，其丰富多彩的彩绘和雕饰更是令人赞赏。第四，与环境协调统一。中国古代建筑强调天人合一，注意人与自然环境的协调统一。第五，宗教、哲学和等级观念的影响深刻而广泛。以等级而言，从屋顶的颜色（黄色、琉璃瓦为帝王专用）、屋脊上的装饰物（品级越高脊兽越多）、基座的高度（帝王25尺，平民1尺）、房屋的开间、进深（帝王9间，5进深）等都有严格的区分。

4. 行

中国是世界上较早发明交通工具的国度之一。早在原始社会，先民们为了出行方便，就已经开始制造和利用代步工具了。从《史记·夏本纪》所记的大禹治水"陆行乘车，水行乘舟，泥行乘橇，山行乘辇"的记载可见，夏代之时已经出现了适应于不同用途的交通工具。随着交通工具的发明，人们的交往程度和范围大大拓宽，从而促进了各地文化的交流。中国古代的交通工具主要有车、船、轿等。

车与马总是相提并论的，因为有车一般就要有马，在古代，马的主要用途是拉车。从文献上看，以驾四马为常，称为"驷"。古代驾马车是一项专门的技术，而且是地位的象征，孔子就曾经专门开设这门功课。鞭与策都是赶马的工具，而辔是系马的缰绳。"以礼齐民，譬之于御，则辔也；以刑齐民，譬之于御，则鞭也。执辔于此而动于彼，御之良也；无辔而用策，则马失道矣"，这是说对付老百姓不能只用重刑，还要善于驾驭，才是治国之道。步行的时候，"两脚进曰行，徐行曰步，疾行曰趋，疾趋曰走。奔，变也，有急变奔赴之也"。古代的道路叫法也分得很细："一达谓之道路，二达谓之歧旁，三达谓之剧旁，四达谓之衢，五达谓之康，六达谓之庄，七达谓之剧骖，八达谓之崇期，九达谓之逵"，人多的道路叫"通衢"，而四通八达的道路又叫"康庄大道"。

（八）中国传统节日

我国早在商代就有了完备的历法纪年，把一年分为360天，12个月，此后又按一年中的气候变化分为"二十四气"，构成了岁时节令的计算基础。同时，又由于生产、生活和信仰活动的安排，逐渐形成了民族传统节日。从内容上看，我国节日大致分为农事节日、祭祀节日、纪念节日、庆贺节日、社交游乐节日五种。从性质上看，则有单一性质和综合性质之分。节日与历日、节气有关，但历日、节气并非节日，节日的内核还必须有一定的风俗活动，最早的风俗活动源于原始崇拜、迷信与禁忌。在原始崇拜中，图腾崇拜又占据着重要地位。

在我国最典型、最普遍的图腾崇拜是龙的崇拜。原始崇拜、神鬼迷信、禁忌、农事祭祀等，无疑是节日风俗产生的土壤，但这些习俗要注入节日，还需要很长的时间，一方面要使上述原始习俗上升到礼仪性质，成为"约定俗成"的礼俗；另一方面通过神化传奇故事给特定的节日增添浪漫迷离的色彩，通过历史传说附会，使其更加合情合理。

我国传统上重要的节日有春节和除夕、元宵节、清明节、端午节、七夕节、中秋节、重阳节等。另外，和宗教有关的节日有浴佛节、腊八粥与腊八节、"鬼节"与"盂兰盆会"等。

（九）中国传统文学艺术

1．文学

被称为"诗国文海"的中华民族，有着大约三千年的文字史，是一个具有悠久文化传统和广泛审美情趣的伟大民族。从文学发展史的角度来看，中国文学可以分为八个时期，分别为上古时期、先秦时期、两汉时期、魏晋南北朝时期、唐代时期、宋代时期、元代时期、明清时期，每个时期都有代表性的文学样式。下面就各个时期的文学特点和代表性作家作品做以简要论述。

（1）上古时期：神话传说和歌谣。上古文学主要包括歌谣和神话传说。二者都是先民在生产力水平极其低下时创作的，在其产生和早期传播中都有集体性、口头性特征，到了文字时代才逐步予以录载，被保存在后世的著述之中。虽然在流传的过程中多有篡改，或加上了流传时代的烙印，但就其内容的本质而言，与原始社会的其他文化艺术有惊人的相似相通之处，是中国文学的萌芽。上古歌谣比神话产生更早，它是我国后世古典诗歌的摇篮。上古神话比歌谣更富于文学性和浪漫主义色彩，它的艺术表现手法和所提供的创作题材对我国后世文学的影响更为广泛深刻，是我国文学的重要土壤。

歌谣起源于生产劳动。原始先人为了祈求丰盛的收成，要举行祭祀之类的活动。秋天收获之后，也要举行类似的活动、仪式，歌谣便应运而生。上古歌谣与先民切身的生活密切相关，是原始歌舞诗、乐、舞合一的综合艺术形式。此类口头创作在古籍中时有记载。据说是神农时代出现的《蜡辞》云："土，反其宅！水，归其壑！昆虫，毋作！草木，归其泽！"（《礼记·郊特牲》）这大约是一首农事祭歌。又如《吴越春秋》卷九所载的《弹歌》："断竹，续竹，飞土，逐宍（宍，古肉字）"，反映的是原始人制造弹弓和狩猎的过程，语言古朴，但已经具有韵律，显然是一首十分古老的歌谣。《吕氏春秋·音初篇》所载禹时涂山氏之女所歌的"候人兮猗"，虽只有一句，却是我们今天所能见到的比较可信的夏代诗歌的遗文。

神话传说则诞生于特定的时代和历史语境下，由于远古时代生产力和认识水平低下，先民只能借助想象和幻想把自然力和客观世界拟人化，表达自己解释自然、抗争自然和提高自身能力的强烈渴望。为此，就产生了对其所接触的自然现象、社会现象所幻想出来的带有艺术意味的解释和描述的集体口头创作，这就是神话传说。神话偏重于指关于人神起源、万物初始的来历，传说偏重于口头流传的关于世界来源及英雄故事的说法。上古神话的主要内容有：解释自然现象的女娲补天、女娲造人、盘古开天；反映人类同自然斗争的大禹治水、后羿射日、精卫填海；反映社会斗争的黄帝战蚩尤。记载上古神话的主要作品散见于《淮南子》《山海经》《庄子》等。

（2）先秦时期：诗歌和散文。先秦文学的主体部分是诗歌和散文，这个阶段的文学具有三个方面的特点：一是文学的创作主体经历了由群体到个体的演变，从《诗经》里的诗歌群体性的歌唱，到诞生了中国文学史上第一位诗人屈原。二是巫史分离，史从巫中分化出来专门从事人事的记录；而士的兴起与活跃，对文学的发展又起到了关键性的作用。三是先秦文学的形态独特，一方面是文史哲不分，即在散文这个领域，既有《尚书》《左传》《国语》《战国策》等历史著作，也有《周易》《老子》《论语》《孟子》《庄子》等哲学著作，没有纯文学的散文；另一方面是诗乐舞结合，这种混沌的状态成为先秦的一大景观。

诗歌主要包括《诗经》和以屈原作品为代表的《楚辞》。《诗经》是我国第一部诗歌总集，收诗305篇，分为"风""雅""颂"三部分，并灵活运用"赋""比""兴"三种表现手法，作为中国现实主义文学的源头，奠定了后世文学发展的坚实基础。在南方则产生了具有楚文化特征的新体诗——楚辞，伟大爱国诗人屈原，运用这一形式创作了《九章》和《九歌》。他的代表作《离骚》是古代文学史上最宏伟瑰丽的长篇抒情诗，开创了我国诗歌的浪漫主义传统。

在百家争鸣的氛围中，产生了诸子散文，其中《论语》为语录体，为孔子弟子编撰；《孟子》为对话体，为孟轲所著；《庄子》则擅长论辩，文学性最强，为庄周所著；晚出的《荀子》和《韩非子》则已似专题论文集，分别为荀况和韩非子所著。历史散文与之交相辉映，其中《左传》为编年体，相传为鲁国史官左丘明所著；《国语》相传作者是左丘明，《战国策》为西汉刘向编订，均为国别体，《战国策》的人物描写十分高明，言辞铺张犀利，颇具文学价值。秦朝几无文学，李斯的《逐谏客书》是仅存的散文名篇。

（3）两汉时期：赋、散文、乐府和五言诗歌。两汉文学以其卓越的成就而受到后人的推崇，汉大一统的局面为文学的发展提供了有利的条件，汉代作家群已经形成；汉对外文化的交流促进了文学艺术的发展；汉代比较宽松的思想文化氛围为文学的繁荣奠定了基础；尤其值得一提的是，汉代统治者中出现了诸如汉武帝、淮南王刘安等一大批爱好并提倡文学的人物对汉代文学之昌盛所起的作用尤大。其文学创作具有三个特点：一是文体形式在汉代亦渐趋多样化，有诗、赋、铭、诔、颂、书、论等三十余种，奠定后世常用文体的基础。二是文人创作成为两汉文学的主流，民间创作也取得了很大的成就。三是汉代人的文学观念基本呈现尚丽与尚用并存的状态，在伴随着辞赋的盛行而产生较自觉的尚丽意识的同时，又蒙受着浓重的儒家宗经尚用观念的束缚。

两汉文学中极具活力的是乐府诗歌，尤其是其中的民歌，乃是《诗经》"国风"之后的又一重要收获。乐府民歌，"感于哀乐，缘事而发"，着力反映现实生活，表达劳动人民的思想感情。它长于叙事铺陈，语言极富生活气息，句式以五言和杂言为主，推动了诗歌艺术的发展，叙事性强。《陌上桑》《孔雀东南飞》《长歌行》等为其中的传世名篇，《孔雀东南飞》是我国第一首长篇叙事诗。汉代文人五言诗也逐渐走向成熟，到东汉后期出现了抒情组诗《古诗十九首》，不仅在《诗经》的四言时代之后，开创了新的诗体，而且将日益成熟的文人的趣味和情绪自由地表达出来，被后人称为"五言之冠冕"。

汉代早期散文以政论文为主，贾谊的《过秦论》最为著名。两汉散文成就最高的是司马迁的《史记》，它既开创了纪传体的史书新体例，又是传记文学精品，精于叙述事件和刻画人物，语言也富于表现力，为后世散文创作提供了典则。西汉是大一统的泱泱帝国，文人具有容量广大、气势恢宏、审美崇高巨丽的特点，重视情感自主表达的辞赋应运而生，辞赋是最具代表性的汉代文体，吸引了当时大量的才华之士进行创作，产生了枚乘的《七发》、司马相如的《子虚赋》《上林赋》等佳篇杰作。

（4）魏晋南北朝时期：诗歌、散文、辞赋、小说、骈文。魏晋南北朝时期是中国文学发展史上一个充满活力的创新期，诗、赋、小说等体裁，在这一时期都出现了新的时代特点，并奠定了它们在此后的发展方向。这一时期文学创作的显著特点是服务于政治教化的要求减弱了，文学变成个人的行为，抒发个人的生活体验和情感，这标志着文学走向自觉的时代。这一特点体现在三个方面：一是对文学的重视和文学观的发展，在中国文学史上第一次将文学提高到"大业""盛事"的高度来看待；还表现在一些学者文人对文学作品的收集、整理、编辑和品评。二是对文学的各种体裁有了比较细致的区分，更重要的是有了对各种体裁的文体辨析的意识；魏晋南北朝出现了新的文学思潮，就是将文学从学术中区分出来，进而探求文学的特点、文学本身的分类、文学创作的规律及价值。三是对文学的审美特性有了自觉的追求，不但表现在理论的创新上，更重要的是表现在创作实践中追求美的创造。如开拓了一些新的题材；文学形式的更新演化也反映了一种对美的追求；追求修辞的华美；注重文学与哲学的结合等。

汉末建安年间，产生了以曹操、曹丕、曹植父子三人为核心、以王粲等"建安七子"为羽翼的邺下文学集团，其诗歌创作体现了"慷慨以任气"的时代风格。而后，魏晋时代的阮籍、嵇康、左思等人，继承了"建安风骨"的优秀传统。陶渊明是东晋时期超拔流俗的大诗人，其诗多写田园生活和隐逸情趣，风格自然质朴，是中国田园诗之宗。南朝的谢灵运和谢朓，是出色的山水诗人，而鲍照擅以七言新体抒发愤世嫉俗之怀，由南入北的庾信则是六朝诗歌创作的集大成者。乐府民歌在这一时期又显光彩，南朝民歌如《西洲曲》等，明丽清婉，北朝民歌如《木兰辞》等，刚健亢爽，可谓各极其妙。

在其他文体创作中，也取得了新的突破。王粲、庾信等人的抒情小赋和骈文、辞赋创作显示出抒情化、小品化的特色；骈文中的书简和山水小品，意境清新，文字优美。其代表作为王粲的《登楼赋》，将荆州的离异之感与壮志难酬的悲愤之情融为一体，即景抒情，情景交融。南朝文坛沿着魏晋以来文章追新逐丽的趋向继续发展，并带有阶段性的特点。刘宋时代，抒情体物的华美文章繁盛起来，至齐梁时期，变本加厉，美文的影响力还波及北方。其中陈寿的《三国志》，叙事议论，高简有法，质而不野。范晔的《后汉书》合史职与文才于一体，尤其是纪传的论赞部分，对偶工稳，辞采润泽，声律协畅，显示出以骈文论史的高超水平。史传文学的递嬗轨迹，反映了南朝美文的衍化。此外，以干宝《搜神记》为代表的志怪小说，以刘义庆《世说新语》为代表的轶事小说，则开了后世笔记小说的先河。

（5）唐代时期：诗歌。唐文学的繁荣，表现在诗、文、小说、词的全面发展上。诗的发展最早，在唐文学中也占有最为重要的地位。当诗发展到它的高峰时，散文开始了它的文体文风改革。就文体文风改革的规模和影响说，此前还没有任何一个时期可以与它相比。小说也开始走向繁荣。而当散文、小说、诗相继进入低潮时，诗的另一种体式——词，又登上文坛，焕发光彩。终有唐一代，几乎找不到一个文学沉寂的时期。此时期的文学特点，还表现在作者众多而大师辈出上。《全唐文》收作者3035人，《全唐诗》收作者2200余人，据不完全统计，唐人小说今天可以找到的还有220余种。唐代出现的杰出诗人数量之多，为我国诗歌史上所仅见。

在唐代，诗歌创作进入了黄金时期，初、盛、中、晚各期名家辈出，如星驰云涌，"初唐四杰"王勃、杨炯、卢照邻、骆宾王和稍后的陈子昂，上承建安风骨，力扫齐梁余风，发为清新的歌唱。《登幽州台歌》是陈子昂最为著名的古体诗，谱写了一首吊古伤今的生命悲歌。盛唐出现了两大诗歌流派，以王维、孟浩然为代表的山水田园诗派，其代表作分为《山居秋暝》与《过故人庄》，多写隐逸情怀，意境幽美；以高适、岑参为代表的边塞诗派，其代表作分为《燕歌行》与《走马川行奉送出师西征》，擅长描绘苍凉奇丽的边塞风光和艰苦卓绝的军旅生活，格调雄壮，意境阔大。李白和杜甫先后崛起，被称为中国诗歌史上雄视千古的"双子星座"。李白诗歌热情歌颂祖国的大好河山，表现个人理想与社会现实的尖锐矛盾，感情奔放激烈，风格豪放飘逸，其代表作为《行路难》《梦游天姥吟留别》等。杜甫诗歌集中反映了唐王朝由盛转衰的一系列重大事件，切入社会生活的各个方面，故有"诗史"之誉，其诗感情内在深厚，风格沉郁顿挫，其代表作为《三别》《三离》。李杜之诗，分别以浪漫主义和现实主义的卓越成就，泽被后世，成为诗歌创作的光辉典范。安史之乱以后，元和年间以白居易、元稹为首，倡导了"新乐府"。他们提出"文章合为时而著，歌诗合为事而作"，创作了直接反映现实生活和百姓疾苦的新乐府诗。白居易的感伤诗《长恨歌》《琵琶行》也是脍炙人口的名篇。其他著名诗人，尚有以险怪著称的韩愈，以苦吟著称的孟郊、贾岛，以及自具特色的柳宗元、刘禹锡、李贺等。晚唐最有成就的诗人是杜牧和李商隐。杜牧长于七绝，多伤春惜别和咏史怀古之作，风格或秀艳、或俊爽；李商隐的七律沉博绝丽，以咏史诗和爱情诗独擅胜场，"无题诗"意蕴深远，工于比兴，但有些作品流于晦涩。

中唐时，韩愈、柳宗元以复兴儒道、反对骈文相号召，致力于恢复古文的主导地位，掀起了一场古文运动。其文内容充实，积极反映中唐时期各种社会弊端，感情真切，手法多样，语言也能推陈出新。其中，议论文、人物传记、寓言和山水游记成就最高。《师说》为韩愈有名的作品，《永州八记》是其山水游记的代表，影响深远。晚唐的小品文和文赋，也值得重视。

唐代还有两种新出现的文体。传奇小说人物形象鲜明，故事曲折离奇，标志着古代小说艺术的成熟。曲子词最早起于民间，中唐以后文人染指渐多，第一部文人词总集《花间集》收录了晚唐温庭筠和西蜀词人的词作。五代南唐后主李煜，以词抒写亡国之痛，多上乘之作。

（6）宋代时期：词。宋代文学在我国文学发展史上有着重要的特殊地位，它处在一个承前启后的阶段，即处在中国文学从"雅"到"俗"的转变时期。所谓"雅"，指主要流传于社会中上层的文人文学，指诗、文、词；所谓"俗"，指主要流传于社会下层的小说、戏曲。宋代独特而渊深的美学意识是由其文化土壤所培植、文化精神所孕育出来的，经过有机地整合和融化，产生出特定的审美形态、格调和风味，遂成为文化型美学，有别于前代美学。宋文化从下述诸多方面影响了美学的生成、表现和状态：一是其怀旧意识，宋人似乎特别怀旧，《东京梦华录》《武林旧事》等书就是明证。二是其史学精神，宋代治史风气颇盛，出现了一批名史家和名史著，有的居于历代史学之一流地位。三是其议论风格，宋人的思维是思辨型的，所创立的哲学是思辨型的哲学，由此孕育了他们爱议论的习惯。

宋代的词，向与唐诗并称。宋初晏殊、欧阳修、张先等人多娱宾遣兴、流连光景之作。范仲淹写出了境界开阔、格调苍凉的豪放词。柳永从都市下层人民生活中汲取创作素材，以写都市繁华和相思旅愁见长，大量创制慢词，语言俚俗，《雨霖铃》等大批词作在市民中广为流传。苏轼打破诗、词界限，扩大词的题材，提高词的境界，丰富词的表现手法，摆脱音律的过多束缚，开创了有革新意义的豪放词派，《念奴娇·赤壁怀古》堪为代表，词作气势非凡，极雄丽之至，大起大落，横绝今古。此外，北宋的秦观、贺铸、黄庭坚、周邦彦等人，共同创造了宋词多种风格争胜的繁荣局面。李清照是我国古代最优秀的女词人，其词婉约清新，后期作品写身世之感和家国之痛，尤其感人。靖康之变后，感时伤乱、抗金爱国成为词创作的重大主题，著名词人有张元幹、张孝祥等。南宋最伟大的爱国词人辛弃疾，使宋词的思想境界和精神面貌达到了前所未有的高度，在词的艺术表现手法和形式方面也多新的突破和创造，其代表作为《破阵子·为陈同甫赋壮词以寄之》，抒发了作者对抗战的理想和向往，生动展示了辛弃疾充满理想而又屡遭阻遏的悲愤情怀。辛派词人有陈亮、刘过、刘克庄、刘辰翁等。南宋后期，风雅派词人姜夔、史达祖、吴文英等，崇尚雅正，讲究格律；其中遗民词人张炎、周密、王沂孙等哀怨衰飒的歌唱，成了宋词的尾声余韵。

宋诗与唐诗相比，自有特色。宋初著名诗人有王禹偁和"西昆体"诗人杨亿。自梅尧臣、苏舜钦、欧阳修始，宋诗方自具面目，北宋影响最大的诗人是苏轼和黄庭坚，苏诗抒情议论，自由奔放；黄庭坚是江西诗派宗主，诗风瘦硬生新。南宋诗人有陆游、杨万里和范成大等，其中陆游是宋代最杰出的爱国诗人，留下诗作近万首，《示儿》等爱国主义诗作唱出了抗金复国的时代强音。南宋后期有"永嘉四灵"和"江湖诗派"。至宋末，民族英雄文天祥和遗民诗人汪元量等人的诗篇，浩气磅礴，为宋代诗坛增添了最后一抹光彩。

宋代散文创作足与唐文媲美。欧阳修是北宋诗文革新运动的领袖，他坚持文道合一的创作主张，提倡平易畅达的文风，所作散文富于情韵，欧阳修之外，还有苏洵、苏轼、苏辙、王安石、曾巩，加上唐代的韩愈、柳宗元，被后人尊崇为"唐宋八大家"，其中苏轼散文成就最著，诸体兼备，如行云流水，姿态横生。此外，范仲淹的传世名作《岳阳楼记》，因文中"先天下之忧而忧，后天下之乐而乐"一句而名留史册。宋代通俗文学样式有话本、诸宫调和南戏。

（7）元代时期：曲。中国文学发展到元代，由于政治、经济和文化上以及文学本身的种种原因，传统的诗词古文创作局限于少数文人的范围，新兴的戏曲小说引起广大人民群众的爱好，流行南北。元代文学具有以下几个特点：一是俗文学取代雅文学，占据文学的主体地位，这与文人际遇的改变和市民阶层壮大导致改变接受者的结构层次有关联；二是叙事文学较之抒情文学发达，叙述文学——戏曲和小说取代了诗词的主体地位；三是具有自然显畅、活泼生动的美学风貌。

元代是我国戏曲文学的黄金时代。元代文学的主要形式是元曲，元曲分杂剧和散曲两种，杂剧是戏剧，散曲是清唱曲。元曲流行的区域主要在北方大都一带，故也称北曲。元杂剧的前期作家主要有关汉卿、王实甫、马致远、白朴、纪君祥、康进之等，后期作家主要有郑光祖、乔吉等。关汉卿的《窦娥冤》、王实甫的《西厢记》，是元杂剧中璀璨夺目的明珠。在元代南方还流行着另一种戏曲形式——南戏。它是由南方语言和南方音乐组合而成的戏曲样式，最初流行于浙江温州一带，称温州杂剧或永嘉杂剧，著名的南戏为高明的《琵琶记》。

散曲是元代出现的新诗体，分小令和套数两种。小令是单支曲，套数是由两支以上宫调相同的曲子连缀而成的组曲，也称套数、散套。前期散曲作家以关汉卿和马致远为代表，作品通俗平易，诙谐泼辣；后期代表作家是张可久和乔吉，风格趋于雅正典丽。其他重要的曲家还有张养浩和睢景臣等。

元代诗文从总体上走向衰落，但仍在继承唐宋诗文的基础上继续发展。元诗以宗唐为主，但亦受宋诗的影响。前期作家主要有刘因、卢挚、赵孟頫等；后期作家主要有萨都剌、杨维桢、王冕等。元词亦呈衰落的趋势。元词人多宗宋词，大致可分为宗苏轼、辛弃疾和宗周邦彦、姜夔两派，前者以刘因、萨都剌为代表；后者以张翥为代表。元代散文主要以唐代的韩愈和宋代的欧阳修为学习对象，代表作家有姚燧、虞集等。

（8）明清时期：小说。中国古代的叙事文学，到了明清时期步入了成熟期。就文学理念、文学体式和文学表现手段而言，明清代表性的文体小说以其完备和丰富将叙事文学推向了极致。从明清小说所表现的广阔的社会生活场景、丰硕的艺术创作成果和丰富的社会政治理想而言，明清小说无疑铸就了中国古典文学最后的辉煌。总体而言，明清文学具有以下几个特点：一是主流由诗文变为戏曲小说；二是更加"人化"和"文学化"；三是表现了时代新思潮；四是语言表现出近代性、民族性和地域性的特点；五是数量多、规模大，呈集大成状貌；六是参与当代生活突出。

明代都市经济高度发展，适应市民需要的通俗文学样式如小说、戏曲特别昌盛。长篇章回小说的开山之作，是明初罗贯中据民间流传的三国故事整理加工而成的《三国志通俗演义》。施耐庵的《水浒传》艺术地再现了北宋末年一场波澜壮阔的农民起义。明中叶以后，小说创作出现高潮，其中如吴承恩的神魔小说《西游记》，具有鲜明的浪漫主义特征；世情小说《金瓶梅》直接取材于明代社会生活，长于摹写世态人情。明代短篇小说的主要形式是拟话本，着重描绘市民阶层中的商人、手工业者和妓女的生活及心态，代表作有冯梦龙辑集加工的《喻世明言》《警世通言》和《醒世恒言》，凌蒙初编著的《初刻拍案惊奇》和《二刻拍案惊奇》，合称"三言""二拍"。在戏曲方面，明传奇作家汤显祖创作的爱情剧《牡丹亭》，揭示了反封建礼教的主题，体现了个性解放的时代精神，该剧艺术想象绮丽，心理描写细腻，曲辞优美动人，是我国戏曲史上的浪漫主义杰作。

明初刘基、宋濂、高启的诗文能反映社会现实，内容较为充实，明中叶以后的"前七子"和"后七子"，以复古为宗旨，提出"文必秦汉，诗必盛唐"的口号，反对复古倾向的散文流派有"唐宋派"，其中成就最高的是归有光。此外还有以袁宏道兄弟为代表的"公安派"，以钟惺、谭元春为首的"竟陵派"，晚明小品文特盛，成为明末散文中颇见光彩的品种，代表作家是张岱，明末陈子龙、夏完淳的诗文，表现了强烈的民族精神。

清代文学成就最大的当数小说，长篇小说中，曹雪芹的《红楼梦》堪称我国古代小说艺术的高峰；吴敬梓的《儒林外史》，矛头直指以八股取士的考试制度，是文学史上少有的讽刺杰作。文言短篇小说有蒲松龄的《聊斋志异》，用众多花妖狐魅故事，歌颂爱情、反映现实、抨击时弊，情节曲折离奇，引人入胜。清代戏曲的杰作当推洪升的《长生殿》和孔尚任的《桃花扇》，做到了历史真实和艺术真实的较好统一。

清代的诗、词、散文，总体成就虽未能超过唐宋两代，但名家迭出，流派众多，也不乏优秀作品。清初遗民诗人成就较高，后来各种诗说、流派蜂起，大都主张复古，袁枚所代表的"性灵派"和郑燮、黄景仁等，其诗能不染时风，较有特色。词至清代，号称"中兴"，有以陈维崧为首的阳羡词派，以朱彝尊为首的浙曲词派，以张惠言为首的常州词派，纳兰性德词则自成一家。散文方面有桐城派及其支派阳湖派，代表作家有方苞、姚鼐、刘大魁、恽敬等。

1840年鸦片战争以后的中国文学，显现出强烈的政治性和战斗性。在诗文创作方面，启蒙思想家龚自珍首开风气，接着魏源、林则徐、张维屏等也写出了许多富于时代色彩和历史意义的作品。戊戌变法前后，维新派代表人物梁启超的散文打破了传统古文的格局，平易畅达，有鼓动性，号为"新文体"。辛亥革命时期，南社诗人柳亚子等的作品洋溢着爱国主义和民主主义精神。近代小说的代表作有《二十年目睹之怪现状》《官场现形记》《孽海花》和《老残游记》，被称为清末四大谴责小说。近代戏曲的成就，主要反映在许多地方剧种趋于定型成熟，其中京剧影响最广，话剧也开始在我国兴起，各种话剧团体在宣传革命、开启民智方面发挥了重要作用。"五四"新文化运动和文学革命的爆发，标志着中国现代文学的开端，文学史从此掀开了全新的一页。

2. 书法

在中国文化中，书法的地位举足轻重。中国书法是用毛笔写汉字的艺术，它起源于殷商时期的甲骨文与稍后的金文，至今已有三四千年的历史。在汉字发展史上，甲骨文、金文、大篆、小篆基本上都合乎"六书"（象形、指事、会意、形声、转注、假借）的原则，属于古文字，隶书、楷书、行书、草书，则成为单纯的文字符号，属于今文字。严格说来，书法作为一门艺术是从秦汉时期人们所写的篆书和隶书开始的，因为秦始皇统一了文字，字体基本稳定下来，于是，人们在写字时才开始注重其形态的艺术性。中国书法从字体类型上主要分为篆、隶、楷、草、行五类。

3. 绘画

中国绘画，就其审美原则、情趣、风格、技法而言，具有完整而独特的体系。原始彩陶和青铜纹饰，可以看作是中国绘画的起源；春秋战国时期是我国各类绘画的初创期；魏晋时期是中国绘画的形成期；隋唐时期是中国绘画史上前所未有的大发展时期；宋代是我国绘画史上的鼎盛时期，标志着我国绘画水平的高峰；元代文人画发达；明代市民画兴起，民间绘画较盛行，版画得到发展；清代的民间年画开始大行其道。中国古代画大致可分为宫廷绘画、文人绘画、宗教绘画、市民绘画、民间绘画五类。中国绘画中共同的美学原则如下：第一，散点透视；第二，以大观小，以小见大；第三，遗貌取神，绘画不仅着重形似，更着重神似；第四，平面色彩与骨法用笔相兼。总之，中国绘画是中国的四大国粹（国画、京剧、中医、武术）之一，其中，中国画以其独特的艺术性和绚丽多彩的民族特色，矗立在世界绘画之林。

4. 音乐

中国在春秋战国时期建立了音乐体系，音乐种类繁多，吹奏乐（埙）、弹拨乐（古琴）、打击乐样样俱全，经测音，这些乐器特别是编钟、编磬已能演奏五音阶和七音阶音乐。从秦汉开始到清代，中国音乐沿着春秋战国时期奠定的基础，在各方面都得到了发展，创作了《高山流水》《潇湘云水》《十面埋伏》等数不胜数的名曲。此外，《中国音乐辞典》还列举了五百多首古代名曲，其中有《大风歌》《酒狂》《秦王破阵乐》《平沙落雁》《阳春白雪》《阳关三叠》《汉宫秋月》《春江花月夜》《渔舟唱晚》《霓裳羽衣曲》等。

5. 戏剧

中国古代戏曲最优秀的代表作是昆曲和京剧。昆曲又称山腔、昆腔或昆剧，最初是在元代昆山（今属江苏）一带流行的民间清唱，明代戏曲音乐家魏良辅和传奇作家梁表鱼改编了新的昆曲，比如伴奏乐器兼用笛子、笙、箫、琵琶，创作了传奇《浣纱记》，随后昆曲扩展到江苏各处，后来昆曲戏班入京，成了皇家大戏之一。昆曲在舞台艺术上继承了古典戏剧的遗产，形成了完整的表演体系，音乐和表演、说白都有独到之处，数百年以来，对许多地方剧种有广泛深远的影响。现在有不少整理改编的昆曲仍在演出，如《牡丹亭》《十五贯》《墙头马上》等。

京剧，又称"皮黄"，由"西皮"和"二黄"两种基本腔调组成它的音乐素材，也兼唱一些地方小曲调（如柳子腔、吹腔等）和昆曲曲牌。它形成于北京，时间是在1840年前后，盛行于20世纪三四十年代，时有"国剧"之称。现在它仍是具有全国影响的大剧种。它的行当全面、表演成熟、气势宏美，是近代中国戏曲的代表。

6. 艺术

我们讲中国的远古艺术，要从原始彩陶讲起。彩陶是指我国新石器时代原始先民烧制的陶质器皿，通常在灰黄色的器物上绘有黑、白、红等颜色的形纹或几何图案，器形及图纹均古朴自然，其艺术价值主要体现在造型优美、纹饰丰富多彩等方面。原始彩陶是中国最早的陶器。陶器是我国著名的手工艺品之一，具有悠久的历史。

瓷器的发明是对人类文明的一个重大贡献，是世界艺术中的精粹。我国古代的瓷器品种有彩陶、青瓷、白瓷、彩瓷、花瓷、影青瓷、青花瓷等。

青铜器是我国文化的重要组成部分，具有重要的历史价值和观赏价值。青铜器主要指我国自夏代末期至秦汉时期用铜、锡制作的各种器物。中国青铜时代形成于公元前2000年，商朝和周朝的青铜礼器是青铜文化的核心。

中国艺术的基本类型，从不同的角度可以有不同的分类。从美学角度来给中国古代艺术分类，大致可分为阳刚之美和阴柔之美。所谓阳刚之美，就是壮美，其特点是强大、雄伟、壮丽、威武、坚强。所谓阴柔之美，就是秀美，其特点是娇柔、小巧、优美。中国古代艺术所体现出来的阳刚之美和阴柔之美有其历史根源，那就是阳刚之美受儒家思想影响，阴柔之美受道家思想影响。中国艺术的内在精神是气韵生动和虚实相生。所谓气韵生动，就是用艺术形式再现生活、反映生活时，要有生气，有风韵，要与宇宙生气相一致。所谓虚实相生，就是用艺术形式反映生活时，首先必须创造出鲜明生动的实在形象。气韵生动是中国艺术的根本精神，虚实相生是中国艺术的根本准则。

中国艺术的最高境界，用一个字概括就是"和"，包括人与人相和、人与社会相和、人与宇宙相和（天人合一）。"和"的精神贯穿于整个中国社会文化之中。中国古代艺术家用"和"的基本精神来感受生活，并用艺术的形式表现"和"。

二、中国传统文化的特点

中国传统文化在发展过程中形成了自己鲜明的特点。

（1）崇尚统一，追求稳定。随着秦朝的大统一和儒家对"大一统"观念的理论阐述，统一理念逐渐转化为中华民族文化深层结构的社会心理，形成了我们民族的政治思维定式。以江山统一为乐，以社稷分裂为忧，是中华民族天经地义和坚定不移的政治价值取向。各朝各代的统治者与被统治者都认同统一，认为只有统一才能创造开明的政治、繁荣的经济和文明的社会，国家才能强盛，百姓才能安居乐业。

（2）伦理至重，整体至上。在中国古代，人们的注意力集中在家庭以及父子、长幼、上下、尊卑的人伦关系中。维护人伦关系远远超过对宇宙、自然及生产技术的探索，重伦理、轻自然的特点非常显著。自古以来，中国人就相当重视伦理关系，常将"伦理"和"道德"并称，似乎不讲"伦理"的人，其道德即有所欠缺。事实上，人们也常以一个人是否孝顺父母，友爱兄弟或敬老尊贤来评判他的品德好坏，例如朱熹《白鹿洞书院学规》一开头就揭示："父子有亲，君臣有义，夫妇有别，长幼有序，朋友有信。右五教之目，尧、舜使契为司徒，敬敷五教，即此是也，学者学此而已"。又如《礼记·礼运》："何谓仁义？父慈、子孝、兄良、弟悌、夫义、妇听、长惠、幼顺、君仁、臣忠，十者谓之十义"。一般说来，"五伦"包含君臣、父子、夫妇、兄弟、朋友五项。就家庭来说，父子、兄弟、夫妇三项是家庭中最基本、最主要的人伦关系。中国古代十分强调群体至上原则，在两千多年里一直延续着"家族本位"传统。传统主流思想认为，是家而不是个人构成了社会的本体，作为个体的每一个人，对家以上的群体要承担无限的义务与责任，个体对社会应具有服从甚至牺牲奉献精神。家既是个人的生活依归，更是人格生长的母胎，血缘关系不仅是一种基本的人伦关系，而且是其他一切社会关系的前提。个体的社会角色首先是家庭成员，然后才是社会公民，家庭的命运就是个人的命运，而家族是家庭的扩大，国家则是家族的扩大和延伸，人的个体价值只能在社会价值实现的基础上才能实现。

传统文化把宇宙看成是一个"天人合一"的和谐整体。"天人合一"代表着中国人的人生精神，就是追求人与自然界的统一。它要求人们善于从整体上认识世界，把握事物，重视事物之间的联系和发展。"天人合一"观是整个中国传统文化思想之归宿。

（3）尊老尚古，贵中尚和。在中国人的观念中，老者便是智慧与经验的化身，所以要"尊老尚古"，以孝为本。儒、墨、法、道各派皆以"法先王"的方式推行其政治理想，总是在回顾历史中寻找社会理想。"信而好古"，一切可能给生活带来不确定性和风险的东西都不要去想，也不要去说，更不要去做。

"中"指事物的度，即不偏不倚，既不要不够也不要过头，也就是孟子所说的"中庸"，"和"即和谐、和睦、和平、和气。传统观念认为，只有"贵中"才能调和事物的矛盾；只有"尚和"，才能使社会和谐。以和为贵的思想是中华民族的核心价值观念，中国人一贯追求群体和谐、社会和谐、天人和谐，注重人与人之间的和谐共处，注重人与环境之间以及不同事物之间的和谐统一，和谐之美在传统思想中被看作是一种最高境界。

（4）兼容并蓄，丰富多彩。中国人历来主张"有容乃大"，认为只有包容、兼容、吸纳不同的意见，才能发展壮大。汉代以后，尽管儒家学说在中国占据主导地位，但法家、墨家、道家、佛教等思想并没有因此消失或中断，仍然占有一席之地，中国文化显示出多元一体、多元共存的格局。中国传统物质文化、行为文化中的许多内容，其实就是来源于周边各少数民族或世界各地的文化，正是在这种不断吸纳和兼收中，中国传统文化才得以不断丰富和发展，呈现多姿多彩的局面。

（5）重视人文，强调承传。中国传统文化的内容是以现在人文学科的基本科目——文学、历史、哲学、艺术为核心的，它保留有丰富的、成文的历史典籍，从远溯三千年以上的正史到各种地方志乃至家谱，它有非常典雅和精致的文学宝藏，它也有深刻和富有洞见的哲学思考，还有绘画、书法等艺术精品，甚至中华民族的气质和性格都相当程度上被"人文"化了。在世界进入近代社会之前，中华民族是在其人口中识字者比例最高的一个民族，在中国，政治的主要职位都由读书人占据，这些读书人所读的书主要是人文典籍，在社会上也普遍有一种对于读书人及其所代表的羡慕和尊敬。

中国文化还具有强大的继承性、延续性的特征。在学术上，传统文化讲究"道统""师承"，视先秦典籍为判断是非的经典，一定要依据传统经典来发表自己的观点。因此，中国文化是一种解释型文化，人们习惯于借用经典来表达自己的思想，习惯于从传统中寻找智慧，习惯于把创造寓于解释之中，或通过解释来创造，这种承传性的特征，使中华文化传统从古至今，一脉相承，表现出鲜明的统一性和连续性特征。

三、中国传统文化的基本精神与价值取向

中国传统文化的基本精神，可以用《易经》上的两句话来概括，这就是"天行健，君子以自强不息""地势坤，君子以厚德载物"，意思是说，上天的运行刚健有力，有道德修养的人应该效法上天，自强不息，积极向上，奋发有为；大地的形态宽广起伏，有道德修养的人还应该效法大地，胸怀广阔，宽以待人，包容兼收。

在文化中，价值取向处于核心地位。现就我国古代的儒、道、法、释等主要思想流派的价值取向作一简单介绍。

（1）儒家。儒家的价值取向主要体现为以"仁"为核心和以"义"为准绳两个方面。"仁"是人的本性的最高表现，是人的美德的最高概括。在中国古代，"仁"是一种含义极广的道德范畴，它本指人与人之间相互亲爱，孔子把"仁"作为最高的道德原则、道德标准和道德境界，"仁者爱人"，"夫仁者，己欲立而立人，己欲达而达人"，他第一个把整体的道德规范集于一体，形成了以"仁"为核心的伦理思想结构，包括孝、弟（悌）、忠、恕、礼、知、勇、恭、宽、信、敏、惠等内容，其中，孝、悌是仁的基础，是仁学思想体系的基本支柱。孔子还提出要为"仁"的实现而献身，即"杀身以成仁"的观点，对后世产生很大的影响。孔子最早提出了"义"，他从个人修养角度谈"义"，重点阐发君子和义的关系、义和利的关系，"君子喻于义，小人喻于利"。孟子则提出"四端"说，解决了义的来源问题，重点阐发了仁和义的关系。荀子首先使用"正义"一词，把义落实到社会制度层面，"先义而后利者荣，先利而后义者

辱"，以"正义"思想作为建构社会制度的基础，初步形成了儒家的"正义"思想。在儒家思想中，"义"作为基本准绳强调"齐之以礼"，也就是要与既成的社会名分及传统的社会观念相吻合（君君、臣臣、父父、子子）。

（2）道家。首先，道家的价值取向是道法自然。道家认为"道"是人生的真谛，是世界万物的本源，同时也是宇宙运行的总规律。老子说："有物混成，先天地生。寂兮寥兮，独立而不改，周行而不殆，可以为天下母。吾不知其名，强字之曰：道"，"道生一，一生二，二生三，三生万物"，又说宇宙中"道大、天大、地大、人亦大"，而要"人法地，地法天，天法道，道法自然"，只有自然运行，天地才可以运化万物，宇宙才可以和谐，人类社会才可以协调有序，六畜才可以兴旺，万木才可以常青。其次，道家的行为取向是清静无为。"无为"即是不要有所作为的状态，主张对世间的一切都不要尝试作任何的改变，顺其自然。道家认为，人生在世，要受到无数外在的约束，如肌体之殃、声色之乐、利禄之欲、义礼之羁、死亡之惧等，只有超然于这一切，不刻意去有所作为，才能领悟到人生的真谛，实现"真我"，达到"真人"境界。

（3）法家。法家是地地道道的现实主义者和功利主义者，他们的基本价值取向便是功与利。法家认为"利"是人类的普遍追求，甚至君臣之间、父子之间也往往存在着对利的追逐。韩非说："父母之于子也，产男则相贺，产女则杀之，此俱出父母之怀衽，然男子受贺，女子杀之者，虑其后便，计之长利也"，"舆人成舆，则欲人之富贵，匠人成棺，则欲人之夭死"，围绕的也是"利"。因此，"计功行赏""赏功罚过"是其治国的基本原则。法家认为，君臣也是一种相互利用的关系，君王必须充分运用"法""术""势"，才能做到江山永固。

（4）释家。佛教的价值观念集中在"来世"，而"来世"是靠修炼而成的。相传释迦牟尼在目睹了世间的生老病死等各种痛苦后，毅然出家，先到深山苦苦修行，后在菩提树下经过七七四十九天的沉坐冥思，悟到了一个"真理"，即世间的万事万物皆无实体，都是因缘而生的，一旦"缘"（条件）发生了变化或不存在了，该事物就不复存在了，人也是一样。因此，一切事物都是因缘而起的假象、幻影，都是"空"的，地、水、火、风"四大皆空"，终将归于空寂。佛教的修炼方式不外乎两种："定"与"慧"，或者叫"止"与"观"，"定"就是禅定、打坐，着重于佛教思维训练；"慧"则是学习佛学教义，培养智慧。

第二节　中国中医文化的成就

中医文化，就是指有关中医学的基本理论、思维方式、传统习俗、行为规范、生活习惯、文学艺术以及一系列影响深远的事件等。

中医文化蕴含着我国人民几千年来防治疾病的经验和智慧。《史记》说："神农氏以赭鞭（一种红色的竹根）鞭（此意为采掘）草木，始尝百草，始有医药"。可见早在原始社会，我国的先民们就已有了医药活动。随着生产工具的逐步改进，原始人类逐渐认识了可以治病的药物，摸索出一些原始的治病方法，并学会制作骨针之类可供医疗的原始工具，开始了简单的医疗活动。原始社会时期，除史载的神农之外，有史可稽的医药人物还有伏羲、黄帝、僦季贷、岐伯、雷公、桐君、鬼臾区、俞跗、少俞、伯高等。

春秋时期，巫术盛行。医巫原自不分，《尚书》有云："周公祷武王之疾而瘳"，其时，以殷王朝的贤大夫巫彭和巫咸最为有名，以至《说文解字》有"古者，巫彭初作医"的说法。然而巫医治病，也并非全然不用药物，如《山海经》就说："开明者，有巫彭、巫抵、巫阳、巫履、巫凡、巫相……皆操不死之药以距之"。周王朝时，随着社会发展和医药知识的积累，以及巫队伍本身的分化，巫、医开始分道扬镳，其显著标志是出现了专职医生和医疗分科，并设立了医事考评制度。《周礼》记载，当时有食医中士二人、疾医中士八人、疡医下士八人、兽医下士四人，到年尾则考查他们的医事，以核定他们的级别和俸禄。在药物剂型上，商代已有治病用的药酒，并有所谓伊尹创制汤药的说法。伊尹为商汤时的大臣，他所发明的汤药，由生药向熟药过渡，使药物相互配合后降低毒性，提高药效。这一时期，还为后世留下了一个"病入膏肓"的医学典故：当年秦国名医医缓为晋景公治病，医缓诊断认为："疾不可为也，在盲之上，膏之下。攻之不可，达之不及，药不至焉，不可为也。"值得重视的是，中医临床六气致病的学说，这时也已渐露端倪，当秦国良医医和为晋平公诊疗后，曾经这样议论："天有六气，降生五味，发为五色，征为五声，淫生六疾。六气曰：阴、阳、风、雨、晦、明也。分为四时，序为五节，过则为灾。阴淫寒疾，阳淫热疾，风淫末疾，雨淫腹疾，晦淫惑疾，明淫心疾。"同时指出晋平公的病是贪欲女色过度，而导致神志惑乱。医和提出的"六气致病说"和情欲不节致病的见解，表明当时医家已开始摆脱"鬼神致病说"的羁绊，这对医学走上独立发展的道路和中医病因学说的形成，产生了较大的影响。此外，议论中阴阳、五味、五色、五声等概念的形成，说明在春秋时期，阴阳五行学说已向医学领域渗透。

从战国到东汉将近700年间，中医学从实践经验的积累，进入到系统理论总结的发展阶段，其标志是《黄帝内经》《难经》《神农本草经》和《伤寒杂病论》等划时代著作的问世。张仲景确立的理、法、方、药的辨证施治原则，为中医临床学奠定了基础。此外，名医扁鹊神奇的诊法，华佗在外科和针灸领域的高超医术，淳于意开病案记载的先河等，都是这一时期中医学成就的体现。

魏晋南北朝时，在系统整理医学理论方面又上了一个台阶。王叔和整理编次《伤寒论》和撰写《脉经》，皇甫谧编著《针灸甲乙经》以及陶弘景的《本草经集注》和雷敦的《炮炙论》等，都在中国医药史上留下了辉煌的一页。这一时期，由于战乱频繁，疫疠及外伤等疾患盛行，因此，着眼于简便廉验的实用急救方书和外伤科医书便应运而生，比较著名的有葛洪《肘后备急方》、陈延之的《小品方》《范汪方》、姚僧垣的《直验方》和无名氏的《刘涓子鬼遗方》等，其中《刘涓子鬼遗方》还是我国现存的第一部外科学专著。

由隋迄唐大约400年间，在医学理论、方剂药物、临床实践和医学教育等方面，都有了长足的进步。隋唐间产生了一些名医和名著，如巢元方等编著的《诸病源候论》，分述了各科疾病的病因、病理、症状等，是我国最早的病因症候学专著。孙思邈的《备急千金要方》和《千金翼方》，从基础理论、临床各科到养生保健，均作了较为系统而又精辟的论述，在医学史上占有重要地位。此外，杨上善、王冰对《黄帝内经》的阐发，王焘集唐以前方书之大成的《外台秘要》，都对后世医学产生了较大影响。药学方面，唐王朝组织编写的《新修本草》，不但是我国第一部由政府颁定的药典性本草，而且也是世界上最早的一部药典。其时，外科、妇科、儿科、伤科等都已形成独立专科，并出现了较大规模的由政府开办的医药院校——太医署。

宋金元时期，在解剖学、诊断学、病因学、法医学以及临床各科和对《伤寒论》的研究诸方面，又有了突破性的进展。由于政府重视，宋王朝创立了校正医书局，对历代传世的重要医籍，进行了大规模的收集校正，刊行出版，为保存和传播中医典籍做出了重要贡献。这一时期，还由官方出面组织力量，编写了《开宝本草》《嘉祐本草》《本草图经》《太平圣惠方》《圣济总录》《太平惠民和剂局方》等本草方剂专书。金元时期，医学上的最大成就，就是学术流派的空前繁荣，当时，刘完素提出火热论，著有《素问玄机原病式》等著作。张从正提出攻邪论，著有《儒门事亲》一书。李杲提出脾胃论，著有《脾胃论》《兰室秘藏》等。朱震亨提出相火论，著有《格致余论》《局方发挥》等。医史上称刘、张、李、朱为"金元四大家"。

明代，李时珍著的《本草纲目》是我国药学史上最为辉煌的一部巨著，后来被译成日、朝、拉丁、英、法、德等多国文字，广泛传播于世界各地。此外，吴有性著《温疫论》，创"戾气"致病学说，这是17世纪人类在传染病病因学上的卓越创见，它为清代温病领域里的开拓崛起奠定了坚实的基础。这一时期，还出现了一些高水平的医学全书，其中享有盛名而至今仍为医家推崇的以张介宾的《景岳全书》为最。

清朝时期，祖国医学的最大成就，是形成了温病学说的新理论，它与伤寒学说相羽翼，丰富了祖国医学对于外感热病治疗的手段和经验，其时叶天士著《温热论》、薛生白著《湿热条辨》、吴鞠通著《温病条辨》、王孟英著《温热经纬》，洋洋洒洒，蔚为壮观。温病学说之外，王清任《医林改错》和吴尚先《理瀹骈文》，也在中医学发展中各树一帜。王清任注重实践，不仅在解剖学及医学方法论方面贡献突出，而且还创造了许多活血化瘀和益气活血的方剂，扩大并深化了祖国医学对于瘀血病症的认识和治疗。吴尚先对古代外治法进行了系统的继承和发扬，使这一方法得到了广泛的应用和推广。

民国以来，随着西方医学的输入，自清代形成的中西医汇通思潮有了进一步的发展，其时出现的衷中参西学派，为中西医互相取长补短做出了有益的探索，并使中西医汇通的思想和学术内容，作为中医事业发展的一个重要方面，逐渐渗透到中医各科临床、教学和书刊中，成为现代中西医结合研究的渊源。

历史上的中医学，一直以民间的研究和发展为主流，政府对于医学的研究并没有起到主导作用，这为中医的学派形成、治疗技术的多样化，创造了宽松的外部条件。但是，利弊相兼，中医学的研究和发展，也始终没有得到政府的重视，在封闭而僵化的人文社会环境中，中医学常常受到压制，特别是近代，中医命运多舛。新中国成立后，我国中医药事业在政策扶持、制度建设、临床应用、科学研究、教育教学、物质投入、文化继承等各方面，都取得了巨大的成就，形成了中医药历史上前所未有的繁荣局面，对中医药的继承和今后的发展也产生了深远的影响。

作为中国传统文化的重要组成部分，中医文化在中华文化母体滋养下发展壮大，在包含着中国传统文化的基本精神和基本特征的状态下，也显示着自己独有的特点。

（1）中医文化体现了天地人"三才"一体的整体观。基于"人与天地万物一体"的整体观念，中医文化认为，天文、地理、人事是一个有机整体，天人合一、形神一体是中医理论体系构建的出发点。《黄帝内经》中既有"生气通天"之论，认为"人以天地之气生，四时之法成"，亦有"人与天地相参，与日月相应"之说。《黄帝内经》认为，人体内在脏腑的机能活动、疾病变化，不仅与人体器官的功能形色之表象相关联，而且还与其所处环境相通应。此外，中医不仅注重人的生物属性，而且重视人的社会属性，认为人的健康和疾病，除了与自然界的因素有关，还与人所居处的社会环境和自身的情志因素有极大的关联，从"形体—神志—环境"和谐统一的关系，来认识健康与疾病的问题，这是中国传统文化特色在中医文化中的体现。

（2）中医文化体现了动静互涵的恒动观。中医学的恒动观念是指在研究生命健康和疾病等医学问题时，应坚持运动、变化、发展的观点，并强调在承认运动绝对性的同时，承认相对静止的存在和意义。中医学认为，包括人体在内的整个自然界都处于永恒的运动变化之中，"动而不息"是自然界的根本规律。《素问·六微旨大论》指出："夫物之生从于化，物之极由乎变，变化之相薄，成败之所由也。……成败倚伏生乎动，动而不已，则变作矣。"中医认为，人体是一个不断生长变化、升降出入的形气转化的机体。中医理论真正关心的是人的阴中有阳、阳中有阴恒动的统一体，焦点在于人体之"阴平阳秘"。

（3）中医文化体现了人命至重、以人为本的医德观。传统文化突出人的主体地位，中医学认为唯人最贵，"天覆地载，万物悉备，莫贵于人""人命至重，有贵千金"，中医文化把人的生命价值视为医学的出发点和归宿，强调维护和保障病人的生命和健康是医者的神圣职责，所谓"医乃仁术"，是指医生应加强自己的道德修养，做到潜心医道，普济众生，"如此可为苍生大医，反此则是含灵巨贼"（《千金要方·大医精诚》）。

（4）中医文化体现了未病先防的防治观。中医学主张"不治已病，治未病"，强调未病先防，既病防变，"与其治疗于有病之后，不如摄养于未病之先"，这就是中医对生命与疾病的态度，料在机先，防患于未然，突出预防的重要性，这种预防为主的医学思想，是传统文化中防微杜渐的忧患意识的具体体现。

第三节　中医养生文化来源于传统文化

中医养生文化不是从天上掉下来的，也不是人的头脑中固有的，它来源于中国传统文化和中医文化。

一、中医养生文化的产生是以中国传统文化为基础的

远古时代是中医养生文化的萌芽期，我们的先人在艰苦的条件下，积累了丰富的养生经验。《易经》不仅是中国传统文化的源头，也是中医养生文化的源头。春秋战国至秦汉时期是中医养生文化的形成期。春秋战国时期，中国社会形成了"诸子峰起，百家争鸣"的局面，出现了众多的学说和流派，思想文化空前繁荣。秦汉时期，中国封建社会统一局面形成，社会生产力极大发展，人们的生活水平明显提高，医疗水平和养生保健水平有较大提升，中医养生文化也顺理成章地初步形成了。在其后的历史进程中，后世医家、养生家及众多学者，经过不懈的研究、探索和实践，不断完善、丰富和发展中医养生文化的内涵，逐渐使其成为一颗璀璨的明珠，不仅在中国，而且在全世界范围内闪闪发光。

中医养生文化在中国的土地上迁延数千年，深深地烙上了中华民族精神的印记。中医养生根植于中国传统文化，中国传统文化是中医养生萌生、成长的土壤。从文化形态看，中医养生文化与中国传统的哲学、天文、地理、历法、数学、化学，以及诗歌、辞赋、绘画、雕塑、音乐等其他形态相为连通，共成一体。从哲学角度看，中医养生文化在其理论构建之初，便借助了传统的元气论、阴阳观、五行观等哲学范畴，这可以从《黄帝内经》中找到大量的证据。从技术角度看，养生用药的制剂常常需要借助炼丹术这一传统化学的成果，中

医的运气学说自然离不开天文、历法乃至数学的支持，这也可以从历代典籍中找到大量的证据。从学术的表达方式看，中医养生文化借助了中国传统文学艺术的众多形式。中医养生文化的语言表达，至今仍带有古代汉语的特征，文辞古雅，行文简练，讲究声律与修辞，具有东方文化特有的美感。事实证明，中医养生文化吸收与承载了中国传统文化的众多内容和形式。

中国传统文化既是中医理论形成的基础和发展动力，也是中医养生文化形成的基础和发展动力。《易经》《河图洛书》等体现的宇宙观、整体观、变易观，是中医理论体系形成的基础，也是中医养生理论体系形成的基础。《黄帝内经》把中国文化应用于认识人体健康领域，标志着中医理论体系和中医养生理论体系的形成。《伤寒杂病论》确立了中医辩证论治的理论体系，其诊治疾病的过程，体现了深刻的整体思维、辩证思维，这种思想，体现在中医养生学中，就是辨证施养。可以说，历代中医养生名著的问世与中医养生重要理论的形成，是汲取中国传统文化先进理念的结果。

下面，我们从几个具体的侧面，来考察中国传统文化对中医养生文化的影响。

中国古代哲学是中医养生文化的理论基础。中医养生文化的根源是"天人合一"的哲学思想，它对天地自然的认识、对生命与健康的认知，以及据此而发明的养生方法等，凝聚着中国人独有的自然观念和人文情感，蕴涵着中国人一直持守的思维模式与生命哲学。元气论、阴阳五行学说的引入，构建了中医养生理论的框架，把自然、社会和人统统纳入这个结构之中。可以说，中医养生文化引入阴阳五行学说后，就开始超越经验直观，跨入理性思维的领域，沿着这条道路不断扩张、吸收、发展，具有了哲理化的鲜明特征。以阴阳五行作为生命和自然界的基本属性、以取类比象的方法来认识生命运动的基本规律的中医养生文化，是一种生命文化，是有关生命与健康的认知文化。中医养生文化的根本理念和《易经》等经典阐述的理论相通。《易经》的理论，体现了对事物本质和规律的深刻认识，它的天地人三者关系等理论，为中医养生理论奠定了哲学基础，提供了根本原则和指导思想，对后世养生理论影响深远的儒、释、道、医、杂等各家学说均根源于此。中国传统的哲学思想，一方面奠定了中医养生理论的哲学基础，另一方面又直接构成了中医养生的理论和概念，如肾阴、肾阳、脾气、肝火等。实际上，中医养生文化的理念一直便是中国文化精神内核的外化。

道家文化对中医养生文化的形成起了主导作用。首先，道家的精、气、神理论为中医养生文化所接受。道家认为精气是构成万物的根本，万物的生成与毁灭都是气的凝聚或消散的结果。《黄帝内经》提出精、气、神是人的"三宝"，就是借鉴吸收了道家的思想和概念，中医养生气功学更把精、气、神作为理论基础。其次，道家的顺自然、尚安静等重要思想为中医养生文化所吸收。道家崇尚自然，提倡"返璞归真"，主张"清静无为"，要求人的思想安静、清闲、少欲、精神内守。再次，道家的修炼方法为中医养生文化所采用。道家的炼丹术对中医养生内容的充实和发展起了促进作用，尤其是道家创立的修炼方法，进行"致虚极，守静笃""专气致柔"的修炼主张，对中医养生文化贡献巨大。有人认为，是道家开启了中医养生的大门。

儒家文化促进和丰富了中医养生文化。第一，儒家的"中庸"理念，为中医养生文化借鉴吸收，成为其核心理念。《中庸》云："喜怒哀乐之未发，谓之中；发而皆中节，谓之和。中也者，天下之大本也；和也者，天下之达道也。致中和，天地位焉，万物育焉。"董仲舒认为"欲恶度礼，动静顺性，喜怒正于中，忧惧反之正"，"能以中和养其身者，其寿极命"，这些思想明确体现在中医养生文化中，《黄帝内经》就说"智者之养生也……和喜怒而安居处"，"志意和，则精神专直，魂魄不散，悔怒不起，五脏不受邪也"。《养生延命录》云"能中和者，必久寿"。第二，儒家从伦理道德的角度提出养生保健的主张，成为中医养生文化的重要内容。儒家要求人们把履践伦理道德作为完善人生自我的目的，孔子提出"仁者寿"，大仁者必长寿，认为"养德尤养生之第一要也"，中医养生把这种养生观融入自己的理论体系之中，认为修行道德既是自我人格完善的途径，也是养生的重要内容。

二、中医文化是中医养生文化的直接母体

中医文化是中医养生文化的理论基础，比较而言，中医文化为母系统，中医养生文化为子系统，它们二者同宗同源。首先，医学和养生是古代医家必须同时研究的两个课题，医偏向于治病，并兼养生，中医关注疾病的一般规律，解决普遍性问题；养生偏重于养，着眼点在"治未病"，即预防疾病的发生或者促进身体的康复，中医养生是在健康的一般规律的指导下，关注人体健康。其次，中医理论体系包括医学和养生的内容，强调防治并重。《黄帝内经》在为中医学奠定了坚实的理论基础的同时，从始至终贯穿了相当比重的、广泛而深刻的养生保健内容，前面已有说明，此不再述。第三，中医文化和中医养生文化成果互相渗透、互相交织，并行发展。中国古代知识分子信奉"不做良相，便作名医"，生命及长寿、健康问题是其知识结构的重要组成部分，对人体生命健康独到的探索和认识，很多人在中医学和在中医养生上有所建树，创造了众多中医文化和中医养生文化成果。

三、中医养生文化是一个相对独立的文化体系

中医养生文化虽然在其发展过程中借助了其他的文化形式，并与中国传统文化的其他形式具有基本一致的精神内涵，但其本身却始终是相对独立的，如《易经》《管子》以及孔子、老子的著作中，都有比较系统的、独立的养生思想，

中医养生文化是一种不能被任何其他文化形态替代的文化形式。再者，中医养生文化将中国传统哲学的基本原理具体化。中医养生的观念和方法具有哲理性，中医养生在哲理性上发展为技术性，中医养生文化强调天人关系，提倡顺应自然，调和七情，保精毓神，主张扶正祛邪，养生全德，深刻地影响了并仍在影响着中国人的处世方式乃至价值取向，即使是在今天，仍然具有相当的渗透力和说服力。第三，中医养生文化中独有的养神、气功、意念等专门学问，是中医养生文化的特色所在。在中医理论指导下，养生学吸取各学派之精华，提出了一系列养生的思想、原则和方法，如形神共养、协调阴阳、顺应自然、饮食调养、谨慎起居、和调脏腑、通畅经络、节欲保精、益气调息、动静适宜等，展现了中医养生特有的内涵和魅力。

第二章
中医养生文化概述

中国传统文化是有整体思维、人文特色的混合型文化，它将宇宙论、认识论和道德论融为一体，并以类比思维说明自然规律，使该文化朴实易懂。

中医养生文化是中国传统文化的瑰宝，养生是以培养生机、预防疾病、争取健康长寿为目的。中医养生文化是中国传统文化的组成部分，有着浓厚的文化氛围和生成土壤。

第一节　中医养生文化的形成过程

从历史上看，中医养生文化形成和发展的道路是曲折的、漫长的。中医养生文化产生于我国劳动人民的养生实践，它的形成和发展经历了漫长的岁月。具体说来，可分为以下几个大的历史时期。

一、中医养生文化在上古时期的产生和发展情况

我国是世界文明古国之一。如果从原始群居的猿人算起，到公元前二十一世纪的夏代，即第一个奴隶制王朝建立以前，大概可分为原始群居、母系氏族公社、父系氏族公社等几个历史阶段。在这近两百万年的漫长过程里，我们的祖先通过自己的劳动，适应自然，改造自然，维持种族的生存与发展。他们懂得了创造简单工具去寻觅、猎取食物以充饥；择居处、筑巢穴以避风寒、防野兽；存火种以照明、御寒、熟食；用语言、舞蹈等方式传递信息、表达感情等。火种的发现和应用改善了人类茹毛饮血的饮食方式，人吃熟食，不仅缩短了对食物的消化过程，使人体获得更多的营养，而且也防止了某些肠道传染病的发生，这对于人类的生存和发展具有重大意义，火还可以温暖人体，使人类战胜严寒。除此以外，我们的祖先还懂得了灸、熨等用火治病的简单医疗方法。

在长期的生活过程中，我们的祖先逐渐懂得了居处环境的重要性。因为河谷地区水源充足，土壤肥沃，食物丰富，可以满足人类生存的基本需要，我国的先民原在河谷地区聚族而居，即使遇到自然灾害，被迫迁徙时，也要进行一番选择，要"观其流泉"（《诗经·大雅·公刘》），以定新的居处。上古时期，由于生存的需要，人类已经注意到对居住地域环境条件的选择了。不仅如此，由于"古者禽兽多而人少，于是民皆巢居以避之，昼拾橡栗，暮栖木上"（《庄

子·盗跖》），古人筑巢穴、栖木上是为了躲避野兽，以防猛兽的伤害。而为了适应自然界的气候变化，则"冬则居营窟，夏则居橧巢"（《礼记·礼运》）。当时的人们已经懂得改变居住环境以适应寒暑之变。在火种发现并得到广泛应用之后，则又进一步懂得了筑房舍以安居，开窗户以透光、通气，如"修火之利，范金合土，以为台、榭、宫室、牖户"（《礼记·礼运》）。

劳动是人类使用工具来改变自然，使之适合于自己需要的、有目的的活动。劳动是与人类自身生存和发展息息相关的，是人类赖以生存的手段。在原始社会，人类靠劳动寻觅食物、获取火种、制造工具、修筑巢穴，以充饥、御寒、躲避野兽、维护生命。同时，人类在劳动中，开阔了眼界、锻炼了身心、强化了身体机能，推动了自身发展。在劳动过程中，人类逐步认识了人与自然的关系以及人体的生命规律，学会了运用自然规律去支配自然界，改善生活环境，强壮身体，充实生命，延长寿命。

从广义上说，远古时代，诸如火的应用（熟食、取暖、灸等）、居住条件与衣装的改善等，都与人类防病有关。我国今存最早且比较系统的文字甲骨文上，已有一些机体功能和疾病的记载，还有一些个人卫生与集体卫生的记载，当时已有讲卫生与保健防病的萌芽思想。这个时期，我国人民的养生思想有萌芽了。

二、中医养生文化在先秦时期的形成、发展情况

《周礼》载有"食医"，并对饮食的寒热温凉（指服食）及四季的五味所宜作了明确的规定。春秋时，人们对养生的记载更具体了，例如《左传》开始重视四时、五节、六气等与健康的关系，还注意到房事起居与养生的关系，指出"近女室，疾如蛊"。《古今医统》载"服饮药饵"，"寿皆百岁，面如童颜"。春秋战国时期，诸子百家学说促进了养生文化的发展。道家"归真返璞""清静无为"的理论，对后世养生文化影响巨大，例如《老子》说："淡然无为，神气自满，以此为不死之药"；《庄子·刻意篇》说："吹呴呼吸，吐故纳新，熊经鸟申，为寿而已矣"；管子认为"精"是气的物质基础，是人的生命之源泉，故主张存精以养生，《管子·内业篇》曰："精气者，气之精者也"，"精存自生，其外安荣，内脏以为泉源"。管仲还提出"爱欲静之，遇乱正之，勿引勿摧，福将自归"这个具体的节欲存精方法。《吕氏春秋》强调精、气、神和形体的统一是生命的根本，《尽数篇》说"故精神安乎形，而年寿得长焉"。吕不韦主张动以养生，认为"流水不腐，户枢不蠹，动也。形气亦然，形不动则精不流，精不流则气郁"。吕氏还认为气不宣达与血脉壅塞都是不能长寿的原因，所以"作为舞以宣导之"。子华子也是主张动而养生的，他认为"营卫之行，无失厥常，六腑化谷，津液布扬，故能久长而不弊，流水之不腐，以其逝故也；户枢之不蠹，以其运故也"。孔子则主张动静结合以养生，《孔子家语》载："若夫智士

仁人，将身有节，动静以义，喜怒以时，无害其性，虽得寿焉，不亦可乎？"此外，诸子还认识到自然环境与人体健康的关系，提出"天人相应"的观点，老子说"人法地，地法天，天法道，道法自然"。庄子说"天地者，万物之父母也"。管子则主张主动地与自然相适应，"人与天调，然后天地之美生"。荀子则更积极地主张改造自然，提出"制天命而用之"的口号。

《黄帝内经》从医学的角度系统总结了先秦诸子的养生思想与实践，对人的生长发育过程，作了细致的观察和精妙的概括，对衰老的机理有深入的认识，明确提出"治未病"的思想。对于养生的原则，《黄帝内经》强调两条：一是调摄精神与形体，提高防病、防老机能；二是适应外界环境，避免外邪侵袭。《黄帝内经》的理论，是中医养生文化的理论基础，对后世影响极大。

三、中医养生文化在汉唐时期的成型和发展情况

这个时期养生领域有一个显著特点，就是炼丹术、服石法、神仙术等养生长命方法大行其道，房中术之类养生方法对后世影响也较大。

这一时期涌现了众多医家和养生家。"医圣"张仲景是东汉时期的中医临床名家，他很重视养生，曾抨击那些平时不注意摄养身体的人，"怪当今居世之士，曾不留神医药，精究方术，上以疗君救亲之疾，下以救贫贱之厄，中以保身长命以养其生"，他在《金匮要略》中提出了"不令邪风干忤经络""导引、吐纳""房室勿令竭之，服食节其冷热苦酸辛甘，不遗形体有衰"以及"饮食禁忌"等具体的养生原则。东汉末年名医华佗认为积极的体育锻炼是却病延年的重要途径，"人体欲得劳动，但不当使极耳。动摇则谷气得消，血脉流通，病不得生，譬如户枢，终不朽也"，根据古导引法，他创造出"五禽戏"。东汉时期的王充在《论衡》中设养生专论，有寿命与遗传相关的创见，"夫禀气渥则其体强，体强则其命长；气薄则其体弱，体弱则命短"。

两晋至隋唐，佛、道两教盛行，也影响到医学和养生。陶弘景、葛洪、孙思邈等医家，在哲学上信仰道家思想，属道家学派。陶弘景的《养生延命录》、葛洪的《抱朴子·内篇》，都是道家养生学的重要著作。当时，炼丹、服石之法虽然还有坚持者，但批评者更多，张华《博物志》即用实例揭穿方士的骗术，否定得道成仙之说。嵇康《养生论》提出神仙是不可学得的，主张从弃厚味、服补药、饮清泉、浴阳光、节色欲等方面进行养生。颜之推《颜氏家训·养生篇》以自己亲身经历教育后代不要学神仙，而要"爱其神明，调护气息，慎节起卧，均适寒温，禁忌食欲，将饵药物"，便可"遂其所禀，不为夭折"。唐朝孙思邈本着"不违情性之欢，而俯仰可从；不弃耳目之好，而顾眄可行"以及"易则易行，简则易从"的原则，对养生之道作了具体详尽的论述，他既主张静养，又强调运动，既提倡食疗，又主张药治，既要求简朴，又注意卫生，既强调节欲，又反对绝欲。衣、食、住、行以及道德修养都涉及，还专题讨论老年

保健。至今尚存的养生学专著，以两晋至隋唐这一时期为最早，计有晋·许逊《灵剑子》、梁·陶弘景《养性延命录》、隋·巢元方《巢源补养宣导法》、唐·司马承祯《天隐子养生书》、唐·施肩吾（栖真子）《养生辨疑诀》、唐·王焘《外台辑养生导引法》等，共十一种。其书佚存目者，尚有张湛《养生集要》、王仲丘《养生纂录》、高福《摄生录》、郭霁《摄生经》、斐煜《延寿赤书》、郑景岫《四时养生论》、穆殷《四气摄生论》7种。

四、中医养生文化在宋元时期的发展情况

两宋、金元时期，中医学流派涌现，推动了养生文化的发展。刘河间在《原道论》中，强调气是生命最基本的物质，"故人受天地之气，以化生性命也，是知形者生之舍也，气者生之元也"，他认为当时常用的调息、导引、内视、咽津等养生法，其机理在于调气、定气、守气、交气，起灌五脏和阴阳的作用。朱丹溪改弦易辙，强调阴精对人体的作用，认为人之一生"阳常有余，阴常不足"，因而在治病与养生上都以滋阴为主。朱氏认为随着年龄增大，其阴更衰，故老年病，更多由阴虚造成，他著《茹淡论》，主张老人饮食清淡，避免因"厚味"助"阴火而致毒"。由于对阴精的重视，朱氏特别强调节欲，提倡晚婚，著有《色欲箴》。另外，严用和倡"补脾不如补肾之说"，认为"肾气若壮，丹田火上蒸脾土；脾土温和，中焦自治"（《养生方》）。严氏补肾之说，为后世广泛运用补肾法抗衰老提供了理论依据。

这一时期的养生著作，今存者计有宋朝的11种：李昉《太平御览·养生篇》、周守忠的《养生类纂》和《养生月览》、佚名的《养生秘录》、蒲虔贯《保生要录》、姜蜕《养生月录》、韦行规《保生月录》、愚谷老人《延寿第一绅言》、赵希鹄《调燮类编》、陈直《养生奉亲录》。另有文人学士所著养生名篇，如苏轼的《问养生》《养生说》、马永卿《懒真子·论养生》、陆游《养生诗》等。元朝的养生专著共有7种：丘处机（长春子）《摄生消息论》、李鹏飞《三元延寿参赞书》、王珪（洞虚子）《泰定养生主论》、汪汝懋《山居四要》、瞿佑《居家宜忌》和《四时宜忌》、忽思慧《饮膳正要》。其中，《泰定养生主论》主张从幼年开始注意养生，所论自幼及壮至老调摄有序，他的思想与现代关于人的衰老论点暗合，具有重要意义。此外，在一些子集或笔记文学中，也散见养生的文章，如宋·任元受、初虞世《老学庵笔记》中，有很多专治老年病的叙述。

五、中医养生文化在明清时期的发展情况

由于养生受到医学界的重视，专著比较多。明代的养生专著甚多，因年代较近，大多今日尚存，仅按《中医图书联合目录》统计，即有六十余种，其中，冷谦《修龄要旨》、万全（密斋）《养生四要》、高濂《遵生八笺》、胡文焕《养生集览》、李士材《颐生微论》、龚廷贤《寿世保元》《正统道藏养生书

选录十六种》《洪缇集刊养生书六种》《格致丛书·养生书选录十二种》《夷门广牍·养生书选录三种》等比较重要。

在明代，有些颇具影响的养生理论与做法，反而不在养生专著之中出现，例如李梴《保养说》力驳佛、道唯心的养生说，认为《黄帝内经》的"食饮有节，起居有常，不妄作劳""精神内守"是养生的正宗，他提出避风寒、节劳逸、戒色欲、正思虑、薄滋味、寡言语等具体养生法。张景岳在《类经》"摄生类"中汇集了《黄帝内经》的论述并加以阐发，而他自己关于养生的创见，则集中地体现在《治形论》中，他首先批判了老子"使吾无身，吾有何患"的消极厌世人生观，辩证地阐述了形与神、形与生命的关系，认为形是神和生命的物质基础，因而明确指出"善养生者，可不先养此形以为神明之宅；善治病者，可不先治此形以为兴复之基乎！"（《张介宾·治形论》）。张氏之前的养生家多重养神，从未明确提出"养形"的主张，张氏此论确为创见。张氏的养形重在精血，"精血即形也"，他常用温补药以养精血，成为薛立斋之后温补派首领，他所创的左归饮、右归饮，就是补阳气和阴精、防治老年病常用的名方。赵献可继承薛立斋、孙一奎之说，创造性地发挥了命门的学说，他提出："余所以谆谆必欲明此论者，欲世之养生者、治病者均以命门为君主，而加意于火之一字"。赵氏对许多疾病都用水火阴阳来概括，治疗则以六味丸、八味丸为主方。李士材的论点比较全面，他提出肾为先天之本，脾为后天之本，先天分水火论治，后天分饮食、劳倦论治的观点。明末汪绮石《理虚元鉴》所称的虚劳，即包括了老年病，他提出"治虚有三本，肺脾肾是也。肺为五脏之天，脾为百骸之母，肾为性命之根"，在防治方面，提出六节、八防、二护、三候、二守、三禁等理论。六节以七情内伤为主："其在荡而不收者，宜节嗜欲以养精；在滞而不化者，宜节烦恼以养神；在激而不平者，宜节愤怒以养肝；在躁而不静者，宜节辛勤以养力；在琐屑而不坦夷者，宜节思虑以养心；在慈悲而不解脱者，宜节悲哀以养肺"。八防以六淫外感为主："春防风，又防寒；夏防暑热，又防因暑取凉；长夏防湿；秋防燥；冬防寒，又防风"。明代还有龚廷贤和龚居中两个御医，对养生理论也有较大贡献。龚廷贤在《寿世保元》中，不但阐发了许多前人的养生理论，而且搜集了大量延年益寿的秘方，并把重要者编成口诀，流传较广，他还写了《衰老论》，对人衰老的原因作了专题研究。龚居中著有《万寿丹书》，分延龄、安养、饮食三篇，亦颇多发挥。

清代的养生理论没有质的飞跃。有关养生的著作大约有六十多种，以曹慈山《老老恒言》、汤灏《保生编》、叶志先《颐身集》等较为重要。非专著的养生论述，则以徐灵胎与叶天士的有关论述最为重要。徐灵胎虽是崇古尊经的学者，但在寿命问题上却有独到见解，他认为寿命在受生之时已有"定分"，这定分就是元气，人的寿命长短，决定于元气的盛衰，所以强调"谨护元气"是养生、治病之首要。叶天士的《临证指南医案》中，记载了三百多例老年病的治验，他提出人在60岁以后身体状况以"肾虚"为主的观点。他对一些老年病的病机，常有精到的阐发，如认为老年中风是"高年水亏，肝阳升逆无制""有年下亏、木少水涵，相火内风旋转"，并据此提出"内风乃身中阳气之动变"的著名论点。养生方面，他认为"颐养功夫，寒暄保摄，尤当加意于药饵之先"，还特别强调戒烟酒。曹慈山（廷栋）的《老老恒言》，则根据自己的长寿经验，参阅三百余种有关养生的著作，从日常生活琐事、衣食住行等方面，总结出一套简便易行的养生方法。此外，他还根据老年人脾胃虚弱的特点编制了粥谱，以"备老年之颐养"。这个时期还有一个特别现象，即医学家中高龄的人比较多，统计的历史上超过80岁的中医共107人，明代就占了86人。

六、中医养生文化在近现代的发展情况

1840年鸦片战争以后，中国逐步变成了一个半殖民地、半封建的社会。随着西学东进的过程，社会上出现了全盘否定中华传统文化的思潮，对中医文化、中医养生文化也采取民族虚无主义态度。由于排斥、限制和消灭中医的政策，传统养生学的发展遇到了严重的阻力，处于自发地、缓慢地发展阶段。这个时期的养生著述较少，其理论和方法也无明显进展，主要著作仅有蒋维侨的《因是子静坐法》、席裕康的《内外功图说辑要》、任廷芳的《延寿新书》、胡宣明编的《摄生论》、沈宗元的《中国养生说集览》等。

新中国成立以后，祖国医学获得了新生，中医养生文化也因之而得到较大、较快发展。特别是近年来，中国传统养生保健理论和实践得到迅速发展，预防保健取得显著成就，建立了养生保健的科研机构，理论研究不断取得新进展，开展了社会性保健教育，培养了传统养生专业人才，积极开展了学术交流活动，等等。

第二节　中医养生文化的特色

在漫长的历史进程中，中国人以世界上其他民族少有的重视程度和聪明智慧，创立了既有系统理论又有实用方法、体现中国传统文化特色和人体健康本质的中医养生学，进而形成了颇具特色的中医养生文化。中医养生文化的内容可以概括为以下几个方面。

一、中医养生文化是以中国古代哲学思想为理论基础的文化

气的理论、阴阳学说、五行学说、"天人合一"观点等哲学思想，既是中医养生理论的哲学基础，又是中医养生的方法论纲要和基本概念。养生活动与中国哲学结合后，就开始具有了哲理化，走上了理性的轨道。特别是"天人合一"

的思维方式，它以阴阳五行作为生命和自然界的基本属性，用取类比象的方法来认识养生保健的基本规律。这种独特的思维方式决定了中医养生文化是一种崇尚自然的和谐生命文化。

二、中医养生文化是以广泛吸收各家学说精华作为核心内涵的文化

一是吸收了道家的精、气、神理论以及"返璞归真""清静无为"和顺自然、尚安静等重要思想。道家的崇尚自然、顺乎自然的气功修炼方法、炼丹术等养生法，是中医养生文化的重要内容；二是吸收了儒家的"中庸"理念和伦理道德等思想。"主中庸""倡中和"和"仁者寿"的思想，形成了中医道德养生的主导理念；三是吸收了佛家文化中的"修禅""安神""养心""修炼"等精华，使中医养生更加重视养心宁神的精神修炼。此外，中医养生文化还吸收了法家、墨家、兵家、杂家等文化的精华，呈现了一个博大精深、包罗万象的文化现象。

三、中医养生文化是以预防理念为主要内容的文化

在与中医学的同步发展过程中，中医养生文化形成了与中医学一致的预防理念：一是强调"天人合一"的整体预防观念，坚持"以时为据"，顺应"四时阴阳"；二是坚持"以时为序"的恒动预防思想，中医养生文化主要用动态的观点去审视和判断人体生命及健康，认为人体生命始终在有序的运动变化之中；三是坚持以人为本的预防思想。中医学认为，人体的健康是"正气存内"、整体恒动的和谐状态，患病则是"正邪交争"、整体失调的异变状态。中医对疾病的防治，也主要着眼于人与生态环境、时节气候的协调，着力于调整人体内外的失衡状态；四是坚持中庸和谐的原则。中医养生强调起居有常、饮食有节、劳逸有度、心态平和；五是坚持防患于未然的"治未病"原则。"治未病"涵盖了未病、欲病、已病各阶段以预防为主的思想。"治未病"的关键在于防范，要做到未病养生、防病于先、欲病救萌、防微杜渐、已病早治、防其传变、瘥后调摄、防其复发。

四、中医养生文化是以系列养生思想和原则为核心要素的文化

中医养生活动是在阴阳观、整体观、辨证论治观、恒动观、和谐观等的指导下进行的。中医养生的核心是"调和阴阳"。中医养生的原则是协调脏腑、保阳益阴；畅通经络、调和气血；清静养神，节欲保精；调息养气，持之以恒。中医养生的途径是顺四时而适寒暑、和喜怒而安居处、节饮食而慎起居、坚五脏而通经络、避虚邪而安正气。中医养生的目的是要"形体不蔽、精神不散"。

五、中医养生文化是以具体的养生方略为载体内容的文化

具体的养生方略包括中医养生的措施、方法、手段等内容。中医养生强调

"三因制宜"，即要做到因人养生、因时养生和因地养生。中医养生的方法有几种分类，如从人体自身看，有形体养生法、精神养生法等；从人与外界关系看，有环境养生法、地域养生法等；从具体目的看，有起居作息养生法、饮食养生法、房事养生法、运动养生法、医药针养生法等。

第三节　中医养生文化的功能和作用

《易经》指出："刚柔交错，天文也；文明以止，人文也。观乎天文以察时变，观乎人文以化成天下。"文化的最大作用是以文化人、教化天下。文化有潜移默化的作用，正是有了中医养生文化的滋养，中医养生才如此厚重饱满，才有如此强大的生命力，我们的社会才有如此浓烈的追捧养生的氛围。

第一，服务养生，辐射社会。中医养生文化是关于人体生命健康的文化。它既具有实用性，能直接指导养生，为养生实践服务，又具有强大的影响力和扩散性，对中国人的健康事业、生活方式和社会的各个领域乃至全世界，产生了巨大影响作用。

第二，凝聚人心，引导方向。文化的吸引和融合是一只看不见的手，其作用是巨大而稳定的。中医养生文化通过影响人的动机、期望和习惯等，将不同文化背景、不同性格特征和不同行为习惯的人，有机地融合为一体，产生具有归属感、认同感的养生共同理想。中医养生文化的先进理念是社会文明与进步的标志，它反映了人们的价值取向和追求目标，对人们思想、心理、价值观和行为方式起导向作用，引导和激励人们为了身体健康和民族强盛而不懈努力。

第三，协调关系，规范行为。中医养生文化倡导自然和谐的价值观，要求人们全面协调人体与自然、人体与社会以及人体自身的关系。中医养生文化作为一种维系中医养生内在关系的"黏合剂"，维持并促进中医养生沿着正确轨道健康发展。中医养生文化中的制度文化、组织文化、管理文化以及行为文化等内容，都会对人产生心理上的"软"约束，进而产生对行为的自我控制，提升道德水准和文明素质。中医养生文化中蕴含的行为准则，是人们养生的行为规范，并能够渗透到社会其他领域的行为规范之中。

第四，滋养教化，促进文明。对社会来说，中医养生文化滋养、充实并升华了人体生命的内涵，它的理念与人类文明的本质完全一致，与人们的思维理性完全一致，与人们的心理感受和主观愿望完全一致。中医养生文化中那些最核心、最宝贵、最有价值的东西，已经成为社会文明的重要组成部分，为社会文明的进步和发展已经做出了并且正在做出伟大的贡献。

第一篇／中医养生文化的方法论纲要

中医养生的理论体系具有自然科学和社会科学的双重特征。具体来说，中医养生的社会科学性质，主要体现在其理论体系与中国古代哲学存在着千丝万缕的关系；中医养生的自然科学性质，则主要体现在它的理论或方法与自然科学技术发生的密切关系。作为一种焕发着勃勃生机的文化现象，在数千年漫长的历史进程中，中医养生文化不但形成了自己独特的理论体系，而且积累了一系列具有较高实用价值、充满创造力的实践方法。

文化研究的最重要意义，就在于探求各种文化现象的内在目的和特征。就中医养生文化而言，尽管它的研究对象是人体的健康与长寿，但在人类社会中，健康和长寿从来就不单单是人体本身的问题，而是人与所处的社会生活及自然环境的关系问题。这就提醒我们，研究中医养生文化，绝不能仅仅囿于人体自身，而必须结合社会、经济、政治、哲学、艺术等诸多层面，加以综合考察。

第三章
中医养生的哲学基础

任何文化形态的建立，都离不开哲学理论的指导。中医学就是在中国哲学理论指导下建立的，中医养生是中医学重要的组成部分，也是在中国哲学理论指导下建立的。研究中医养生文化，必须研究中医学的哲学基础、方法论纲要、思维方法以及精髓等内容。

第一节　中医学的元气理论

元气，属中国古代哲学概念，在中国古代哲学中，元气是指宇宙万物和人类生成的本原物质。天地阴阳二气是元气的存在形式，阴阳二气合和方能生成宇宙万物和人类。先秦时期的"冲气""天地之气""阴阳之气""五行之气""精气""元气"等学说，至两汉时期被"元气说"同化而发展为"元气本原论"，如西汉董仲舒在《春秋繁露》中论述道："元者，始也""元者，为万物之本"。其后，东汉王充在《论衡》中，明确提出了元气为宇宙万物本原的思想，开"气本论"哲学之先河。再后，北宋张载的《正蒙》指出"太虚无形，气之本体"的"气本体论"，认为气是宇宙的最初本原，是宇宙的本体，宇宙中的一切事物和现象都是气的存在形式，从而将以气为最高范畴的"气一元论"哲学推向发展的高峰。

一、中医元气理论的概念

中医学理论体系在其形成发展过程中受到中国古代哲学的影响，经由历代医家的阐释与辨析，逐渐形成了中医学独特的元气理论。元气在中医理论中的定义为："元气，又名原气、真气，是人体最基本、最重要的气，是维持生命活动的最基本物质和原动力。它由肾中精气所化生，又赖于后天水谷精气的培育。"中医学所说的元气，源于先天，禀赋于父母。在生命过程中，有赖于后天水谷精微和清阳之气的涵养，其功能活力随生命的生、长、壮、老、已的进程而逐渐减弱。元气具有以下三个特性：一是物质性；二是先天性或遗传性，即与"肾精"有关；三是与后天因素的关联性。

二、中医元气理论的源流

在早期医籍经典中，《难经》首论"元气"与"原气"，并在丰富和发展《黄帝内经》精气、真气理论的基础上，创立了以"肾（命门）—元气—三焦"为轴心的人体生命系统理论，如《难经》曰："人之有尺，譬如树之有根，枝叶虽枯槁，根本将自生，脉有根本，人有元气"，"命门者，诸神精之所舍，原气之所系也"。后世有关命门、原气、元气、元精、元神、元阳、元阴、真阴、真阳及其与肾的关系等论述，均源于《难经》和《黄帝内经》。《难经》创立的"肾—命门—元气"说，是对《黄帝内经》"肾—精—气（真气）"说的丰富与发展。真气与元气在人体"天真本原之气"及生命原动力意义上是相通的，故后世又称之"真元之气"或"元真之气"。

后世医家在深入领会《黄帝内经》《难经》关于元气的论述基础之上，结合各自的医疗实践，从多方面丰富发展了元气理论。明代，在宋明理学以及道家学术思想的影响下，随着温补学派的兴起，展开了关于"命门元气"学说的大讨论，"命门元气"理论逐渐完善，这不仅深化了中医理论思维，促进了临床实践的发展，而且还带动了养生学的繁荣，对中医养生文化的发展产生了深刻的影响。

三、中医元气理论的基本内容

关于人体元气的起源，后世医家皆以肾间命门为原气所系之处。张景岳《类经附翼》言："命门者下丹田，精气出入之处也"，亦即"一点元灵之气聚于脐下，故名气海云云"，这样的认识在以后得到了反复肯定，如唐容川《血证论》云："人生之气，生于脐下丹田气海之中。"张锡纯《医学衷中参西录》亦直引道家之说的"黄庭所谓前有命门者，指脐下气海言，其中藏有元气，为人生命之本源"。由此可见，元气之起源，聚精于丹田（气海）是共同的认识。元代滑寿《难经本义》注云："以原气赖其导引，潜行默运一身之中，无或间断也"，又据《难经·八难》说："诸十二经脉者皆系于生气之原。所谓生气之原者，谓十二经之根本也，谓肾间动气也"，所以元气是起源于肾间命门，经三焦而循行于十二经脉之中。

元气命门、三焦和十二经脉到达人体五脏六腑、四肢百骸，发挥促进人体生长、发育和生殖，推动脏腑气化的作用。元气的盛衰决定着疾病的发生和发展，"正气之蓄，即为元气"，《黄帝内经》指出："正气存内，邪不可干""邪之所凑，其气必虚"。所以，正气强盛，血气充盈，则人体功能正常，外邪无从侵入，疾病也就无从发生，故萧京曰："一身阴阳表里经络脏腑，总由一气贯通，故气实则五脏亦实，皮毛便固，六气难侵，气虚则皮毛并虚，六气虽不入而五脏自生招感"，进而又提出了"六气之入，未有不先于元气虚弱"的五脏内伤的观点，即"劳倦不能耐，则肺之元气虚；思虑不能固，则心之元气虚；饮食不能运，则脾之元气虚；智谋不能决，则肝之元气虚；精血不能充，则肾之元气虚"。人体元气不足，正气虚弱，机体内的变化超出了正常生理活动范围，病邪就乘虚侵入，而发生疾病。

综上所述，元气是人体生命活动的原动力，是维持生命活动的最基本的物质，其禀受于先天，由先天之精所化生，藏之于肾和命门，但又必须依赖后天之精气的不断滋养。机体的元气充沛，则各脏腑、经络等组织器官的活力就旺盛，机体的素质就强健而少病。若因先天禀赋不足，或因后天失调，或因久病损耗，以致元气的生成不足或耗损太过时，就会导致元气虚衰而产生病变。

四、培补元气的应用原则

养生长寿必须培补元气，历代医家十分重视培补元气在养生防病中的重要作用。然而，由于元气受到先天、后天多重因素的影响，所以，对于元气的补益必须遵循一定的原则。

1. 培元养生应以脾肾为重

历史上，中医学家对元气亏虚的治疗多着眼于脾肾二脏，重于脾者如李杲、张洁古、薛立斋等，以后天充养先天；偏于肾者如张景岳、许叔微等，以命火来养脾土。到萧京时则脾肾俱重了，他认为肾药滋腻，健补中气可助生化而使肾受益；脾气虚弱可立法补母，非补肾元难以固其根。当然，由于历史和社会环境的不同，众医家的元气理论各有其深意和实践基础，处方用药多灵活变通而非偏执胶固，但是其立法还是多从脾肾入手。

2. 培补元气应通敛互用

培补元气不只靠单纯的补益，更要注意元气的疏通和畅达，如健脾升清的治疗原则除可充养元气外，还可助其生发和条达；再如生发肝气即能助肾施布元气，肝之气化则可助元气由内达外兼由下而上；附子、肉桂与平补肾气药同用，多可激发肾之气化，只有补调结合，才能使元气正常发挥作用，还可鼓邪外出，无闭门留寇之弊。此外，张锡纯还间接指出：元气不但要升补，还要注意收敛，他指出在培补元气时要注意山萸肉、生龙骨、生牡蛎等药物的灵活运用。张锡纯认为敛的实质为"阻塞"元气漏脱之路，如涩肠固脱、敛肺止汗、益肾平喘、止血涩精等，可选用黄芪、山萸肉、龙骨、牡蛎、五味子等固涩酸收之药，还可应用酸枣仁、茯神、琥珀等敛神定志之品。

3. 培补元气宜早不宜迟

清代罗国纲在《罗氏会约医镜》中说："而人之生也，或数月而嬉笑，或童稚而灵慧，追十余岁后，知识日开，六淫七情，无往而非斫丧之事，所以壮者易衰，少者易老，牙落发秃，腰膝疼痛，内伤咳嗽，喉烂身热，饮食不思，由是形容枯槁，坐以待毙。虽有良医，不可救援，而欲以寿终也难矣。……夫人得于气运之薄，及先天之不足者，固无可如何；若能惜身重命，凡一切损身者戒之，益身者遵之，早为培补，后天人功，可以挽回造化，体旺而寿长也。尚其知之。"据此，罗氏自制培补保元丸，嘱人于少年时，每年制服一料，可免内伤阴虚之病。因为，少年之时，人体气血未充，身形未定，若适时设法培元固本，不仅可以弥补先天之不足，还可以促进后天的滋益，收到事半功倍的效果。

第二节　中医学的阴阳五行理论

阴阳五行是中国哲学方法论的核心内容。阴阳是宇宙中相互关联的事物或现象对立双方属性的概括，含有对立统一的意思。它既可代表两个相互对立的事物或现象，如水与火，日和月等，又可代表同一事物或现象内部对立着的两个方面，如人体中的气和血、脏和腑等。阴阳学说认为，世界上的万事万物都可以分为阴和阳两大类，阴和阳是相反的，又是互根的，还可以相互转化。阴阳是中国古代哲学的一对重要范畴，是认识世界和解释世界的方法论。

阴阳最初的含义是很朴素的，仅指日光的向背而言，向日为阳，背日为阴，后来随着观察面的扩展和人们思维的深化，阴阳的含义逐渐被引申扩大，如向日光处温暖、明亮，背日光处寒冷、晦暗，于是古人就把光明与黑暗、温暖与寒冷分属阴阳，通过不断地引申，把自然界能感知到的所有事物或现象，如天地、上下、日月、昼夜、水火、升降、动静、内外、雌雄等都划分为阴与阳两个方面，这时的阴阳不再特指日光的向背，而变为一个概括世界上具有相对属性的事物或现象的抽象概念了。

阴阳概念起源于上古，是人们仰观天象、俯察地理直观经验的总结，《易经》就是对这一总结的系统化和理论化的结果。《易经》六十四卦中最基本的符号是"爻"，即"—""--"。《易经》虽然没有直接称它们为"阳爻""阴爻"，甚至连阴、阳两个字也没有提到，但"—""--"两个符号本质地反映出了上古先哲的阴阳观念，这说明阴阳观念在殷周时期已经相当成熟。到了西周末年，阴阳二字已被明确提出，并被上升为解释事物变化的哲学范畴，如虢文公就开始以阴阳二气解释自然现象，他说："阳气俱增，土膏其动""阴阳分布，震雷出滞"（《国语·周语上》）。虢文公认为土地解冻是阳气上升，春雷震动是由于阴阳二气处于"分布"的状态。周幽王太使伯阳父以阴阳二气解释地震，认为"阳伏而不能出，阴迫而不能蒸，于是有地震"（《国语·周语上》）。这里的"阴阳"属天文学概念，指出地震是由于阴气压迫阳气所致。春秋时期越国大夫范蠡在《越语·越兴师伐吴而弗于战》中说："阳至而阴，阴至而阳""后则用阴，先则用阳"，将阴阳观念用于兵法，这也是对自西周以来阴阳观念理论的总结和发展。到了战国时期，道家创始人老子进一步发展了阴阳说，他以阴阳为哲学范畴，解释天地万物的性质，提出"万物负阴而抱阳，冲气以为和"。战国中后期，齐国稷下学者邹衍以阴阳观念为核心，创立了阴阳五行学派。以上事实说明阴阳学说的演变，经历了相当长的历史过程。当然，将阴阳思想更加系统化、理论化并推向空前水平的，则是《易传》和《黄帝内经》。《易传》第一次将"—"读作"阳爻"，"--"读作"阴爻"，并明确提出了"阴阳"为《易经》之道的命题。《易传》和《易经》既有联系又有区别，"传"是对"经"的解释，是对"经"做的高度哲学概括。

《黄帝内经》将阴阳学说与医学结合起来，用阴阳学说阐释医学中人体自身以及人体与外界的关系，创立了中医学的阴阳理论。从某种意义上讲，《易经》是关于宇宙阴阳的哲学，《黄帝内经》是关于人体阴阳的哲学。

五行思想的萌生稍晚于阴阳思想，作为五行的基本内容，金、木、水、火、土则早就被人们认识到了。五行最初专指五星（水星、火星、金星、木星、土星）的运行。到了战国时代，著名阴阳家邹衍把金、木、水、火、土这五种人们生活中不可缺少的物质，依照天上星象的五行运动，建立了五行学说，借以说明自然界事物之间的相互关系，并将其与阴阳学说结合起来，论述事物的产生及运动规律。五行学说中的"五行"，不再特指木、火、土、金、水五种基本物质本身，成了抽象的哲学概念。五行学说把木、火、土、金、水五种物质的属性和特征，作为归纳或类比说明世界各种事物属性的纲领、模板和依据，《尚书·洪范》说："水曰润下，火曰炎上，木曰曲直，金曰从革，土爰稼穑"，把凡具有滋润、向下、寒凉等属性的事物归属于"水"，凡具有炎热、向上、亢进等属性的事物归属于"火"，凡具有生发、阳和、变动不拘等属性的事物归属于"木"，凡具有宣肃、坚韧、清白等属性的事物归属于"金"，凡具有营养、发育、成长等属性的事物归属于"土"。这种方法被引入中医学，成为中医学的方法论纲要之一。

五行各行属性简介如下：①木行：春天、东方、向上的运动方向、青色、酸味、在脏为肝；②火行：夏天、南方、浮在上方的运动方式、红色、苦味、在脏为心；③土行：土旺四季、中位、上下左右运动兼有、黄色、甘味、脾脏；④金行：秋季、西方、向下的运动方向、白色、辛味、在脏为肺；⑤水行：冬季、北方、沉在下方的运动方式、黑色、咸味、肾脏。看五行的内涵就可以知道，季节、气味、颜色等均有了具体所属，与人体脏腑有了关系，中药的四气五味、升降沉浮等也包括在内了。

从"元气→阴阳→五行→万物"的宇宙演化过程来看，阴阳是五行的基础，五行是由阴阳变化而来的，五行关系必然要受阴阳关系的决定和制约，所以阴阳分析是五行分析的基础。而从逻辑结构来看，五行的结构关系及其行为方式，是阴阳关系的进一步展开，五行只是局限于具体分析和说明事物之间的结构关系和活动规律，五行分析是阴阳分析的具体化。阴阳与五行的关系正如清代戴震所说："举阴阳则赅五行，阴阳各具五行也；举五行即赅阴阳，五行各有阴阳也"（《孟子字义疏正·天道》）。天有风、热、湿、燥、寒五气，地有木、火、土、金、水五形，天和地各由五种要素组成，其相互关系也各遵循着生克制化的运动规律，所以说阴阳各具五行；风、热、湿、燥、寒为天之阴阳，木、火、土、金、水为地之阴阳，所以说五行各有阴阳。"阴阳各具五行"，说明五行有阳五行和阴五行之分；"五行各有阴阳"，说明五行是一分为二的，所以阳五行与阴五行合之则一，分之则二。由于天和地分别是由阳五行和阴五行所组成，所以"举阴阳则赅五行"；由于风、热、湿、燥、寒是阳五行，木、火、土、金、水是阴五行，所以"举五行即赅阴阳"。明代张景岳对阴阳与五行的关系做了进一步说明，他在《类经图翼·五行统论》中说："五行即阴阳之质，阴阳即五行之气，气非质不立，质非气不行。"在天地形成之后，风、热、湿、燥、寒五行便是天阳之质，木、火、土、金、水阴五行便是地阴之质，所以说"五行即阴阳之质"；天阳实质上是风、热、湿、燥、寒阳五行之气，地阴实质上是木、火、土、金、水阴五行之气，所以说"阴阳即五行之气"。非风、热、湿、燥、寒阳五行之质则天阳不立，因为天由五气所组成；非木、火、土、金、水阴五行之质则地阴不立，因为地由五行所组成，所以说"气非质不立"。只有天地阴阳二气的升降运动才会推动风、热、湿、燥、寒阳五行和木、火、土、金、水阴五行的生克制化运动，所以说"质非气不行"。

第三节　中医学的思维方法

中医学的思维方法是人们在中医实践活动中，借助于中国哲学的思维方式，认识和把握中医学本质的方式和方法。

一、取象比类思维方法

取象比类思维方法是中国最古老的思维方法。"取象比类"一词出自《易经》，其中"象"有两种含义：一是指卦象，即八卦和六十四卦；二是指物象，即八卦所象征的事物和六十四卦构成的物象。"取象比类"就是取八卦的象和它们所象征的事物进行运思构建，借某种直观的形象事物作为范例，触类旁通、引思联想，经过推导而得出有关联的结论，归纳为有相同特征的同类事物的认知方法，数千年来，经过历代医家的实践和总结，中医形成了这种独特的思维方法。《黄帝内经》曰："天地万物者，不以数推，以象之谓也"，"援物比类，化之冥冥"，"不引比类，是知不明"，这就是中医学中的唯象思维方法，也就是人们常说的"取象比类"。"取象比类"的方法在中医理论中占有特殊重要的地位，是中医基础理论形成的关键所在。这里的"取象"是在大量现象的基础上，依靠思维的抽象活动，对事物的现象和本质进行分析概括、综合归纳，确定它的抽象属性，找出它的共象，并借助于特定的形象加以标识，这就是"立象尽意"和"得意忘象"的思辨过程，它也是中医思辨的基础。中医的"取象比类"方法是一种原始的同构方法，运用类比推理即"取象比类"，推测描述人体结构、机体功能、病因病机等。"取象比类"是中医逻辑思维的基石，如中医在临床治疗时，常采用动物的脏器来调补人体之相应器官，即"以脏养脏"，该疗法在"五十二病方"中已见端，如鸡血疗法等，在唐代，孙思邈的《千金要方》可谓中医脏器疗法最早的集大成者。中西医汇通派的代表人物张锡纯正式提出"脏器疗法"一词，他以猪脬治疗膀胱之遗尿，用黄狗肾治疗肾阳虚衰之阳痿，用猪血、羊肝治疗血虚，用猪骨髓补脑益智，用鹿筋、虎骨强筋健骨。毋庸置疑，这种以脏养脏的方法正是"取象比类"方法的具体应用。再如中医增液承气汤治津枯便秘被喻为"增水行舟"，大家知道，河中行舟有赖于一定的河水容量，水浅河枯则舟搁浅而不能行，此时，推拉诸法均无济于事，须补足水量，舟方可复行，而食物残渣在肠道内的传导也有赖于肠腔内存在的一定肠液，对肠液枯竭的便秘患者，用推荡攻下等法只能加重病情，这时，通过补充肠道的液体，则可使肠液枯竭、精血不足所致的顽固性便秘患者恢复正常的排便功能，这也是"取象比类"方法的具体应用。事实上，中医治疗方法的许多术语，就是这样命名的，如"逆流挽舟""引经报使""釜底抽薪""提壶揭盖"等。

"取象比类"法是中医学不可或缺的重要思维方法，我们必须认真学习、深刻理解、牢固把握。

二、司外揣内思维方法

司外揣内是通过观察事物外在的表象，以揣测分析其内在变化的一种思维方法，又称"以表知里"方法。中医的司外揣内方法，实际上是通过"观象""取象"来获得人体功能、病因病机信息，并据此来构建理论、确定治疗原则和方案的方法。

在医学上，运用解剖的方法，把人体肢解为部分，从众多的现象中寻求内在的本质，是医家首选的方法。但是，在中国古代靠粗浅而又直观的解剖方法所获得的知识，远远不能解释当时医疗实践中的现实问题，更不可能在此基础上建立科学的生理学和病理学。中医学深受元气论自然观及"有诸内必形诸外"的认识论的影响，自然选择了"以表知里""以象测脏"的思维模式。藏象学说就是以此为主要方法来揣测、分析、判断内脏的内涵而建立起来的。古代医者认为，考察脏腑活动的外部征象，即可推知其内部状况，而不必剖腹破胸去直接观察。唐朝王冰解释说："象谓所见于外，可阅者也"（《素问·六节藏象》）。明朝张介宾认为，"象，形象也。藏居于内，形见于外，故曰藏象"（《类经·藏象》）。藏是指隐藏于人体内的脏腑器官，象是内脏功能在机体外部的表现，"司外"的目的在于"揣内"，"象"只是人体外在的表象，而认识的任务是要通过这些表象，找到其背后的基础和本质。

藏象学说着重研究人的机体的外部表象，推导机体的运动规律，确定"象"与"藏"之间的相互关系。古人发现，当一类疾病发作时，总是有相关的一组表象（症状）同时出现，这些表象与人体的部位或器官相联系，与机体功能的破坏有关，如心胸烦热疼痛、面赤、舌干、舌尖赤、谵语如狂等症状常常同时出现；再如呼吸微细、面色苍白、皮肤干皱、咳嗽气喘等表象总是相伴而生；又如遗精、耳鸣、腰痛、齿浮等表象往往一起发作。与此同时，人们还发现，如果病人得以痊愈，那些并列出现的症状又同时或相继消失。人们运用元气论和阴阳五行学说，将相关的表象分为五组，反复地将其进行比较、分类、综合，总结出了以五脏为中心的藏象理论，从这里可以看出，中医的藏象理论是"司外揣内，以表知里"的结果。

由表测里的司外揣内方法，与现代控制论"黑箱"方法有所类同。所谓黑箱，是指内部构造和机制不清，只能通过外部观测和试验去认识其内部构造、机制、功能和特性的事物。黑箱有两个特点，一是只能给它信息输入，观察它的信息输出，而不知其内部结构；二是它是相对于认识主体而言的。这种利用外部观测和试验来考察系统的输入和输出及其动态过程，研究系统的功能和特性，探索其结构和机制的方法，就是黑箱方法。中医正是把人体当作一个黑箱来研究的，一方面，中医是通过望、闻、问、切四诊来获得人体这个"黑箱"输出的信息的，四诊方法有一个重要的特点，就是在取得人体输出信息的过程中，基本上没有干扰人体本身的生理病理活动，没有破坏原有的结构状态。另一方面，医者对人体黑箱的施治输入过程，即控制过程，其受控量也只限于象变量。对各种施治输入，中医关心的是它们对象变量的影响，例如麻黄的发汗作用，茯苓的利尿作用等，而至于麻黄、茯苓的分子结构如何，对人体内部的作用机制是什么，中医还没有关注到。

三、内景返观思维方法

内景返观，又称内视法、内照法。指的是在某种特殊状态下，人的精神可以在一定程度上，内向地体察到机体自身的内在景观，并能进行一定程度调控的特殊方法。据记载，华佗写有《内照法》一书。明代的李时珍更明确地提出了"内景返观"一词，他在《奇经八脉考》中说："内景隧道，唯返观者能照察之"。所谓"内景"即藏象，"隧道"即经络，"返观者"即指进行内证实验（修道）的人。也就是说，脏腑内景和经络遂道，只有通过某些特殊锻炼和修养的人，才能借助内视（返观）而体察认识。《素问·上古天真论》认为，"真人"能"把握阴阳，呼吸精气，独立守神，肌肉若一"。"至人"能"去世离俗，积精全神，游行天地之间，视听八达之外"。晋代医家兼道家葛洪在其代表作《抱朴子·内篇》中也提及内视，"反听而后所闻彻，内视而后见无朕"。老子早就认为，人们认识客观世界有两种思维模式，一种是"为学"即外求的方式，它是建立外部世界的抽象概念，然后用一些公式、推论来使概念之间发生联系，推测并认识人们所要认识的客观世界；另一种是"闻道"即内求的方式。它不是建立在形成概念并在概念之间进行推理的基础上，而是通过人所特有的修炼方式而实现的。我们可以把"为学"和外求的方法称之为理性的方法，"闻道"或内求的方法称之为非理性的方法或直觉方法。以老子为代表的直觉主义者认为，人若常处在有欲的状态，便只能通过感官接收到鲜明昭著的事物之信息，也可以说此时是通过理性意识来认识事物。而人若常处在无欲状态，"玄览"（即后来医学认为的经络系统）便可接收到深远莫测的"常道"之信息，也可以说是通过潜在意识和非理性意识来认识事物。由此可见，感官和"玄览"都是接收信息的渠道或称之为信息接收器。所不同的是，感官只能接收到来自外界的信息，而"玄览"则不仅能接收外界的信息，同时还能接收来自体内的信息。如何充分发挥"玄览"的职能？老子认为应该进行"致虚极，守静笃""专气致柔"的修炼。修炼的一个重要特征，就是排除杂念，收视返听，使内心和大脑保持一种虚明的状态，这种虚明的状态可使"玄览"接收到更多的、平常不易被人感知的、来自体内的信息。当人通过修炼而处于一种虚明状态时，人体的"玄览"便处于一种开放状态。现代有人用诱导入静法，使常人变为经络敏感人，成功率达88%。而修炼有素者不仅仅是使内心或大脑处于一种虚明状态，而且还要配合意念、呼吸等方法，即《老子》所说，"虚其心，实其腹"，则气"绵绵若存，用之不勤（尽）"。"虚其心"即是大脑处于虚明状态，"实其腹"即是通过意念、呼吸的配合，使真气聚集于腹部（丹田）。经过一段时间的修炼，气在丹田聚集充足后，真气便会在其开放了的通道（即经络）中运行。历代古籍中记载着修炼者进入"虚明"状态时，能清晰地体察到自己的"内气"的运行情况，沿任督两经环行，称为"小周天"；连十二经脉环行，称为"大周天"。美国某大学建立了一个完全隔音的实验室，每个进入此室的人，不一会儿就能清楚地听到自身各种机能活动发出的特有声响，并明显地感觉到许多平时根本无法察觉的血管中血液的运行等机能活动。这时的实验对象并不一定处于"修炼功能状态"，只是由于外界环境的绝对安静，试验对象处于被动入静状态，从而使平常掩盖了的、人自身较强的自我感知能力部分地显现出来。这同主动入静的修炼状态有类似之处。

现代脑电图测试表明，修炼入静之时，人的大脑并不处于一种抑制状态，而是呈现出一种更加有序的活动状态。澳大利亚著名神经生物理学家、诺贝尔医学奖获得者约翰·艾克尔斯，近年来致力于研究人脑的精神活动。他认为人脑的精神细胞学物质实体构成第一世界；人的自觉精神——思维活动是第二世界，后者定位于联络脑的微型组件（即大脑皮质柱状物），当它对精神世界开放时，就产生了思维活动。他说："允许这种联络以两种作用方式发生，如果我们把这种类比伸展得很远，我们就可以用这样一种方式把这种微型组件比做无线电发报机和接收机，它所起的作用，不仅是发报给自觉精神，而且也接收自觉精神。"根据这一假设，既然大脑微型组件的功能类同于发放和接收机，那么，修炼状态时处于高度有序状态的大脑微型组件，"功率"和"灵敏度"都将显著增高，此时能接收和影响体内的信息，并获得相应的知识，也应该是可以理解的。

关于经络的起源问题，争论颇多，其中，"内景返观"学说是有一定根据的。20世纪70年代初，马王堆出土了一些帛写医书，其中有些是早于《黄帝内经》的有关经脉的记载。这些记载只是描述了脉的线路，并没有腧穴的记录。这就提示我们，古人关于经脉的认识有可能早于对具体穴位认识的。大量调查资料证实，经络是人类所共有的现象，其主要依据是不同肤色的人种、不同年龄段的群体中都存在着可以诱发出经络现象的人。实验结果表明，一些人被诱导为"经络敏感人"后，能明显地自我感知循沿经络的各种异样感觉和变化。尽管他们中大多数人的头脑中此前没有医学和经络学的概念，对他们也没有任何提示，但他们根据异样感觉所描绘的线路，却与中医关于经络的记载基本一致。这些事实提示人们，人体经络理论有可能是通过"内景返观"的方法获得的。总之，"内景返观"及道家内求法为中医学提供了独特的思维方法，它对研究经络学说和发展中医学有重大意义。

第四章

中医养生的中医学基础

中医养生文化的基础是中医，离开了中医理论和实践，就没有中医养生文化。

第一节　中医学的生命观

生命是具有生长、发育活力，并按自然规律发展变化的过程。中医是人的医学，是最重视生命的医学。探索人体生命的规律，对深刻认识中医养生文化有着重要的意义。

一、生命的起源和存在形式

《黄帝内经》认为，生命是宇宙中的"太虚元气"在天、地、日、月、水、火的相互作用下，由无生命的物质演变化生出来的。《素问·天元纪大论》说："太虚寥廓，肇基化元……生生化化，品物咸章。"人虽然是世界上最高等的动物，但也不过是"物之一种"，也不能脱离这一规律。《素问·宝命全形论》说："人以天地之气生，四时之法成。"

"人以天地之气生"，是说人类生命源于天地日月，其中主要源于太阳的火和地球的水，太阳是生命能量的源泉，水是生命形质的原料，有生命的万物必须依靠天上的太阳和地上的水才能生存，人类当然也不例外。"四时之法成"，是说人类要适应四时阴阳变化的规律才能发育成长，因为人生天地之间，自然界中的一切运动变化，必然直持或间接地对人体产生影响，而人体的平衡协调以及人与外在环境的整体统一，是人得以生存的基础。

《庄子·知北游》说："人之生，气之聚也，聚则为生，散则为死。"生命活动是自然界最根本的物质——气的聚、散、离、合运动的结果，活的人体，是一个运动变化着的机体。《素问·六微旨大论》进一步指出人体运动的基本形式是"升降出入"，"出入废则神机化灭，升降息则气立孤危，故非出入，则无以生长壮老已；非升降，则无以生长化收藏，是以升降出入，无器不有"。只有运动，才能化生万物，宇宙间的万事万物，尽管有大小和生存时间长短的不同，但运动是一致的。升降出入运动，是人体气化功能的基本形式。因此，人体脏腑经络的功能活动无不依赖于气机的升降出入，如肺的宣发与肃降、脾的升清与胃的降浊、心肾的水火相济等，都是气机升降出入运动的具体体现。在预防疾病方面，只有保持人体气机升降正常，才能抗御邪气侵犯，免生疾病。

二、人的机体功能特征和寿命理论

一般来说，健康的人应该具备下列机体功能特征：①眼睛有神。眼睛是脏腑精气汇集之地，眼神的有无，反映了脏腑的盛衰。因此，双目炯炯有神，是一个人健康的最明显标志。②呼吸微徐。微徐，是指呼吸从容不迫，不急不慢。《难经》认为："呼出心与肺，吸入肝与肾"，说明呼吸与人体脏腑功能密切相关。③二便正常。《素问·五脏别论》说："魄门亦为五脏使，水谷不得久藏"，经过肠胃消化后的糟粕不能藏得太久，久藏则大便秘结。小便是排除水液代谢后糟粕的主要途径，与肺、肾、膀胱等脏腑的关系密切。大便通畅、小便通利是人体健康的反映。④脉象和缓。此指人的脉象要从容匀缓，不疾不徐，"脉者，血之腑也"，脉象的正常与否，能够反映人体气血的运行状况。⑤形体壮实。此指皮肤润泽、肌腠致密、体格强壮、不肥不瘦。⑥面色红润。面色是五脏气血的外荣，面色红润是五脏气血旺盛的表现，是人体健康的标志。⑦牙齿坚固。齿为骨之余，骨为肾所主，而肾为先天之本，所以牙齿坚固是先天之肾气旺盛的表现。⑧双耳聪敏。《灵枢·邪气脏腑病形》说："十二经脉，三百六十五络……其别气走于耳而为听"，说明耳与全身器官有密切关系，耳聪是人体健康的表现。⑨腰腿灵便。肝主筋、肾主骨、腰为肾之腑、四肢关节之筋皆赖肝血充养，所以腰腿灵便、步履从容，证明肝肾功能良好。⑩声音洪亮。声由气发，《素问·五脏生成》说："诸气者，皆属于肺"，声音洪亮，反映肺的功能良好。⑪须发润泽。"发为血之余"，发的生长与血有密切关系。同时，发又依赖肾脏精气的充养，《素问·六节藏象论》说："肾者……其华在发"，发质光泽，是肾强血足的一个标志。⑫食欲正常。中医学认为，"有胃气则生，无胃气则死"，饮食的多少是由脾胃的盛衰决定的，食欲正常，则是人体健康的反映。另外，从情志上看，健康人要有如下特征：①精神愉快。《素问·举痛论》说："喜则气和志达，营卫通利"，七情和调，精神愉快，反映了脏腑功能良好。②记忆力好。肾藏精、精生髓，而"脑为髓之海"。髓海充盈，则精力充沛，记忆力好；反之肾气虚弱，不能化精生髓，则记忆力减退。

在中国传统文化中，"天年"，就是天赋的年寿，即自然寿命。古代医家、养生家认为，人的生命寿限应在一百岁到一百二十岁，如《素问·上古天真论》曰："尽终其天年，度百岁乃去"；《尚书·洪范》曰："寿，百二十岁也"；《养身论》曰："上寿百二十，古今所同。"此外，老子、王冰也都认为天年为120岁。寿命是指从出生开始，经过发育、成长、成熟、老化以至死亡前机体生存的时间，通常以年龄作为衡量寿命长短的尺度。计算年龄的方法一般为两种，一种是时间年龄，又称历法年龄，是指人出生以后经历多长时期的个体年龄，我国常配以生肖属相，以出生年份来计算其岁数，一般以虚岁或周岁计算年龄。另一种是生物学年龄，是表示随着时间的推移，人的脏器的结构和功能发生演变和衰老的情况。在生物学上又可分为生理年龄与解剖年龄两种。时间年龄和生物年龄是不完全相同的，前者取决于生存时期的长短，而后者取决于脏器功能及结构的变化过程。由于每个人具备的先天性遗传因素与后天性环境等因素不同，时间年龄和生物学年龄有时是不相同的。此外，还有由社会因素和心理因素所造成的人的主观感受老化程度的"心理年龄"，即主观感受年龄，也称"社会心理年龄"等年龄类型。

由于人的个体之间的寿命是不一样的，因此在比较某个时期、某个国家或地区的人的寿命时，通常采用计算平均寿命的方法，平均寿命反映一个国家或地区的社会经济和医疗保健等方面的发展水平。

三、生命的维持和衰老

《素问·生气通天论》说："生之本，本于阴阳"，生命的根本在于阴阳。究其原因，是由于"阳化气，阴成形"，而生命过程就是不断地化气与成形的过程。化气与成形，有着互根、消长平衡、转化的关系，阳气化为阴精，阴精又化为阳气，否则"孤阳不生，独阴不长"，而一方的太过或不及，均可导致另一方受损。

人体生命的维持在于"气"。人体生命力的强弱，生命的寿夭，就在于元气的盛衰状况。气是生命活动的根本和动力，《圣济总录》提出"万物壮老，由气盛衰"的观点，认为"人之有是形也，因气而荣，因气而病"。张景岳则反复强调气在防病延年中的重大意义，指出气是人体盛衰寿夭的根本，"盖以大地万物皆由气化；气存数亦存，气尽数亦尽，所以生者由乎此，所以死者亦由乎此，此气不可不宝，能宝其气，则延年之道也"。同样，精、血、津液亦是构成人体及促进人体生长发育的基本物质，《灵枢·经脉》说："人始生，先成精，精成而脑髓生，骨为干，脉为营，筋为刚，肉为墙，皮肤坚而毛发长"，人体的产生必先从精始，由精而后生成身形五脏，皮肉筋骨脉等。不仅如此，人出生之后，犹赖阴精的充盈，从而维持人体的正常的生命活动，故《素问·金匮真言论》说："精者，身之本也"，若阴精充盈，则生命活力旺盛，身健少病；若阴精衰虚，则生命活力减退，早衰多病。还需要特别强调的是，生命的维持还依赖于神的健康，《灵枢·天年》说："失神者死，得神者生"，神的得失关系生命的存亡，从人体来说，整个人体生命活动的外在表现，无不属于神的范围，神是机体生命活动的总称。

人类的机体在生长发育完成之后，便逐渐进入衰老（或称衰退）的过程。探讨衰老的概念、机理和防止衰老的措施，对于中医养生来说，是十分重要的。

（1）衰老的分类。现代将衰老分为生理性衰老及病理性衰老两类。生理性衰老系指人到成熟期以后所出现的生理性退化，也就是人体在体质方面的趋弱性变化，这是包括人在内的一切生物必然会出现的普遍现象。另一类为病理性衰老，即由于人体的病理性变化，使衰老现象提前发生，这种衰老又称为早衰。

（2）衰老的根源：①肾阳亏虚。肾为先天之本，人的生长、发育、衰老与肾脏紧密相关。肾属水，主藏精，为元气之本，一身阴阳生化之根，肾的盛衰影响着元气的盛衰和机体生化功能的强弱，肾虚则元气衰，元气衰则生化功能弱，人就会加速衰老。《素问·上古天真论》"女子七七""丈夫八八"的阐述，即是以人体中肾气的自然盛衰规律，来说明人体生长、发育、衰老的过程与先天禀赋的关系的，告诉人们人体衰老的根本原因在于肾气的衰退。②脾胃不健。脾胃为后天之本，五脏六腑皆禀气于脾胃。脾胃属土，为一身气机升降之中枢，脾胃健运，能使心肺之阳降，肝肾之阴升，而成天地交泰；若脾胃虚损，五脏之间升降失常，就会产生一系列的病变；若脾胃虚衰，饮食水谷不能被消化吸收，人体所需要的营养得不到及时补充，便会影响机体健康，从而加速衰老。《黄帝内经》明确指出"阳明"（胃）为多气多血之经，而"阳明脉衰"则出现"面始焦、发始堕"的衰老的表现。③心脏虚衰。心藏神，主血脉，《素问·灵兰秘典论》称其为"君主之官"，心为生命活动的主宰，协调脏腑、运行血脉，心气虚弱，会影响血脉的运行及神志功能，从而加速衰老，故中医养生尤其重视保护心脏，认为"主明则下安，以此养生则寿，……主不明则十二官危"。④肝脏衰惫。肝藏血，主疏泄，关系人体气机的调畅与否，具有贮存和调节血量的作用。肝在体为筋，《素问·上古天真论》说："七八，肝气衰，筋不能动"，人体活动障碍这一衰老的现象，是由肝虚而引起的。⑤肺脏衰弱。肺主一身之气，《素问·六节藏象论》说："肺者，气之本"，肺气衰，全身机能都会受到影响，出现不耐劳作、呼吸及机体功能逐渐减退等衰老表现。⑥精气衰竭。精气是人体生命活动的基础，人的四肢、九窍和脏腑经络的活动以及人的情志活动，都是以精气为源泉和动力的。人体衰老的因素多种多样，但都必然伴随着精气的虚弱变化，精气虚则邪凑之，《素问·阴阳应象大论》曰："年四十，而阴气自半也，起居衰矣；年五十，体重、耳目不聪明矣；年六十，阴痿、气大衰、九窍不利、下虚上实、涕泪俱出矣"，具体阐述了人体随着年龄的增长，由于阴精阳气的亏损，发生一系列衰老变化的规律。⑦阴阳失调。阴阳的盛衰是决定寿命长短的关键，保持阴阳平衡是延年益寿的根本。《素问·阴阳应象大论》中就明确指出，人的衰老是阴阳失调造成的，"能知七损八益，则二者可调，不知用此，则早衰之节也"。人到中年以后，由于阴阳失调，机体容易受到各种致病因素的侵袭，疾病渐多，出现衰老现象。

（3）早衰。从中医角度说，早衰是人未到老年之时，由于疾病等原因导致的提前衰老的现象。早衰的原因很多，概括起来有如下几点：一是社会环境因素。《素问·疏五过论》指出："故贵脱势，虽不中邪，精神内伤，身必败亡。"

社会地位的急剧变化，会给人带来精神和形体的衰老。二是自然环境因素。《素问·五常政大论》指出："高者其气寿，下者其气夭"，高者，是指地势高的地区；下者，是地势低的地区。因为"高者气寒"，生物生长缓慢，生长期长，寿命相应长，人的寿命也就长，而"下者气热"，生物生长较快，寿命相应短，人的寿命也就短。三是遗传因素。王充在《论衡·气寿篇》中说："先天责在父母"，先天禀赋强，则身体壮盛，精力充沛，不易衰老。反之，先天禀赋弱，则身体虚弱，精神萎靡，衰老就提前或加速。事实证明，人类的衰老和遗传有密切关系，因遗传特点不同，衰老速度也不一样。四是七情因素。当人的情志超过人体机能所能调节的范围时，就会引起人体内阴阳气血失调、脏腑经络的功能紊乱，从而导致疾病的发生，加速衰老的来临。我国民间有"笑一笑，十年少""愁一愁，白了头"的谚语，就是这个道理，正如《吕氏春秋》中所说的："年寿得长者，非短而缓之也，毕其数也，毕数在乎去害，何谓去害？……大喜、大恐、大忧、大怒、大衰，五者损神则生害矣。"五是劳逸因素。《素问·上古天真论》曰："以妄为常……故半百而衰也"，人若一贯地妄作妄为，如劳作过度、过于安逸、房事不节等，活到五十岁就会显得很衰老了。

第二节　中医学的核心理念

精髓是精气、真髓，比喻事物的精华，是事物的基础、根本和核心。所谓理论精髓，指的是能使这一理论得以形成和发展并贯穿其始终，同时又体现在这一理论体系各个基本观点中的最本质的东西。中医学的精髓是整体观、辨证论治、和谐观和恒动观。这些精髓既是中医学创立和发展的理论基础，又普遍地体现在中医学的方方面面，贯穿、渗透于整个中医理论体系之中，是中医理论最基本、最重要的组成部分。

一、整体观

整体观是中医学的显著特点之一，也是中医学和中医养生文化不可或缺的精髓，在中医学和中医养生文化中占有十分重要的地位。

（一）整体观的基本概念

整体，就是事物本身所存在的统一性、完整性和联系性。也就是说，事物是一个整体，事物内部的各个部分是相互联系、不可分割的，世界上万事万物都有着密切的联系。任何部分，必须置入整体之中，没有整体就没有部分，整体也不能离开部分而单独存在。中医学的整体观念既重视人体自身的统一性和完整性，又强调人和自然环境、社会环境之间的相互影响性和不可分割性。这个思想贯穿于脏腑经络、病因病机、诊法、辨证、养生和治疗等整个中医理论体系之中。

（二）整体观的内容

中医学把人体脏腑经络和体表组织看成是一个有机的整体，同时认为自然、社会环境等因素对人体的机体功能有着不同程度的影响，既强调人体内部的统一性，又重视机体与外界环境的统一性，这就是中医学整体观念的主要内容。

（1）人体是一个有机整体。具体体现在三个方面：一是人体结构的整体性。人体脏腑器官在结构上是相互关联、不可分割的，每一个脏腑器官都是整个机体的一个组成部分。二是人体生命基本物质的同一性。精、气、血、津液都是组成各脏腑器官并维持其功能活动的基本物质，这些物质分布并运行于全身，以维持机体统一的功能活动。三是人体功能活动的联系性。形体结构和生命基本物质的统一性，决定了功能活动的统一性。机体整体统一性的形成，是以五脏为中心，配合六腑，通过经络系统"内联脏腑，外络肢节"的作用实现的。

机体功能和情志活动是人体生命的两大基础。人的身心之间存在着相互依赖、相互促进、相互制约的协同关系。所以，古人强调"形与神俱""形神合一"。人的各个脏腑、组织、器官有着不同的功能，这些功能都是整体功能活动的组成部分，一方面它受到整体功能活动的制约和影响，另一方面又影响着其他脏腑器官的功能活动，从而使身心功能活动表现出整体统一性。

（2）人与自然界是一个整体。自然界中存在着人类赖以生存的必要条件，大自然中存在的阳光、空气、水等，构成了人类生存、繁衍的最佳环境，自然界的变化，必然直接或间接影响着人体的机能活动，这就是中医学"人与天地相应"的观点。中医学认为，昼夜晨昏、季节气候、地区方域环境等都会对人体产生相当大的影响，对人体健康或疾病的产生有直接的关系。当然，人与天地相应，不是消极的、被动的，而是积极的、主动的，人类不仅能主动地适应自然，更能主动地改造自然，从而减少疾病，提高健康水平。

（3）人与社会环境是一个整体。人生活在复杂的社会环境中，人体的生命活动，不仅受到自然环境变化的影响，也受到社会环境的影响。社会环境不同，可造成个人身心功能与体质的差异，社会性是人的主要特征之一。一般来说，和谐的社会环境，有力的社会支持，融洽的人际关系，有利于身心健康，而不良的社会环境，会使人精神压抑，或紧张、恐惧，从而影响身心健康，政治、经济、文化、宗教、法律、婚姻等社会因素，都会影响人体的机能变化，人体必须进行自我调节，努力与之相适应，才能维持生命活动的稳定、有序、平衡和协调，这就是人与社会环境的统一性。应该看到，人对自然环境、社会环境的适应能力是有一定限度的，一旦自然环境、社会环境的变化过于剧烈，或由于人体本身适应及调节能力偏弱，不能对自然环境、社会环境的变化做出相应的调整，人体就会发生某种疾病。

（三）整体观念的意义

中医学的整体观念，对于观察和探索人体及人体与外界环境的关系和临床诊治病、养生保健等，具有重要指导意义。

（1）整体观念与机体功能。中医学在整体观念指导下，认为人体正常生命活动一方面要靠各脏腑发挥自己的功能，另一方面要靠脏腑间相辅相成的协同作用。每个脏腑的协同功能，又是整体活动下的分工合作，是局部与整体的统一，这种整体作用只有在心的统一指挥下才能完成。经络系统则起着联系作用，它把五脏、六腑、肢体、官窍等联系成为一个有机的整体，精气神学说则反映了机能与形体之间的整体性。中医学还通过"阴平阳秘"和"亢则害，承乃制，制则生化"的理论，来说明人体阴阳的动态平衡。五行生克制化理论则揭示了脏腑之间的相辅相成、制约互用的整体关系。

（2）整体观念与病因病机。中医学不仅从整体上来探索生命活动的规律，而且在分析疾病的机理时，也首先着眼于整体，重视在整体的基础上分析引起局部病变的总病机。既重视局部病变和与之直接相关的脏腑，更强调病变与其他脏腑之间的关系，并根据生克制化理论来揭示脏腑间的疾病传变规律，用阴阳学说来综合分析和概括整体机能失调所表现出来的病因病机，阳胜则阴病，阴胜则阳病；阳胜则热，阴胜则寒；阳虚则寒，阴虚则热。在病因病机上，中医学十分强调机体正气对于疾病发生与否的决定作用，"正气存内，邪不可干"（《素问·刺法论》），"邪之所凑，其气必虚"（《素问·评热病论》），"两虚相得，乃客其形"（《灵枢·百病始生》），这种整体观，对医疗实践和养生保健有重要意义。

（3）整体观念与诊断。在诊断上，中医学强调诊断疾病必须结合致病的各个因素加以全面考察，要求运用四诊的方法，全面了解病情，联系四时气候、地方水土、生活习惯、性情好恶、体质、年龄、性别、职业等，把疾病的病因、病位、性质整体分析研究，然后做出正确的诊断。《素问·疏五过论》曰："圣人之治病也，必知天地阴阳，四时经纪，五脏六腑，雌雄表里，刺灸砭石，毒药所主，从容人事，以明经道，贵贱贫富，各异品理，问年少长，勇怯之理，审于分部，知病本始，八正九候，诊必副矣。"人体的局部与整体是统一的，人体的部分都寓藏着整个机体的生命信息，如舌通过经络直接或间接与五脏相通，舌就相当于内脏的缩影，故曰："查诸脏腑图，脾、肝、肺、肾无不系根于心。核诸经络，考手足阴阳，无脉不通于舌，则知经络脏腑之病，不独伤寒发热，有苔可验，即凡内伤杂证，也无一不呈其形、著其色于其舌"（《临证验舌法》）。"四诊合参""审察内外"是整体观念在中医诊断学上的具体体现。

（4）整体观念与防病治病。预防和治疗疾病应该遵循人体内外环境相统一的客观规律。人的机体必须适应气候季节的变化，和昼夜阴阳变化相适应，"春夏养阳，秋冬养阴"，方能保持健康，预防疾病。治病"必知天地阴阳，四时经纪"（《素问·疏五过论》），"必先岁气，勿伐天和"（《素问·五常政大论》），否则"治不法天之纪，不用地之理，则灾害至矣"（《素问·阴阳应象大论》）。故曰："凡治病不明岁气盛衰，人气虚实，而释邪攻正，实实虚虚，医之罪也；凡治病而逆四时，生长化收藏之气，所谓违天者不祥，医之罪也"（《医门法律》）。人体局部和整体之间保持着相互制约、相互协调的关系，是一个有机整体，预防和治疗疾病必须着眼于全局，注意对整体的调节，避免头痛医头，脚痛医脚。中医学在整体观念指导下确定了一系列防病治病原则，如"从阴引阳，从阳引阴"，"以左治右，以右治左"（《素问·阴阳应象大论》），"病在上者下取之，病在下者上取之"（《灵枢·终始》）等。总之，中医强调从整体出发，因时、因地、因人制宜，全面了解和分析患者状况，辨证论治和辨证施养，通过整体作用于局部，协调阴阳、气血、脏腑等，使之整体平衡，从而达到治愈疾病的目的。

二、辨证论治

（一）辨证论治的基本概念

辨证论治是辨证和论治的合称，是中医学术特点的集中表现。它既是中医学认识疾病和防治疾病的基本原则，又是诊断和防治疾病的基本方法，也是中医学理论体系的基本特点之一。

1. 症、证、病的概念

任何疾病的发生、发展，总是通过一定的症状、体征等现象表现出来的，人们也总是透过疾病的现象去揭示疾病的本质。中医学认为，疾病的临床表现以症状、体征为基本组成要素。症状是疾病的个别表面现象，是病人主观的异常感觉或某些病态改变，如头痛、发热、咳嗽、恶心、呕吐等。能被觉察到的客观表现则称为体征，如舌苔、脉象等。广义的症状包括体征。

证，又称证候。它是中医学的特有概念，是中医学认识和防治疾病的核心依据，其临床表现是在病因作用下，机体与周围环境之间以及机体内部各要素之间相互关系紊乱的综合表现，是一组特定的、具有内在联系的、全面揭示疾病本质的症状和体征。其本质是对疾病处于某一阶段的各种临床表现，结合环境等因素进行分析、归纳和综合，从而对疾病的病因以及病位、病性、病势等病机的概括，如"脾阳虚证"，其病位在脾，病因是寒邪为害，病性为寒，病势属虚，这样，病位之脾，病因病性之寒，病势之虚，有机地组合在一起，就构成了"脾阳虚证"。证是由症状组成的，但它不是若干症状的简单相加，而是透过现象抓住了具有本质意义的辨证指标（症状），弄清其内在联系，从而揭示疾病的本质。可见，证比症状更全面、更深刻、更正确地揭示了疾病的本质，所以症与证的概念不同。

病，又称疾病，是在病因的作用下，机体邪正交争，阴阳失调，出现具有一定发展规律的演变过程，具体表现出若干特定的症状和各阶段的相应证候。病是由证体现出来的，反映了病因病机变化的全过程和发生、发展、变化的基本规律。

症、证、病三者既有联系，又有区别，均统一在人体病机变化的基础之上。但是，症只是疾病的个别表面现象，证则反映了疾病某个阶段的本质变化，它将症状与疾病联系起来，从而揭示了症与病之间的内在联系，而病则反映了病理变化的全部过程。

2．辨证和论治的含义

所谓辨证，就是将四诊（望、闻、问、切）所收集的资料、症状和体征，通过分析、综合，辨清疾病的原因、性质、部位，以及邪正之间的关系，概括、判断为某种性质的症候。辨证的关键是"辨"，辨证的过程是对疾病的病因病机变化做出正确、全面判断的过程，即从感性认识上升为理性认识，分析并找出病变的主要矛盾的过程。所谓论治，又称施治，就是根据辨证的结果，确定相应的治疗原则和方法，也是研究和实施治疗的过程。

合而言之，辨证论治是在中医学理论指导下，医家对四诊资料进行分析综合，概括判断出证候，并以证为据确立治疗原则和方法，付诸实施的过程。辨证和论治，是诊治疾病过程中相互联系、不可分割的两个方面，辨证是决定治疗的前提和依据，论治是治疗疾病的手段和方法，通过论治可以检验辨证的正确与否。

（二）辨证论治的运用

辨证论治的过程，就是认识疾病和治疗疾病的过程。

（1）常用的辨证方法。在临床实践中常用的辨证方法有：八纲辨证、脏腑辨证、气血津液辨证、六经辨证、卫气营血辨证、三焦辨证、病因辨证等。这些辨证方法，在对不同疾病的诊断上虽各有特点，各有侧重，但它们又是互相联系和互相补充的。

（2）辨证论治的过程。在整体观指导下，医家运用四诊方法，全面了解、把握患者的症状和体征，根据"辨证求因"的原则，判断其发病的病因，找出疾病的本质，得出辨证的结论，确定治疗法则和方法，选方遣药进行治疗，这是中医临床辨证论治的基本过程。

（3）辨证与辨病的关系。中医主张辨证论治，但并不否定和排斥辨病这个方面。证表现的是疾病某一阶段的本质反映，病表现的是疾病的完整的过程，病和证并不一致，不能用辨病代替辨证，因为，同病可能异证，异病又可能同证，如同为黄疸病，有的表现为湿热证，治当清热利湿，有的表现为寒湿证，又宜温化寒湿，这就是所谓同病异治。再如，不同的疾病，在其发展过程中，由于出现了性质相同的证，可采用同一方法治疗，这就是异病同治，如久痢、脱肛、子宫下垂等，是不同的病，但如果均表现为中气下陷证，就都可以用升提中气的"补中益气汤"来治疗。由此可见，中医治病主要不是着眼于"病"的异同，而是着眼于"证"的区别，相同的证，用相同的治法，不同的证，用不同的治法，即所谓"证同治亦同，证异治亦异"，这种种思维方法和原则是中医学辨证论治思想的精神实质。

中医学在辨证过程中所取得的四诊资料，是靠感官直接观察而获得的，人们感觉器官直接观察的局限性决定了望、闻、问、切四诊资料的局限性。中国古代思维方式的特点是直观、综合的，观察是中国传统思维的起点，"借现象以辨物"是其重要观察方式，而这种现象是建立在感觉器官基础之上的观察结果，并不切实可靠，因此，中医辨证既要基于感官直接观察，从宏观、整体上把握疾病的现象，又要不囿于感官的直接观察，不被假象所迷惑，应该用正确的思维方式和各种有效手段以及现代化设施，去获取感官难以取得的更科学、更全面的资料，使感性认识更好地上升到理性认识，把辨证的水平提高到一个新的高度，这也是中医现代化的一项重要任务。

三、和谐观

和谐观是人们对和谐问题总的看法和根本观点。在中国传统文化中，和谐有着丰富的含义。和谐，即和，其本意是风调雨顺。综合《尚书》《周礼》《说文解字》等古籍的解释，和谐是指音乐的合拍与禾苗的成长，引申表示为各种事物的有条不紊、井然有序和相互协调。在中医学中，以气的合和、阴阳平衡和五行生克体系为代表的和谐观，是中医学的精髓。

从中医基本理论的角度考察，在中医学博大精深、超凡卓越的理论体系中，独具特点而又一以贯之的核心理念是和谐观。

1. "元气论"从本体论角度直接体现了和谐观

元气是阴阳混一之气，"元气未分，混沌为一"（《论衡·谈天篇》）。对人体来说，元气源于先天，滋养于后天，是人体生命活动的原动力，是人体的根本。①中医将人体结构看成是一种活的、动态的气化结构，认为气是人体形成的条件，《医门法律》说："气聚则形存，气散则形亡"；《素问·宝命全形论》说："人以天地之气生，四时之法成"，都强调了合一、联系、生成等和谐的理念。②中医以气的运动变化来解释人体的机能活动和病因病机，认为气的升降出入平衡协调了，人体则能维持正常的机体功能，反之，人体则即会表现出相应的疾病状态。③气的功能作用体现了和谐。气能激发和促进人体的生长发育以及各脏腑经络等组织器官的机体功能，气能推动血的生成、运行，气能推动津液的生成、输布、排泄等。气有温煦作用，气有防御作用，气有固摄作用，气有气化作用。这些作用本质地表现为促进、维持、保证、固守、化生等功能，均体现了和谐的本质内涵。

2. 阴阳五行学说充分体现了和谐观

阴阳学说认为，人体的生成、结构、功能等都是阴阳关系的体现。阴阳的平衡协调是人体生命活动的保证，"阴阳匀平，以充其形，九候若一，命曰平人"（《素问·调经论》），"平人者不病，不病者，脉口人迎应四时也，上下相应而俱往来也，六经之脉，不结动也，本末之，寒温之，相守司也，形肉气血，必相称也……"（《灵枢·终始》）。《黄帝内经》在此提出了"平人"即健康人的定义和标准，强调了阴阳平衡的基本理念。

基于疾病发生的根本原因是阴阳失调的观点，中医学提出了调整阴阳这一治疗疾病的基本原则，具体来说，就是调整阴与阳之间不和谐的状况，补偏救弊，平衡偏盛或偏衰，使人体由"失调"变为"协调"，此即《黄帝内经》所说的"谨察阴阳所在而调之，以平为期"。为了重建阴阳平衡的机能状态，中医提出了调整阴阳的两大法则：一是损其有余，二是补其不足，要求"实者泻之""虚者补之""热者寒之""寒者热之""阳病治阴""阴病治阳"，不难看出，中医调整阴阳的过程，就是使人体达到平衡和谐的过程。

《黄帝内经》把中国古代哲学的五行学说应用于中医学，依据五行相生、相克关系，说明人体五脏的机体功能与相互关系，表述人体脏腑之间的有机联系和统一性，阐释五脏病变的相互影响，用于疾病的诊断和治疗。中医的五行学说特别强调通过脏腑间的生克承侮的调控机制，防止出现"太过"或"不及"的状况，维持人体的平衡协调，保证人体和谐健康。

中医广泛应用五行思想进行医疗实践。《难经》说："望而知之者，望见其五色，以知其病；闻而知之者，闻其五音，以别其病；问而知之者，问其所欲五味，以知其病所起所在也"，就是说，医家可根据五行分别所对应的脏腑关系诊断疾病。《难经》还根据五行生克关系，确定了"虚则补其母，实则泻其子"的治疗原则。张仲景更是具体运用五行生克及其与"五味"的关系来预防和治疗疾病，"夫治未病者，见肝之病，知肝传脾，当先实脾。……若肝之病，补用酸，助用焦苦，益用甘味之药调之，酸入肝，焦苦入心，甘入脾"。五脏六腑之间的生克承侮都是围绕一个最终目标，那就是人体各要素的平衡、统一、和谐。

3. 脏腑经络学说直接展现了和谐观

中医学认为，脏腑是化生精、气、血、津液，促进新陈代谢，维持生命活动的主要器官。脏以藏为主，即五脏能储藏人体生命活动所必需的各种精微物质，如气、血、津液等，腑以通为用，主要是负责饮食物的受纳、传导并排泄糟粕。《素问·五脏别论》说："所谓五脏者，藏精气而不泻也，故满而不能实。六腑者，传化物而不藏，故实而不能满也"，这里的"满"是指精气盈满，这里的"实"是指水谷充实，意即五脏储藏精气而不传化水谷，其中应使精气保持盈满，六腑传化水谷而不储藏精气，其中应保持水谷充实。在这里，五脏的"满"是和谐的要求，也是和谐的表现，同样，六腑的"实"，也是和谐的表现和要求。在脏腑的理论中，我们还知道，五脏、六腑、奇恒之腑、形体和官窍之间是互相联系、互相制约、互相滋生、互相转化的，同时，它们还与外界环境保持相对平衡。所有要素之间是息息相关、充满和谐的。

经络学说的内容十分广泛，包括经络系统各组成部分的循行部位、病机变化及其表现，还包括经络中血气的运行与自然界的关系、经脉循行路线上的穴位及其主治作用、经络与脏腑的关系等。人的全身遍布经络，它们通过有规律的循环和广泛的联络交汇，构成了人体的经络系统，这个系统把人体的五脏六腑、器官孔窍以及皮肉筋骨等组织连成一个统一的有机整体，并借此行气血、营阴阳，使人体各部分的功能活动得以保持协调和相对平衡，《灵枢·脉经》中说："经脉者，所以能决死生，处百病，调虚实，不可不通。"中医把经络的生理功能称为"经血"，其主要作用是沟通表里上下，联系脏腑器窍，通行气血，濡养脏腑组织，感应传导，调节脏腑器官的机能活动等。经络是联系的环节，是沟通的途径，是调节的通道，是无处不在、无时不发挥和谐作用的纽带和桥梁。

换个角度，从中医实践中，我们可以更加清楚地看到和谐是中医学实践的价值取向。中医从整体着眼认识疾病，主张通过整体调治，从整体上调节人体功能，达到恢复健康的目的。

人的机体阴阳动态平衡调节，使之协调和谐，乃是中医治疗学的核心。中医各种治疗方法几乎处处体现了和谐观，中医治病追求和的境界。《黄帝内经》提出"内外和调，邪不能害"的论断，这就是中医学所强调的身心内外平、和的健康原则。"和法"是中医治病"八法"中的一个重要方法，它是具有和解少阳、调和肝脾、中和寒热、表里双解等作用，治疗伤寒邪在少阳、肝脾不和、肠胃失谐、寒热错杂及表里同病等证的方法的统称。实际上，中医治病的绝大多数方法，都是调理法，中医还有更多的具有和之本质，但无和之名号的治疗方法，可以说，和谐在中医学上的运用是十分广泛的。关于"和法"，古代医家做了详尽的解释，戴北山说"寒热并用谓之和，补泻合剂谓之和，表里双解谓之和，平其亢厉谓之和"，何廉臣又增加了"苦辛分消""平其复遗""调其气血"等内容。在针刺理法方面，《素问·阴阳应象大论》说："故善用针者，从阴引阳，从阳引阴，以右治左，以左治右"，就是通过调节阴（或阳），而起到治疗阳（或阴）的效果，从而实现了阴阳平衡，由于针刺疗法的着眼点在于调整阴阳气血的偏盛偏衰，使之恢复平衡，所以《黄帝内经》总结针刺疗法的基本原则是补虚泻实，《灵枢·九针十二原》说："凡用针者，虚者实之，满则泄之。宛陈则除之，邪胜则虚之"，调节虚实，使机体恢复动态平衡，充分体现了和谐原则。在本草用药方面，清代医家徐大椿认为："盖人者得天地之和气以生，其气血之性，肖乎天地，故以物性之偏者投之，而亦无不应也"（《神农本草经百种灵·菖蒲》），人得天地之和气以生，也就是人得天地的全气以生，而本草万物则感天地之偏气以生。当人体外感六淫之客邪、内伤七情之动扰，则会有阴阳气血的偏颇、经络脏腑虚实的改变。因此，可以用药物之偏纠正人体之偏。徐大椿认为本草能治百病的基本原理为："凡物之生于天地间，气性何如，则入于人身，其奏效亦如之"（《神农本草经百种灵·菖蒲》）。古代本草学用药物之偏纠正人体之偏，或用药物之毒攻克人体之毒，就是调节阴阳和谐思维的临床应用。在组方配伍方面，《素问·至真要大论》指出："主病之谓君，佐君之谓臣，应臣之谓使"，中医组方原则中君、臣、佐、使诸药的配伍，无疑是和谐思想的体现。在具体用药组方上，为防止某些药性太过伤正，《黄帝内经》主张应用反佐法以制约其太过，充分体现了在调治过程中"平治于权衡"（《素问·汤液醪醴论》）的特点。中医的和解方剂的突出特点是，坚持和谐原则，用和的方法，追求和的结果。在用药剂量方面，《黄帝内经》也非常强调"适中"，中病即止，"补泻无过其度"（《灵枢·五禁》），"无使过之，伤其正也"（《素问·五常政大论》）。

总之，中医治病不是采用单纯的攻杀，不是以某种药物为武器、以疾病为靶点、以人体为战场的机械直接的论治方法，而是采用求解的、平和的、平衡的、和谐的治疗方法。中医总是从人的角度出发，注重生命，体现最大的人文关怀，以人的幸福快乐、健康为最高追求目标，是从整体上关爱人。中医不仅仅是治病，不是为了治病而不顾及人的主观幸福感。试想，那种病治好了，而人却死亡了的医学，那种把病治好了而病人在痛苦中苟延残喘的医学，又有何实质性的意义呢？

四、恒动观

（一）恒动的基本概念

恒动就是不停顿地运动、变化和发展。马克思主义哲学认为，运动是物质的存在形式和固有属性，世界上的各种事物和现象都是物质运动的表现形式，静止是物质运动的特殊形式。运动是绝对的、永恒的，静止是相对的、暂时的。中国哲学认为，气是充满活力的，气具有运动的属性，因此，由气所形成的整个自然界总是在不停地运动、变化着。自然界一切事物的变化，都根源于天地之气的升降作用。中医学认为，气是构成人体和维持人体生命活动的最基本物质，人体是一个运动的机体，"天主生物，故恒于动，人有此生，亦恒于动"（《格致余论·相火论》），人类的生命具有恒动的特性。用运动、变化、发展的观点来分析研究生命、健康和疾病等问题的理念，称为中医学的恒动观念。

（二）恒动观念的内容

世界是运动着的世界，世界上一切物质都处于永恒的、无休止的运动之中，动而不息是自然界的根本规律。"高下相召，升降相因"（《素问·六微旨大论》），天地上下之间相引相召，造成气的升降和相互作用，从而引起世界上各种各样的运动变化。无论是动植物的生育繁衍，还是无生命物质的生化聚散，世界万物的生成、发展、变更和消亡，无不根源于气的运动。气的胜复作用，即阴阳之气的相互作用，是"变化之父母，生杀之本始"（《素问·阴阳应象大论》），就是说，气本身的相互作用是推动事物运动变化的根本原因。世界是"气"的世界，"气"不停息地进行升降出入运动，物质世界因运动而存在。"气"存在的基本形式为"有形""无形"两大类，"气"运动的基本形式为"有形""无形"相互转化。人体就是一个不断发生着升降出入的气化运动的机体。中医学用气的运动和转化的观点，来说明生命、健康和疾病等问题。

气有阴阳，相互感应，就有动静，"动静者，气本之感也；阴阳者，气之名义也"（《太极辨》）。动亦舍静，静即含动。阳主动，阴主静，阳动之中自有阴静之理，阴静之中已有阳动之根，"太极动而生阳，静而生阴""阳为阴之偶，阴为阳之基""一动一静，互为其根"（《类经附翼·医易义》）。动静相互为用，促进了生命体的发育成长。人体生命运动始终保持着动静和谐状态，维持着动静平衡的整体性，从而保证了人体的正常生命活动。

（三）恒动观念的意义

生命在于运动。生命体的发展变化，始终处于动静相对平衡的自然更新的状态，"人身，阴阳也；阴阳，动静也。动静合一，气血和畅，百病不生，乃得尽其天年"（《增演易筋洗髓·内功图说》）。阴阳动静统一观点贯穿于中医学各个领域，指导人们正确认识生命与健康、疾病的诊断与治疗以及预防与康复等问题。健康是一个动态的概念，机体只有经常处于阴阳动态变化之中，才能保持和促进健康。阴阳动态平衡的破坏意味着疾病，阴阳乖戾，疾病乃起。从人体机能而言，饮食物的消化吸收，津液的环流代谢、气血的循化贯注、物质与功能的相互转化等，无一不是在机体内部以及机体与外界环境的阴阳运动之中实现的。从病因病机而言，不论是六淫所伤，还是七情为害，都会使人体升降出入的气化运动发生障碍，阴阳失调，而导致疾病，换言之，人体发生疾病后所出现诸如气血瘀滞、痰饮停滞、糟粕蓄积等现象，都是机体气化失常的结果。就疾病的防治而言，疾病的过程也是一个不断变化的过程。治病必求其本，要调整阴阳，使之动态平衡。中医学防病治病的基本原则，都体现了动静互涵的思想。

第三节　中医学专业理论的基本内容

中医学是中医养生文化的基石和载体。现将中医学的基本内容介绍如下。

一、脏腑经络及气、血、精、津液理论

(一) 脏腑学说

脏腑学说是研究人体脏腑活动规律及其相互关系的学说，它是中医学理论体系的核心。中医脏腑概念虽然包含着解剖学成分，但从根本上说，它是一个标示人体整体功能联系的符号系统，是人体整体的功能模型，是用来阐述人体机能和病因病机现象的，是表示功能和属性的概念，因而中医的脏腑概念不能与现代解剖学的同名脏器完全等同。中医脏腑学说认为，人体是以心、肝、脾、肺、肾五脏为中心，以胆、胃、小肠、大肠、膀胱、三焦六腑以及脑、髓、骨、脉、胆、女子胞（子宫）等奇恒之腑相配合，以气、血、精、津液为物质基础，脏腑、五官九窍、四肢百骸等构成的一个有机整体。

五脏的共同特点是"藏精气而不泻也，故满而不能实"，六腑的共同特点是"传化物而不藏，故实而不能满也"。奇恒之腑的形态及生理功能均异于"脏腑"，它们在形态上多属中空而与腑相似，但又是相对密闭的，又别于腑，在功能上与脏相似可又不是脏。

（1）五脏。①心：心居胸腔，膈膜之上，圆而尖长。心为神之居、血之主、脉之宗，在五行属火，起着主宰生命活动的作用。心的生理功能有二：一是主血脉，二是主神志。心开窍于舌，其体合脉，其华在面，在志为喜，在液为汗。心与小肠相表里。②肺：肺位于胸腔，左右各一。由于肺位最高，故称"华盖"，因肺叶娇嫩，不耐寒热，易被邪侵，故又称"娇脏"。为魄之处、气之主，在五行属金。肺的主要功能有四：一是主气，司呼吸；二是主宣发肃降；三是主通调水道；四是朝百脉而主治节，以辅佐心脏调节气血的运行。其脉上通咽喉，开窍于鼻，外合皮毛，在志为忧，在液为涕。肺与大肠相表里。③脾：脾位中焦，在膈之下，它的主要生理功能是主运化、升清和统摄血液，与胃互相表里。因机体生命活动的持续和气血津液的生化，都有赖于脾胃运化的水谷精微，故称脾胃为"气血生化之源""后天之本"。脾开窍于口，其华在唇，在志为思，在液为涎，主肌肉与四肢，在五行属土。④肝：肝位于腹部。横膈之下，右胁之内。肝为魂之处、血之藏、筋之宗。肝的主要生理功能有二：一是主疏泄，二是藏血。肝开窍于目，主筋，其华在爪，在志为怒，在液为泪，在五行属木，主动、主升。与胆相表里。⑤肾：肾位于腰部，脊柱两旁，左右各一。肾的主要生理功能为藏精，主生长、发育、生殖和水液代谢；肾主骨生髓，外荣于发，开窍于耳和二阴，在志为恐与惊，在液为唾，在五行属水，与膀胱相表里。肾主纳气，在体为骨，齿为骨之余。

（2）六腑。①胆：居六腑之首，又隶属于奇恒之府，附于肝之短叶间。胆的主要生理功能是贮存和排泄胆汁，胆汁可直接助饮食物的消化。②胃：胃又称胃脘，分上、中、下三部。胃的上部称上脘，包括贲门；胃的中部称中脘，

即胃体的部位；胃的下部称下脘，包括幽门。胃的主要功能是受纳与腐熟水谷，胃以降为和。③小肠：小肠是一个相当长的管道器官，位于腹中，其上口在幽门处与胃之下口相接，其下口在阑门处与大肠之上口相连，小肠的主要生理功能是受盛、化物和泌别清浊。④大肠：大肠亦居腹中，其上口在阑门处紧接小肠，其下端紧接肛门。大肠的主要生理功能是传化糟粕。⑤膀胱：膀胱位于小腹中央，为贮尿的器官，膀胱与肾直接相通，二者又有经脉相互络属。膀胱的主要生理功能是贮尿和排尿。⑥三焦：三焦是上焦、中焦、下焦的合称，为六腑之一。三焦的主要生理功能：一是主持诸气，总司全身的气机和气化，二是为水液运行之道路。

（3）奇恒之府。包括脑、髓、骨、脉、胆、女子胞六个脏器组织。①脑：脑居颅内，由髓汇集而成，为"髓之海"，其主要生理功能是主持忆、视、听、嗅、言等感官功能。②女子胞：又称胞宫，即子宫，位于小腹部，在膀胱之后，呈倒梨形。女子胞是发生月经和孕育胎儿的器官。③髓：有骨髓、脊髓和脑髓之分，这三者均为肾中精气所化生。其主要生理功能是营养和充盈骨、脊、脑。④骨与脉：骨为肾所主，脉为心所主。胆在上面已介绍，此处不再重复。

（二）经络学说

经络学说是研究人体经络系统的组成、循行分布及其机体功能、病因病机以及指导防病治病的理论。经络是运行全身气血，联络脏腑肢节，沟通上下内外的通路。

经络系统由经脉和络脉组成，在内连属于脏腑，在外连属于筋肉、皮肤。经脉可分为正经和奇经两类：正经有十二条，即手足三阴经和手足三阳经，合称"十二经脉"，是气血运行的主要通道；奇经有八条，即督、任、冲、带、阴跷、阳跷、阴维、阳维，合称"奇经八脉"，有统率、联络和调节十二经脉的作用。络脉是经脉的分支，有别络、浮络和孙络之分：别络是较大的和主要的脉络，十二经和任督脉各一，加脾之大络，合为十五别络；浮络、孙络是循行于体表部位常浮现的细小脉络。

十二经起于手太阴肺经，接手阳明大肠经，接足阳明胃经，接足太阴脾经，接手少阴心经，接手太阳小肠经，接足太阳膀胱经，接足少阴肾经，接手厥阴心包经，接手少阳三焦经，接足少阳胆经，止于足厥阴肝经。

在奇经八脉中，督脉行于背部正中，它起于胞中，下出会阴，沿脊柱里面上行，至项后风府穴处进入颅内，络脑，并由项沿头部正中线，经头顶、额部、鼻部、上唇，到上唇系带处。任脉行于腹面正中线，它起于胞中，下出会阴，经阴阜，沿腹部和胸部正中线上行，至咽喉，上行至下颌部，环绕口唇，沿面颊，分行至目眶下。冲脉起于胞中，下出会阴后，从气街部起与足少阴经相并，挟脐上行，散布于胸中，再向上行，经喉，环绕口唇，到目眶下。带脉起于季肋，斜下行到带脉穴，绕身一周，在腹面的带脉下垂到少腹。跷脉左右成对，阴跷脉起于足内踝下，经下肢内侧、前阴、腹胸至目内眦，阳跷脉起于足外踝下，沿外踝后上行，经腹部，沿胸后外侧，经肩颈达目内眦。阴维脉起于小腿内侧三阴经交会之处，上行至咽喉与任脉相会。阳维脉起于外踝下，上行至头侧及项后与督脉相会。

督脉总督一身之阳经，称阳脉之海；任脉总任一身之阴经，称阴脉之海，因起于胞中，与妇女妊娠有关，故又称"任主胞胎"；冲脉能调节十二经气血，故有"十二经脉之海"之称，又有"血海"之称（因与妇女月经有关）；带脉能约束纵行诸脉，跷脉有润养眼目、司眼睑之开合和下肢运动的功能，维脉可维络诸阴及诸阳。

（三）气、血、精、津液学说

气、血、精、津液既是脏腑功能活动的物质基础，又是脏腑功能活动的产物。气、血、精、津液学说主要探讨生命的组成以及生命活动的基础。

（1）气。人体之气，来源于禀受父母的先天之精气、饮食物中的营养物质（即水谷之精气，简称"谷气"）和存在于自然界的清气，通过肺、脾胃、肾等脏器生理功能的综合作用而生成。气的生理功能主要有六个方面，即气有推动作用、温煦作用、防御作用、固摄作用、气化作用和营养作用。气的运动，称作"气机"，气有升、降、出、入四种运动形式。从整体上说人体的气，是由肾中精气、脾胃运化而来的水谷精气和肺吸入的清气所组成。人体的气又是多种多样的，其中主要的有元气、宗气、营气、卫气等四种。①元气：元气以肾所藏的精气为主，依赖于肾中精气所化生，又赖后天水谷精气的培育。元气是通过三焦而流行全身的，元气的主要功能是推动人体的生长和发育，温煦和激发各个脏腑、经络等组织器官的生理活动。②宗气：宗气是积于膻中之气，是以肺从自然界吸入的清气和脾胃从饮食中运化而生成的水谷精气为其主要组成部分，相互结合而成。宗气聚集于胸中，贯注于心肺之脉，下"蓄于丹田，注足阳明之气街而下行于足"。宗气的主要功能是走息道以行呼吸和贯心脉以行气血。③营气：营气是与血共行于脉中之气，营气富于营养，故又称"荣气"。营与血的关系极为密切，可分而不可离，故常"营血"并称。与卫气相对而言，营气属于阴，故又称"营阴"。营气，主要来自脾胃运化的水谷精气，为水谷精气中的精华部分所化生。营气的主要生理功能是营养全身，化生血液。④卫气：卫气是运行于脉外之气，与营气相对而言，卫气属于阳，故又称"卫阳"。卫气主要由水谷精微所化生，运行于脉外皮肤，分肉之间，熏于肓膜，散于胸腹。卫气的生理功能是：护卫肌表，防御外邪入侵；营养脏腑、肌肉、皮毛；调节控制肌腠的开合，汗液的排泄，以维持体温的相对恒定。

（2）血。血是红色的液态物质，主要由营气和津液所组成。此外，精血尚可互生（即精血同源）。血在脉中运行，流布全身，环周不休。血的功能是濡养和滋润全身。

（3）津液。津液是机体所有正常水液的总称。津液，同气、血一样是维持人体生命活动的基本物质。津和液，同属于水液，都来源于饮食，有赖于脾和胃的运化功能而生成。但由于津和液在其形状、功能及分布等方面均有不同，二者是有一定区别的，一般来说，质地较清稀、流动性较大、布散于体表皮肤、肌肉和孔窍，并能渗注于血脉、有滋润作用的，称为津；质地稠厚、流动性较小、灌注于骨节、脏腑、脑、髓等组织，起润养作用的，称为液。

津液的输布，依靠脾的"散精"和肺的"通调水道功能"。津液的排泄，主要依靠汗液、尿液和随着呼吸排出的水气。津液在体内的升降出入是在肾的气化蒸腾作用下，以三焦为通道，随着气的升降出入，布散于全身而环流不息。津液的功能是滋润、濡养、保护、滑利和充养。

（四）中医的体质学说

体质学说是研究人的体质特征、类型和变化规律及其与疾病的发生、发展关系的学说。体质是人体在遗传性和获得性基础上，表现出来的功能和形态上的、具有相对稳定性的固有特征，与人体的健康和疾病有着密切关系。脏腑经络学说、气血精津液学说和体质学说之间，相互联系，相互包含，是一个统一的整体。

这里特别要强调的是，中国古代哲学从事物的功能、属性、效用出发考虑问题，具有重用轻体、重道轻器的思维特征，中医学承继了这一思想，"重用轻体"是中医学的重要理念。"重用轻体"理念将事物的功能、属性、效用等放在优先考虑的地位，将事物的形态、结构、组成以及分析验证事物实体的组织结构等手段放在次要地位，注重从整体上把握事物，本质地解决事物中功能性的问题，例如，脏腑经络学说里的概念，是机体功能和形态结构相统一的综合概念，它源于古代解剖，而又高于解剖，是一个比解剖概念更深刻的概念。《黄帝内经》着重探讨脏腑、经络在机体中的作用和行为方式，并不深究其成分构成和物质结构，《素问·刺禁论》说："脏有要害，不可不察。肝生于左，肺藏于右，心部于表，肾治于里，脾为之使，胃为之市"，这就从功能作用方面揭示了脏腑的本质，在《黄帝内经》看来，所谓不可不察的脏之"要害"，不是别的，正是从整体看各脏腑的功能属性。

二、病因病机理论

中医的病因病机学说包括病因、发病与病机三部分内容。病因学说是研究各种致病因素的性质和致病特点的学说。中医学认为，疾病的发生是致病因素作用于人体后，正常机能活动遭到了破坏，导致脏腑经络、阴阳气血失调所致。病因是多种多样的，主要有六淫、疫疠、七情、饮食、劳倦、外伤、虫兽伤等。

（1）六淫。包括外感六淫及内生五邪。外感六淫即风、寒、暑、湿、燥、火六种致病因素的统称。①风：风为春季的主气，其性质及致病特点是：风为阳邪，其性开泄，易袭阳位；风性善行而数变；风为百病之长。②寒：寒为冬季的主气，其性质及致病特点是：寒为阴邪，易伤阳气；寒性凝滞；寒性收引。③暑：暑为夏季的主气，乃火热所化生。暑邪的性质及致病特点是：暑为阳邪，其性炎热；暑性升散，耗气伤津；暑多挟湿。④湿：湿为长夏的主气。湿邪的性质及致病特点是：湿性重浊；湿为阴邪，易阻遏气机，损伤阳气；湿性黏滞；湿性趋下，易袭阴位。⑤燥，燥为秋季的主气。燥邪的性质及致病特点是：燥性干涩，易伤津液；燥易伤肺。⑥火：火热为阳盛所生，故火热常混称。火邪的性质及致病特点是：火热为阳邪，其性炎上；火易耗气伤津；火易生风动血；火易致肿疡。

"内生五邪"是指在疾病发展过程中，由于气血津液和脏腑等生理功能的异常，而产生的类似风、暑、湿、燥、寒、火六淫外邪致病的病理现象。由于病起于内，故分别称为内风、内湿、内寒、内燥、内火等，统称为"内生五邪"。①内风：风气内动即是内风。由于内风与肝关系较为密切，故又称肝风内动或肝风。凡在疾病发展过程中，因为阳盛，或阴虚不能制阳，阳升无制出现动摇、眩晕、抽搐、震颤等病理反映，即是风气内动的具体表现。体内阳气之变动有多种原因，主要有肝阳化风、热极生风、阴虚动风和血虚生风。②寒从中生：又称"内寒"，是指机体阳气虚衰，温煦气化功能减退，虚寒内生或阴寒之邪弥漫的病理状态。"内寒"特点是阳热不足，虚而有寒。③湿浊内生：又称"内湿"，是指由于脾的运化功能和输布津液功能失常，所引起的水湿痰浊蓄积停滞的病理状态。④津液化燥：又称"内燥"，是指因久病或吐泻或失血伤精而致阴亏津少及热病伤阴、湿邪化燥所致机体津液不足，组织器官和孔窍失濡而出现的干燥枯涩的病理状态。⑤火热内生：又称"内火"或"内热"，是指由于阳盛有余或阴虚阳亢，或由气血郁滞，或由病邪的郁结，而产生的火热内扰，机能亢奋的病理状态。

（2）疫疠。疫疠是一类具有强烈传染性的病邪。疫疠致病，具有发病急骤、病性较重、症状相似、传染性强、易于流行等特点。

（3）七情。七情即喜、怒、忧、思、悲、恐、惊七种情志变化，属精神致病因素。七情的特点有二：一是直接伤及内脏，如怒伤肝、喜伤心、思伤脾、忧伤肺、恐伤肾；二是影响脏腑气机，如：怒则气上、喜则气缓、思则气结、悲忧则气消、惊恐则伤肾。

（4）饮食、劳逸。饮食不节和劳逸损伤会导致疾病发生。饮食不节是指饮食失宜（饥饱失常），饮食不洁或饮食偏嗜。劳逸损伤是指过度劳累、劳神太过、房事太过及过度安逸等。

（5）痰饮。痰和饮都是水液代谢障碍所致成的病理产物，一般以较稠浊的称为痰，较清稀的称为饮。痰不仅是指咯吐出来有形可见之痰液，还包括瘰疬、痰核和停滞在脏腑经络等组织中、看不见形质的"痰"。

（6）瘀血。瘀血指体内所有停滞的血液，包括离经之血积存在体内或运行不畅、阻滞于经脉及脏腑内的血液。

（7）外伤。外伤包括枪弹伤、金刀伤、跌打伤、烧烫伤、冻伤或虫兽螫咬伤。

病机学说是研究疾病发生、发展和演变机理的学说，其内容包括发病机理、病变机理和病程演化机理三部分。发病机理是研究人体疾病发生的一般规律的学说。中医学认为，疾病的发生关系到正气和邪气两个方面，即"正气存内，邪不可干""邪之所凑，其气必虚"。病变机理简称病机，是研究人体疾病变化规律的学说，包括邪正盛衰，阴阳失调，气、血、精、津液失常以及脏腑经络失常等身体机能变化的一般规律。病程演化机理是研究疾病发生、发展和结果的一般规律的学说，包括病位传变、病机转化、疾病转归等。

中医对病因病机的认识，同样坚持"重用轻体"的原则。它主要是根据病症的临床表现，通过分析疾病的症状、体征来推求病因，即所谓"辨证求因""审因论治"，如六淫致病学说是把人体疾病过程中表现出的症状和体征，根据人与自然界的关系，结合自然现象的属性，进行比较、联系来推求病因，在这里，中医并非去研究六种不同气候对人体的影响，而是研究气候因素导致机体做出类似自然现象的疾病反应，再据其疾病反应与自然现象进行类比，得出模拟"病因"。同样，七情致病学说是将患者疾病过程的病因病机，与人类七种情志变化进行类比，或直接将某一情志变化称之为某一情志病因。痰饮、瘀血更是疾病过程中的病理产物，是疾病某一阶段的病机本质的标志性现象，亦为"辨证求因"所得的象征性病因。疫疬之气、饮食劳逸、虫毒所伤等病因，亦是多由病证推导而来。这种模拟病因，并非真正意义上的原始病因，它在很大程度上是病因病机的高度概括。

三、诊法与辨证理论

诊法，指中医诊察疾病的方法，即望、闻、问、切，简称四诊。望诊是对患者的神色、形态、五官、舌象以及排出物等进行有目的的观察，以了解病情，测知其病变。闻诊是听患者的语言、呼吸状况，嗅闻其体内排出的气味状况，辨别其内在病情。问诊是通过对患者及知情者的询问，以了解患者平时的健康状态、发病原因、病情经过和患者的自觉症状等。切诊是诊察病人的脉象和身体相关部位，以测知患者阴阳失衡等情况。四诊各有其特定的诊察内容，不能互相取代，只有做到四诊合参，才能系统而全面地获得临床资料，为辨证提供可靠依据。

辨证的内容，请见"辨证论治"部分，此处不再重复。

四、治则治法理论

治则是指中医治疗疾病的法则。它是在整体观念和辨证论治思想指导下制定的，对临床治疗立法、处方、用药具有普遍的指导意义的根本原则。

（1）治病求本。治病时，要寻找出疾病的根本原因，从整体、内因方面入手，护卫、激发或恢复人体正气，使人体阴阳达到平衡，并能保持这种平衡。

（2）扶正与祛邪。疾病的过程，是正气与邪气双方相互斗争的过程，因而治疗疾病，就要扶助正气，祛除邪气，改变邪正双方的力量对比，使之有利于疾病向痊愈方向转化。

（3）调整阴阳。从根本上说，疾病的发生是阴阳平衡遭到破坏，阴阳出现偏胜偏衰的结果，因此，恢复阴阳平衡，促进阴平阳秘，是临床治疗的根本法则。

（4）调整脏腑功能。人体是一个有机的整体，脏与脏、腑与腑、脏与腑之间相互协调、相互促进、相互影响，因此，只有调整脏腑之间的关系，使其功能协调，才能收到治疗效果。

（5）调理气血关系。要以"有余泻之，不足补之"为原则，对患者气血进行调整，使其气血丰足，运行流畅，协调平衡。

（6）"三因制宜"。即在治疗疾病时，要因时、因地、因人制宜，对具体情况做具体分析，根据具体病症制定有针对性的治疗方案。

治法，即治疗疾病的方法，是在治则指导下确定的治疗措施。治法包括治疗大法和具体治法，常用的治疗大法有汗、吐、下、和、温、清、补、消八法。①汗法，又称解表法，运用解表发汗的方药开泄腠理，调和营卫，以祛除表邪、治疗表证的治法。汗法的适应证为一切外感表证，某些水肿和疮疡病初起以及麻疹透发不畅等兼表证者。临床应用时，根据病邪性质和人体气血阴阳盛衰等的不同，汗法又具体分为辛温解表、辛凉解表、益气解表、助阳解表、滋阴解表等治法。②吐法，又称为催吐法，是运用涌吐方药以引邪或毒物从口吐出的治疗大法。主要适应证为痰积、宿食停留于胸膈胃脘者，或误服毒物尚在胃中者。临床应用时，根据病邪性质和人体强弱等的差别，吐法又分为寒吐、热吐、缓吐（适用于正虚邪实，不能速吐者）。③下法，也称泻下法，是运用泻下作用的药，通过泻下大便，以达到攻遂体内食、痰、血、湿、水等结聚目的的治疗大法。主要适用于寒、热、燥、湿诸邪与痰浊、宿食、瘀血、积水等内结的里实证。临床应用时，根据病情缓急，病邪性质和结聚的食积、水湿、痰浊、瘀血等的不同，下法又分为寒下、温下、润下、逐水、攻瘀、涤痰等不同的具体治法。寒下适用于里实热证；温下适用于寒积冷凝证；润下适用于肠道津亏，阴血不足之便秘者；逐水适用于阳水实证；攻瘀适用于蓄血在下证，或干血内结证。④和法，又称和解法，是运用和解疏泄的方法，祛除病邪，调整机体，扶助正气，使表里、上下、脏腑、气血、阴阳和调的治疗大法。本法应用范围颇广，半表半里之少阳病以及肝胃不和、肝脾不调、肠胃不和、气血不调、营卫不和等诸证均需应用。临床上根据病邪性质和病位，以及脏腑功能失调的不同情况，将其又分为和解少阳、疏肝和胃、调和肝脾、调和肠胃等不同治法。⑤温法，又称温里法、祛寒法，是运用温热性质的方药以达到祛除寒邪和温养阳气目的的治疗大法。凡寒邪内侵脏腑所致的实寒证，以及阳虚寒从中生之虚寒证（二者皆为里寒证）都属于其适应证。临床上根据寒邪所在部位的不同，以及人体正气盛衰程度的差异，温法应用时又分为温中祛寒、温化痰饮、回阳救逆等治法。⑥清法，又称清热法，是运用寒凉性质的方药，通过其泻火、解毒、凉血等作用，以解除热邪的治疗大法。适应证为一切里实热证，凡热性病，无论热邪在气、在营、在血，只要表邪已解，进而里热炽盛，又无实结者均可用之。临床应用时，根据热邪所犯脏腑不同和病情发展的不同阶段，清法又具体分为清热泻火、清热解毒、清热凉血、清热养阴及清解脏腑诸热的不同治法。⑦补法，又称补益法，运用补益作用的方药，通过补养气血、阴阳、以达到扶佐正气，纠正虚弱目的的治疗大法。适应证为人体脏腑气血阴阳之诸虚劳损证。临床上虚证有气、血、阴、阳之别，故补法应用时亦有补气、补血、补阴、补阳以相应。⑧消法，又称为消导法，是运用消食导滞或化瘀破积、软坚散结方药，消除食积、痰凝、血瘀、痞块、症瘕、积聚等病证的治疗大法。适应证亦即为气、血、痰、湿、食等所致的积聚、症瘕、痞块等多种病症。临床运用时，根据病症的不同，将消法又分为消食导滞、消痞化积、行气消症、化瘀散结、软坚散结等多种治法。

五、预防和"治未病"理论

预防，就是防病，是指人们防止疾病的发生与发展的理论或措施。所谓"治未病"，是采取预防或治疗手段，防止疾病发生、发展或转变的方法。"治未病"，是中医防病治病的一个基本原则，预防为主的"治未病"理论，对后世影响深远。

"治未病"有如下基本原则：未病先防，治在病之先；重视先兆，初病早治；已病速治，病中防变；已变防恶，病盛防危；病愈不辍，谨防复发。中国的先贤们很早就认识到"未雨绸缪，防患未然"的重要性，在人的机体没有患病的时候，要运用人的预判能力和聪明才智，积极预防疾病的发生，在遵循"正气存内，邪不可干"的原则、努力增强人体正气、强化人体自身的同时，根据《黄帝内经》"邪气发病"的论断，针对容易致病的邪气，采取远离、躲避、预防等规避措施，铲除或阻断疾病发生的外部条件。当然，疾病的产生、发展是一个不以人的意志为转移的客观复杂过程，人总是会得病的，面对出现的疾病，怎么办？中医要求掌握疾病的发生、发展规律，探求并有效地应对先兆症状，注意那些现象、苗头、前奏和偶然性，见微知著，做到早期诊断，早期治疗。治在疾病发作之先，是"治未病"的基本要求。当疾病一旦发生，就要遵循疾病由表入里、由浅入深、由简单到复杂的变化规律，抢抓治疗的主动权。中医主张治浅治轻，"不可施于大危之后"；中医还主张已病防变，力阻疾病向深度和广度发展，对于已经向纵深发展的病变，要力阻其恶化；对于处在剧烈变化中的病变，要力阻向危急状态转化的质变，《伤寒论》说："一逆尚引日，再逆促命期"，所有急危重症，都有一个从量变到质变的过程，要争取在未恶、未危的量变阶段及时救治。还有，疾病治愈后，特别要预防复发，要深入认识疾病，对其复发的方向和可能性做出预先评估，将问题想在前边、做在前边，对有规律地反复发作的疑难痼疾患者，要扶正固本，提高机体的抗病能力，扎实做好预防工作。

第五章

中医养生的基本原则

在长期的探索和实践中，中医养生形成了自己独具特色的理论体系，直接构成了中医养生文化的核心内容。

第一节　强调差异，辨证施养

中医学的辨证论治思想，反映在中医养生中，就是辨证施养。中医养生通过观察患者个体的体质差异，充分考虑个体所在的时间、地域等方面的差异，由证入手，以八纲辨证为总纲，以脏腑辨证为基础，结合病因辨证的原则，辨别养生者的证型，对证施养，"热者寒之""寒者热之""虚者补之""实者泻之"，采用个体化的养生和保健措施，实现患者自身的阴阳平衡。我们知道，辨证施养的要点就是因时、因人、因地"三因制宜"。中医养生的"三因制宜"，是指遵循中医理论，按照时令节气的变化规律，根据地域方位状况以及人的体质、性别、年龄等不同特点，制定并实施与之相应的养生措施和方法，达到养生防病保健的目的。"因时养生"强调根据一年四季的季节特点、月的圆缺规律、一日中的时辰更迭，有针对性地养生保健；"因地养生"强调人们要根据自然环境、社会环境、区域居所的不同，采取与之相应的养生保健措施进行养生；"因人养生"是指根据人的年龄、性别、体质等特点，来考虑使用与之相应的养生方法。在人体生命的历程中，分胎孕、儿童、青年、中年和老年等不同阶段，在各个阶段，人是有明显差异的，中医养生主张根据各自特点、有针对性地进行养生保健，"因人养生"最能体现中医养生文化的辨证施养观。

第二节　天人合一，整体观念

中国哲学认为，人天同构、人天同类、人天同象、人天同数。中医养生文化完整地体现了中国哲学的"天人合一"思想。人不能离开天地自然而单独存在，人的机体功能、病因病机与自然、社会密切相关。

一、生气通天，天人相应

人与自然界存在着相通、相应的关系，不论是四时气候、昼夜晨昏，还是日月运行、地理环境，自然界的各种变化都会对人体产生相应的影响。

（1）四时变化与人体的关系。自然界四时变化对人体的影响是比较大的。①四时与情志。人的情志变化与四时变化是密切相关的，《素问》有"四气调神"之论，《黄帝内经直解》指出："四气调神者，随着春夏秋冬四时之气，调肝心脾肺肾五脏之神志也。"②四时与气血。《素问·八正神明论》说："天温日明，则人血津液而卫气浮，故血易泻，气易行。天寒日阴，则人血凝泣而卫气沉"，《灵枢·五癃津液别篇》说："天暑腠理开，故汗出……天寒则腠理闭，气湿不行，水下留于膀胱，则为溺与气"。春夏阳气发泄，气血易趋于表，故皮肤松弛，疏泄多汗，秋冬阳气收藏，气血易趋于里，表现为皮肤致密、少汗、多溺。③四时与脏腑经络。自然界四时阴阳与人体脏腑机能有密切关系，《黄帝内经》有"肝旺于春""心旺于夏""脾旺于长夏""肺旺于秋""肾旺于冬"之说，《素问·四时刺逆从论》指出："春气在经脉，夏气在孙络，长夏气在肌肉，秋气在皮肤，冬气在骨髓"，经气运行随季节而发生变化，所以，要根据四时变化，保养五脏，可选择针灸等方法进行养生保健。④四时与发病。四时气候有异，因此除了一般疾病外，还有些季节性多发病，例如春季多温病，秋季多疟疾等，《素问·金匮真言论》说："故春善病鼽衄，仲夏善病胸胁，长夏善病洞泄寒中，秋善病风疟，冬善病痹厥。"此外，某些慢性宿疾，发作往往与季节变化和节气交替有关，例如，心肌梗死、冠心病、气管炎、肺气肿等疾病常在秋末冬初或气候突变时发作；精神分裂症易在春秋两季发作；青光眼症好发于冬季。

（2）昼夜晨昏与人体的关系。随着昼夜阴阳消长的变化，人的新陈代谢状况也发生相应的改变。《灵枢·顺气一日分为四时》说："以一日分为四时，朝则为春，日中为夏，日入为秋，夜半为冬"。虽然昼夜寒温变化的幅度并不像四季那样剧烈，但它对人体的影响也是比较明显的，所以《素问·生气通天论》说："故阳气者，一日而主外，平旦人气生，日中而阳气隆，日西而阳气已虚，气门乃闭。"人体阳气昼夜的周期变化规律影响人体状况，"夫百病者，多以旦慧、昼安、夕加、夜甚……朝则人气始生，病气衰，故旦慧；日中人气长，长则胜邪，故安；夕则人气始衰，邪气始生，故加；夜半人气入脏，邪气独居于身，故甚也"（《灵枢·顺气一日分为四时》）。

（3）日月星辰和人体的关系。人体的生物节律既受太阳日照的影响，也受月亮盈亏的影响，《素问·八正神明论》说："月始生，则血气始精，卫气始行；月郭满，则血气实，肌肉坚；月郭空，则肌肉减，经络虚，卫气去，形独居"，"月升勿泻，月满勿补，月郭空勿治"。人体组成的大部分是液体，月球吸引力就像引起海洋潮汐那样，对人体中的体液发生作用，可称之为"生物潮"，它随着月象的盈亏，对人体产生着明显的影响，满月时，人的头部气血最充实，容易激动。现代医学研究证实，妇女的月经周期变化、体温、激素、性器官状态、免疫功能和心理状态等，都以一个月为周期，《妇人良方》指出："经血盈亏，应时而下，常以三旬一见，以象月则盈亏也。"婴儿的出生也受月象影响，月圆出生率最高，新月前后出生率最低。那么，从现代科学的角度来看，月象变化为何会对人体产生影响呢？美国精神病学家利伯解释为：人体的每个细胞就像微型的太阳系，具有微弱的电磁场，月亮产生的强大电磁力能影响人的荷尔蒙、体液和兴奋神经的电解质的复杂平衡，这就引起了人的情绪和生理的相应变化。

（4）地理环境与人体的关系。地理环境的不同和地区气候的差异，也会在一定程度上影响人体的机能活动，例如，南方多湿热，人体腠理多疏松，北方多燥寒，人体腠理多致密，若易地而居，则需要一个适应过程。《素问·异法方宜论》说："东方之域……其民皆黑色疏理，其病皆为痈疡，其治宜砭石，……。西方者，……其民华食而脂肥，故邪不能伤其形体，其病生于内，其治宜毒药，……。北方者，……其民乐野处而乳食，脏寒生满病，其治宜灸（火芮），……。南方者，……其民嗜酸而食（月付），故其民皆致理而赤色，其病挛痹，其治宜微针，……。中央者，……其民食杂而不劳，其病多痿厥寒热，其治宜导引按蹻"，由于地域环境的不同，人的体质和疾病情况也不一样，治疗方法也是不相同的。

二、顺应自然，重命养身

环境的变化，不可避免地对人的身体健康产生直接影响。顺应自然是传统养生保健理论中最重要的原则，要求人们要遵循自然界变化规律，利用自然，还要慎防自然界异常变化的不利影响。

《灵枢·本神》指出："智者之养生也，必顺四时而适寒暑"，《吕氏春秋·尽数》亦指出："天生阴阳寒暑燥湿，四时之化，万物之变，莫不为利，莫不为害。圣人察阴阳之宜，辨万物之利，以便生，故精神安乎形，而寿长焉"，顺应四时气候变化，是中医养生保健的重要环节。自然界一年四季的交替，产生了风、火、暑、湿、燥、寒"六气"。人体是在四时变化中生长发育的，通常的六气变化不会使人致病，但当六气变化过于剧烈，或人体抵抗力不足时，就会引发疾病，此时的六气又被称为"六淫"或"六邪"。顺应自然，就是要根据自然界的四时气候等条件的变化，通过调整人的衣、食、住、行等相关方面，达到强化正气，避免六淫侵袭，调节人体阴阳平衡，维持生命机能的目的。

关于人的生命重要性问题，老子在《道德经》中说："故道大，天大，地大，人亦大。域中有四大，而人居其一焉。"荀子更进一步指出："水火有气而无生，草木有生而无知，禽兽有知而无义，人有生有知亦且有义，故最为天下贵也"（《荀子·王制》）。《素问·宝命全形论》亦说："天覆地载，万物悉备，莫贵于人"，《灵枢·玉版》则指出："人者，天地之镇也"，万物之中，人类最为宝贵。道教经典《太平经》反复论及重命养身、乐生恶死的主张，指出："人居天地之间，人人得壹生，不得重生也""人最善者，莫若常欲乐生"，并进而提出了"自爱自好"的养生说，"人欲去凶而远害，得长寿者，本当保知自爱自好自亲，以此自养，乃可无凶害也"，强调只有通过自我养护和锻炼，才能得到长寿。

道家提出"我命在我不在天"（《抱朴子内篇·黄白》）的养生观点，强调生命之存亡、年寿之短长，不是决定于天命，而是取决于自身。人不仅应该顺应自然，还应该认识自然、改造自然、利用自然，主动让自然环境为人的健康服务，这一观点包含着积极主动的养生态度，在中医养生史上产生了巨大的影响作用。

三、适应社会，融洽自足

人不仅是自然的一部分，而且是社会的一部分，不仅有自然属性，还有社会属性。社会环境对人的健康影响很大。据考察，中国猿人的死亡年龄在14岁以下的占69.2%，15～30岁的占11.7%，40～50岁的占14%，50岁以上仅占5.1%，可见，当时中国猿人大都未到成年就死亡了。有人还对40多个北京猿人骨骸的年龄进行了研究，经推算，这些猿人的平均寿命只有15岁，即使到了后来的新石器时代，如6000年前的半坡人，其年龄一般在30～40岁。原始人的寿命为什么这样短呢？这与当时的生产力水平等社会环境有直接关系。

社会环境包括生产方式、政治、经济、文化、教育、卫生以及生活方式、家庭结构、人文特点、风俗习惯等诸多社会形式。社会环境一方面给人们提供所需要的物质生活资料，满足人们身体机能的需要，另一方面又影响着人们机体功能的动态平衡，可能给人体带来疾病。在社会中，经济状况、政治地位、道德观念、人际关系、生活方式、生活水平和饮食起居等，都会对人的精神状态和身体素质产生直接影响，人与社会的关系一旦失调，人体就可能患上疾病。目前，对人类生命危害严重的四类疾病是心血管病、脑血管病、癌症和意外死亡，其占全部死亡人数的80%以上，大量资料说明，这些疾病的致病和死亡原因多与社会因素、心理因素密切相关。中医养生特别强调养生与社会环境的关系，要求人们顺应社会环境，树立正确的世界观、人生观、价值观，合理处理整体与局部的关系、集体和个人的关系、利益关系、人际关系以及付出与收获的关系等，保持良好心态，努力做到知足常乐，乐观生活，保持机体与社会的和谐统一。

第三节　形神共养，身心合一

身心合一即形神合一，是指形体与精神的统一，是人体生命存在的根本保证。所谓形，包括人体的脏腑、皮肉、筋骨、经脉以及气血津液等营养物质；所谓神，是指人的精神、意识、思维活动以及整个生命活动的外在表现。形乃神之宅，是神的物质基础，只有形体完备，才能产生正常的精神活动，即"形体不敝，精神不散"（《素问·上古天真论》）；神乃形之主，是生命活动的统帅，只有精神调畅，才能促进脏腑的功能活动，保持阴平阳秘的人体机能状态。所以无神则形不可活，无形则神无以附，两者相辅相成，不可分离。

形神合一的理论，揭示了形与神之间在生命活动过程中相互依存和相互促进的关系。健康的人，应是形、神都保持正常的活动的人，健康的形体是精力充沛、思维敏捷的物质保证；而充沛的精神和乐观的情绪又是形体健康不可缺少的条件。中医养生学非常重视形体和精神的整体调摄，提倡形神共养，做到养形调神，守神全形。

形体是人体生命存在的基础，有了形体，才有生命，有了生命，才能产生精神活动和机体功能，因此保养形体非常重要。养形，主要是指摄养人体的内脏、肢体、五官九窍及气血津液等。中医养生历来把精、气、神"三宝"看作形体的内涵和本质。养形的具体内容非常广泛，凡调饮食、节劳逸、慎起居、避寒暑、勤锻炼等养生方法，都属于养形的内容。

精神活动是人体生命活动的主宰。在正常情况下，人的情志变化是机体对外界各种刺激所产生的"应答性反应"。良好的精神状态，能增强机体适应环境和抵抗疾病的能力；过于剧烈或持续日久的异常情志活动，则会使脏腑气机紊乱，阴阳气血失调，《灵枢·本神》指出："是故怵惕思虑者则伤神，神伤则恐惧流淫而不止。因悲哀动中者，竭绝而失生。"《素问·疏五过论》说："精神内伤，身必败亡"。现代医学研究也证明，一切对人体不利的因素中，最能使人短命夭亡的就是不良的情绪。由于社会的变化，人际关系日趋复杂，生活节奏日益加快，人在社会环境中的地位升降变化也愈加频繁，导致心理因素起主导作用的躯体疾患即心身疾病不断增多。长期处于忧郁恼怒、恐惧悲伤、嫉妒贪求、紧张惊慌境地的人，比精神状态稳定的人容易患病，如胃及十二指肠溃疡病、高血压病、冠心病、心绞痛、内分泌紊乱、自主神经功能紊乱、精神病等，甚至肿瘤的发生，都与精神情志调节失常有关。

调神是中医养生的一个重要原则。《素问·阴阳应象大论》说："圣人为无为之事，乐恬淡之能，从欲快志于虚无之守，故寿命无穷，与天地终，此圣人之治身也。"《医学心悟》说："人之有生，唯精与神，精神不敝，四体长春。"因为，心为五脏六腑之大主，精神之所舍，故调神又必须以养心为首务，即所谓"悲哀愁忧则心动，心动则五脏六腑皆摇"（《灵枢·口问》）。"心不扰则神不疲，神不疲则气不乱，气不乱则身泰延寿矣"（《保生要录·养神气门》）。调神摄生要求人们在思想上保持安定清静的状态，心境坦然，淡泊名利，精神愉快，心情舒畅，喜怒不妄发，贪欲不妄想，尽量减少不良的精神刺激和过度的情绪波动。另外还可通过练气功而意守入静，以神御气，或通过绘画、书法、音乐、下棋、旅游等有意义的活动，陶冶情操，修性怡神。从国内外对百岁老人的调查资料来看，长寿老人一般具有良好的心理因素，如性格温和、乐观开朗、待人诚恳、乐于助人、心胸开阔等。

总之，在养生中，形神两者要同时进行，不可偏颇。但是，"神"是人体生命活动的主宰，起着主导的作用，只有"神明"方得"形安"，所以，欲健全形体，必须首重养神，以调神为先，这是中医养生的特色和优势。

第四节　动静互涵，运行气血

"动静互涵，以为万变之宗"（《易经外传》）。动与静互为其根，无静不能动，无动不能静，阴静之中已有阳动之根，阳动之中自有阴静之理，动静是一个不可分割的整体。《思问录》谓："太极动而生阳，动之动也；静而生阴，动之静也""方动即静，方静旋动，静即含动，动不舍静""静者静动，非不动也"。《张子正蒙注》说："动而不离乎静之存，静而皆备其动之理，敦诚不息，则化不可测。""动"不离"静"，"静"不离"动"，"动""静"相互依存。王夫之说："流俗滞于物以为实，遂于动而不返，异端虚则丧实，静则废动，皆违性而失其神也"（《张子正蒙注》）。朱熹亦明确指出："静者，养动之根，动者所以行其静"，既无绝对之静，亦无绝对之动。《素问·六微旨大论》中有这样的对话："岐伯曰：成败倚伏生乎动，动而不已，则变作矣。帝曰：有期乎？岐伯曰：不生不化，静之期也。帝曰：不生不化乎？岐伯曰：出入废则神机化灭，升降息则气立孤危。故非出入，则无以生长壮老已；非升降，则无以生长化收藏"。机体功能活动、病因病机等问题都可以用生命体的动静关系规律来认识和分析。周述官说："人身，阴阳也；阴阳，动静也。动静合一，气血和畅，百病不生，乃得尽其天年"（《增演易筋洗髓·内功图说》）。

以机体功能而言，形属阴，主静，代表人体结构，是生命的基础；气属阳，主动，代表人体功能，是生命力的反映。具体的脏腑功能也是如此，例如心属火，主动；肾属水，主静，只有"心肾相交""水火既济"，人体才能保持正常的机体功能状态。实际上，人体饮食物的吸收运化，水液的环流代谢，气血的循环贯注等功能活动，都是在机体功能动静协调之下完成的。以病因病机而言，不论是"六淫"所伤，还是"七情"所致的疾病，都是因为人体升降出入的运动过程出现障碍，导致机体内阴阳动静平衡失调而出现的阴阳的偏盛偏衰的结果。

在中医养生中，有人主张"生命在于运动"，强调通过运动锻炼人体的功能，增强体质，促进新陈代谢，防止早衰，也有人认为躯体和思想的高度静止，是养生的根本大法，提出"生命在于静止"的主张。以动静的侧重点不同来划分我国古代养生流派，老庄学派强调静以养生，重在养神，属于静养派；以《吕氏春秋》为代表的一派主张动以养生，重在养形，属于动养派。不管是静养派，还是动养派，他们的本质都是动静结合的养生观，主张在动静结合中养生。

第一，静以养神。古代养生家认为，神气清静可致健康长寿。由于神常处于易动难静的状态，故清静养神就显得特别重要。老子主张"致虚极，守静笃"，要尽量排除杂念，达到心境宁静的状态。《黄帝内经》提出了"恬淡虚无"的摄生防病的思想。中医养生要求"静神""去欲"。"静神"原指精神专一、屏除杂念，清代的曹庭栋赋予"静神"新的内容，他说："心不可无所用，非必如槁木，如死灰，方为养生之道""静时固戒动，动而不妄动，亦静也"，他对"静神"的解释使清静养神思想前进了一大步。历代中医养生家对"去欲"以养心神的思想非常重视，三国时的嵇康、唐代时的孙思邈、明代时的万全等都有精辟的论述。正常用心，能"思索生知"，对强神健脑大有益处，但心动太过，精血俱耗，神气失养而不内守，则可引起脏腑和机体病变。静神养生的方法也是多方面的，如少私寡欲、调摄情志、顺应四时、常练静功等。

第二，动以养形。形体的动静状态与精气神的机体功能状态有着密切关系。适当运动不仅能锻炼肌肉、四肢等形体组织，还可增强脾胃的健运功能，促进食物运化，促进精气流通，气血畅达，增强抗御病邪能力，提高生命力。华佗指出："动摇则谷气得消，血脉流通，病不得生。"张子和说：人体状况"惟以血气流通为贵"（《儒门事亲》）。静而乏动，则易导致气血凝结，阴阳失衡，久即损寿。《吕氏春秋》说："形不动则精不流，精不流则气郁"，《寿世保元》也说："养生之道，不欲食后便卧及终日稳坐，皆能凝结气血，久则损寿。"动形的方法多种多样，如劳动、散步、导引、舞蹈等。

第三，动静有度。"天下之万理，出于一动一静"（《类经附翼·医易》）。我国古代养生家重视动静结合，主张动静适宜。动为健，静为康，动以养形，静以养气，柔动生精，精中生气，气中生精，是相辅相成的。中国古代养生观，从《黄帝内经》的"不妄作劳"到孙思邈的"养性之道，常欲小劳"，从湖南马王堆出土竹简的导引图中的导引术、华佗的"五禽戏"，到后世的各种养生动功，概括言之，都是强调养生要动中求静，动静适度。另外，动静要因人因时因地而异，体力强的人可以适当多动；体力较差的人可以少动；病情较重、体质较弱的人可以静功为主，配合动功；早晨锻炼要先静后动，晚上锻炼宜先动后静；有充足运动场所者，可以多动；运动场所不足或气候条件不适合运动者，可以静功为主。

第五节　顺势应变，协调平衡

从根本上讲，协调平衡就是强调阴阳平衡。事实上，中国传统养生理论就是在阴阳学说的直接指导下，解释生命活动现象，从而构建却病延年的理论与实践方法的。

阴阳是人体生命活动的根本属性。《素问·生气通天论》称："生之本，本于阴阳"。"本于阴阳"是指人体生命是由阴阳而来，人体生命可以归结为"阴精"和"阳气"，人体作为一个有机整体具有阴阳属性。

阴阳平衡是人体健康的基本标志。明代张景岳认为，"人之疾病，或在表，或在里，或为寒，或为热，或感到五运六气，或伤于脏腑经络，皆不外阴阳二气"（《类经》）。归纳起来，人体阴阳平衡的特点如下：气血充足、精力充沛、五脏安康、容颜发光。人体阴阳平衡的具体表现有：生命活力强、生理功能好、心理承受力强。具体来说，就是能吃、能睡、气色好，心情愉快，精神饱满；应急能力强，对不良情况适应能力好；耐受疲劳强，抵抗疾病能力好。阴阳是互根、互补、互制的，也就是说阳气与阴精是互根的，一旦一方出现不足或有余，人体的另一方就会来代偿、弥补，它的目的在于纠正失衡，维持阳气与阴精的平衡。如果阴阳失衡，不能相辅相成，代偿功能失调，就会呈现阴阳失调，轻度阴阳失衡可导致亚健康状态，中度阴阳失衡可导致疾病、早衰，重度阴阳失衡可导致重病甚至阴阳离决则生命终止。

要使人体保证协调平衡，就要坚持顺势应变原则。顺势应变是指在养生过程中，顺应客观趋势变化，顺应人体的需求和感受，具体来说有以下四个要求：一要顺应天时自然之势。人类在长期的进化过程中，脏腑经络功能与天地自然变化之间形成了近乎同步的节律性，所以，养生应当顺应天时自然变化，特别是四时气候、阴阳变化的规律，从精神、起居、饮食、运动等方面综合调理；二要顺应昼夜阴阳消长规律之势。《黄帝内经》提出"一日分为四时"的观点，在一日之中的晨起、中午、傍晚、入夜四个时间段，人体阳气如四时之春夏秋冬，有生发、旺盛、收敛、内藏等变化特点，要合理安排起居、摄养情志、锻炼身体、调节饮食等；三要顺应体质偏颇之势。体质的偏颇对人体健康有非常大的影响，养生必须以个体体质特点为基础，因人施养；四要顺应气质差异之势。气质是人典型的、稳定的个性心理特征，它表现了一个人性情刚柔、情志好恶、心胸广狭等心理差异。《理虚元鉴》论气质与发病时说，"人之禀赋不同，而受病亦异。顾私己者，心肝病少；顾大体者，心肝病多。不及情者，脾肺病少；善钟情者，脾肺病多。任浮沉者，肝肾病少；矜志节者，肝肾病多"。正由于气质有不同类型，对人的心身健康影响各不相同，故养生防病，要根据不同的气质特征，选择相应的方法。

第六节　正气为本，善治未病

中医养生强调正气为本，要求人们重视人体内因的作用，一切以内因为根据，一切围绕内因而为。马克思主义哲学认为，内因是变化的依据，外因是变化的条件。中医养生所说的内因就是机体功能以及人体内在的生命潜能和生命的原动力、人体固有的调节能力、抗病能力和恢复能力、适应自然变化能力等，也就是"正气"的状况，人体正气是抵御外邪、防病健身和促进机体康复的最根本的要素。人体衰老的根本原因，就在于机体正气的虚衰，正气是生命之根，是人体一切活动的内因。《灵枢·百病始生篇》指出："风雨寒热，不得虚，邪不能独伤人。卒然逢疾风暴雨而不病者，盖无虚，故邪不能独伤人。此必因虚邪之风，与其身形，两虚相得，乃客其形"，就是说，正气充沛，虽有外邪侵犯，也能抵抗，而使机体免于生病，患病后亦能较快地康复。中医养生注重内因，注重调整机体状态，发挥正气的作用，历代养生家都非常重视护养人体正气，通过调整人的身体机能，改善机体内在环境，始终把调整人体内在机能放在养生保健和防病治病的核心地位。《寿亲养老新书》对保养人体正气做了概括："一者少言语，养内气；二者戒色欲，养精气；三者薄滋味，养血气；四者咽津液，养脏气；五者莫嗔怒，养肝气；六者美饮食，养胃气；七者少思虑，养心气……"。人体诸气得养，脏腑功能协调，机体生生化化，则正气旺盛，人之精力充沛，健康长寿。

保养正气，就是保养精、气、神，要重点护养脾肾，"故善为医者，必责其本，而本有先天后天之辨，先天之本在肾，肾应北方之水，水为天一之源，后天之本在脾，脾应中宫之土，土为万物之母"（《医宗必读·脾为后天之本论》）。在机体功能上，脾肾二脏关系极为密切，先天生后天，后天充先天。脾气健运，必借肾阳之温煦，肾精充盈，有赖脾所化生的水谷精微的补养，肾之精气主宰人体生命活动的整个过程。《图书编·肾脏说》云："人之有肾，如树木有根"，扶正固本，多从肾入手。古人反复强调肾之精气的盛衰，直接关系到人体衰老的程度，所以，历代养生家都把保精护肾作为抗衰老的基本措施。现代医学研究认为，肾与下视丘、垂体、肾上腺皮质、甲状腺、性腺，以及自主神经系统、免疫系统等，都有密切关系。肾虚者可导致这些方面功能紊乱，并能引起遗传装置的改变，从而影响机体多方面的功能，出现病理变化和早衰之象。临床大量资料表明，性欲无节制，精血亏损太多，会造成身体虚弱，引起疾病，导致过早地衰老或夭亡。中医养生文化要求我们，调养肾精要从节欲保精、运动保健、导引补肾、按摩益肾、食疗补肾、药物调养等多方面入手，通过调补肾气、肾精，协调其他脏腑的功能。

脾胃为"后天之本""气血生化之源"。脾胃强弱是决定人之寿夭的重要因素，《景岳全书》说："土气为万物之源，胃气为养生之主。胃强则强，胃弱则弱，有胃则生，无胃则死，是以养生家必当以脾胃为先"。《图书编·脏气脏德》说："养脾者，养气也，养气者，养生之要也"，脾胃健旺是人体健康长寿的基础，李东垣指出"内伤脾胃，百病丛生"。脾胃虚衰是生百病的主要原因，脾胃健旺，化源充足，脏腑功能才能强盛。再者，脾胃是气机升降的枢纽，脾胃协调，可促进机体新陈代谢能力，保证生命活动的正常进行。现代科学实验证明，调理脾胃，能有效地提高机体免疫功能，防衰抗老。调养脾胃的具体方法是丰富多彩的，如饮食调节、药物调养、精神调摄、针灸按摩、气功调养、起居劳逸调摄等。

人身元气是健康之本，脾胃则是元气之主。李东垣"人以脾胃中元气为本"的思想，提出了"脾胃伤，则元气衰，元气衰，则人折寿"的观点，《脾胃论》说："真气又名元气，乃先身生之精气，非胃气不能滋。"调理肾元，在于培补精，顾护脾胃，在于增强运化，弥补元气，二者相互促进，相得益彰。

如前所述，"治未病"是早在中医经典著作《黄帝内经》中就已提出的防治疾病的原则。中医养生学是研究如何增强体质、预防疾病，以达到延年益寿、尽终其天年的理论和方法。可见，养生是中医"治未病"的基础工作和根本出发点，"治未病"是养生的核心内容之一。

第六章

中医养生的实践指南

在长期的中医养生实践中，中国人不仅总结积累了丰富的实践经验，而且概括出了一系列养生的实践要点。

第一节　协调脏腑，畅通经络

《素问·灵兰秘典论》说："凡此十二官者，不得相失也。"脏腑的功能，以"藏""泻"有序为特点，五脏是以化生和贮藏精、神、气、血、津液为主要功能，六腑是以受盛和传化水谷、排泄糟粕为主要功能，藏泻得宜，机体才有充足的营养来源，保证生命活动的正常进行，任何一个环节发生了故障，都会影响整体生命活动而发生疾病。

脏腑协同在机体功能上的重要意义，决定了其在养生实践中的重要作用。从养生角度而言，协调脏腑是通过一系列养生手段和措施来实现的，协调的含义有二：一是强化脏腑的协同作用，增强机体新陈代谢的活力；二是纠偏，当脏腑间偶有失和，及时纠正其偏差，就是运用中医五行学说的生克乘侮的规律纠正脏腑的偏盛偏衰，做到保持五脏与外界环境相适应，使五脏藏、六腑泻。协调脏腑原则在养生实践中的运用十分广泛，如四时养生强调春养肝、夏养心、长夏养脾、秋养肺、冬养肾；精神养生中强调调情志舒畅，避免五志过极伤害五脏；饮食养生中强调五味调和，不可过偏等，都是协调脏腑这一指导原则的具体化。

经络是人体生命的根本，是气血能量的通道，它内联五脏六腑，外系四肢百骸，把人体串联成一个有机的整体。经络是中医的灵魂，中医最经典的六大技法包括砭（刮痧）、针、灸、药、按跷（按摩推拿）、导引（气功），其中"五技"都是直接去调理经络的，剩下一个"药"也是按照性味归经的基本原则，通过脾胃吸收后，循行到对应的经络中去发挥作用。《黄帝内经》认为："经脉者，人之所以生，病之所以成，人之所以治，病之所以起"，并有"决生死，处百病，调虚实，不可不通"的作用和特点。经络一旦阻滞，则会影响脏腑协调、气血运行，《素问·调经论》说："五脏之道，皆出于经隧，以行气血，血气不和，百病乃变化而生。"畅通经络就是按照中医经络和腧穴的功效主治，采取针灸、推拿、按摩、导引等方式，达到舒经理络、交通阴阳，使机体恢复阴平阳秘状态的目的。通畅经络的主要形式有两种：一是活动筋骨，二是开通任督二脉，营运大小周天。筋骨活动，则气血周流，经络气血畅通。在气功导引法中，有开通任督二脉，营运大小周天之说。任脉循行于胸、腹部正中线，总任一身之阴脉，可以调节阴经气血；督脉循行于背部正中线，总督一身之阳脉，可以调节阳经气血，任督二脉的相互沟通，可以使阴经与阳经的气血周流，互相交贯。由于任督二脉循行于胸腹和背，二脉相通，可以促进精气的运行，气血运行如环周流，故称为"周天"，因其并非全身经脉，仅限于任督二脉，故称为"小周天"。在小周天开通的基础上，周身各经脉皆开通，则称为"大周天"。所以谓之"开通"，是因为在气功或导引中，要通过意守、调息等手段，促使气血周流，打通经脉，一旦大、小周天能够通畅营运，则气血平和、脏腑得养，精充、气足、神旺，阴阳协调，身体健康而不病。

当前，社会上流行中医经络养生疗法，这是很好的现象。中医经络养生疗法与普通的疗法区别在于：第一，从手法上看，普通的足疗、按摩治疗只能到达皮、脉、肉，而经络疗法则可在此基础上深入到达筋、骨层；第二，从疗效上看，普通的按摩只能达到放松效果，而经络疗法则可达到医疗效果，有病治病，无病防病。

第二节　调畅气机，保养正气

中医养气主要从两方面入手，一是保养元气，二是调畅气机。元气充足，则生命有活力，气机通畅，则机体健康。

保养正气，首先是顺四时、慎起居。人体能顺应四时变化，则可使阳气得到保护，不致耗伤，即《素问·生气通天论》所说："苍天之气清静，则志意治，顺之则阳气固，虽有贼邪，弗能害也，此因时之序。"故四时养生、起居保健诸法，均以保养元气为主。保养正气，多以培补后天，固护先天为基点，饮食营养以培补后天脾胃，使水谷精微充盛。而节欲固精，避免劳伤，则是固护先天元气的方法措施，先天、后天充足，则正气得养。此外，调情志可以避免正气耗伤，省言语可使气不过散，这些都是保养正气的措施。

在保养正气方面，要特别注意护精。精是构成人体的物质，也是营养人体的物质，《素问·金匮真言论》指出："夫精者，身之本也。"《类经》中说："善养生者，必定其精，精盈则气盛，气盛则神全，神全则身健，身健则病少，神气坚强，老而益壮，皆本乎精也。"古人把精、气、神看作构成人体的基本物质，最根本的是肾精，肾精是人体生命的主宰。精直接影响着人的健康和生命，保精是养生的关键，一要寡欲养肾；二要节劳养血；三要息怒养筋骨；四要节精补脑。

至于调畅气机，则以调息为主，《类经》指出："善养生者导息，此言养气当从呼吸也"，呼吸吐纳，可调理气息，畅通气机。宗气宣发，营卫周流，可促使气血流通，经脉通畅，故古有吐纳、调息、气功诸法，重调息以养气，还有在调息基础上，通过导引、按摩、健身术以及针灸等诸法，活动筋骨，激发经气，通畅经络，以促进气血周流。《素问·举痛论》曰："百病生于气也"，强调气机失调，是导致疾病乃至衰老的主要原因，而人体的气机与肝之疏泄功能密切相关，若肝之疏泄正常，则气机调畅，气血调和，经络通利，脏腑协调，阴阳平衡；若肝失疏泄，气郁不达，则气机失调，进而导致气滞血瘀，或痰气郁结，或气郁化火，或犯脾克胃，累及他脏而生病。

第三节 静以养神，动以养形

神，是一切生命活动的主宰，是生命存亡的根本。《黄帝内经》提出"得神者昌，失神者亡""精神内守，病安从来"。在人体中，各种机体功能都需要神的调节，所以，神极易耗伤、受损。《素问·病机气宜保命集》指出："神太用则劳，其藏在心，静以养之"，所谓"静以养之"，就是要做到静神不思，养而不用，即便用神，也要防止太过。神的过用、躁动往往容易耗伤精气，使身体健康受到影响，《素问·痹论》说："静则神藏，躁则神亡。"

清静养神是以养神为目的、以清静为大法的养生方法。一是要以清静为本，只有清静，神气方可内守。要做到无忧无虑，静神而不用，即保持"恬淡虚无"之态；二是要少思少虑，用神而有度，不过分劳耗心神，使神不过用，即《类修要诀》所谓："少思虑以养其神"；三是要常乐观，和喜怒，无邪念妄想，用神而不躁动，专一而不杂，即《黄帝内经》所谓："以恬愉为务。"这些养生原则，在传统养生法中均有所体现，如调摄精神诸法中的少私寡欲，情志调节；休逸养生中的养性恬情；气功、导引中的意守、调息、入静；四时养生中的顺四时而养五脏；起居养生中的慎起居、调睡眠等。

运动养生，始于庄子《刻意》，"吹呴呼吸，吐故纳新，熊经鸟伸，为寿而已矣"，至西汉有《导引图》问世，华佗倡"五禽戏"，《吕氏春秋》则提出精辟箴言："流水不腐，户枢不蠹，动也。形气亦然，形不动则精不流，精不流则气郁。"在这种主动养生思想影响下，我国历代养生家在实践中不断丰富这方面内容，如唐代孙思邈谓："养性之道，常欲小劳，但莫大劳及强所不能堪耳。"宋代欧阳修曰："劳其形者长年。"清代颜元则称："养身莫善于习动，夙兴夜寐，振起精神，寻事去做，行之有常，并不困疲，日益精壮。"他们认为，人的气血及各种器官组织都处于恒动状态，采用运动方法和手段，促进这种内在运动状态发展和加强，就能求得养生健身的效果，可见运动养生的观点是中国古代养生文化中重要内容之一。动包括走动、活动、运动、劳动等，以动而不疲、持之以恒为原则，不仅青年人要动，老年人更要动，俗言谓"一身动，气血通"，运动不但使肢体矫健，关键能保持气血的流畅，有助于脏器功能的健全，机体平衡。

第四节　顺应自然，效法天地

顺应自然是养生调摄的基本原则。人生活在天体自然环境的包围之中，不能脱离天地而独立存活，所以，举凡天地自然间的一切变化，必然影响并反映到人体中来。

中医主张顺应自然阴阳消长节律而进行养生。顺应自然阴阳消长节律的养生方法，实际上也就是充实人体真元之气，增强调节生命节律的能力来保持机体内外阴阳的协调，取得人与自然的统一，从而达到防病和延缓衰老的目的。

中医养生法无定法，前边已讲过，因人而异就是根据个人的年龄、性别、体质等不同特点，来选定适宜的养生方法。个人体质不同、环境不同，日常所用养生方法及生病时所用药物也必然不同。比如，经常手足心热，烦心，口干，便秘，时或失眠、盗汗、心悸、舌红少苔，脉数，从中医辨证来讲为"阴虚"体质，就应该选用具有滋阴作用的食物来进行饮食调养，不能一见虚证就用人参、鹿茸，殊不知人参用错亦可杀人，如此等等。

第五节　平衡适度，综合调养

人是统一的有机体，养生必须从整体着眼，注意到生命活动的各个环节，全面考虑，综合调养。综合调养包括顺四时、慎起居、调饮食、戒色欲、调情志、动形体以及针灸、推拿按摩、药物养生等方面的调养。具体运用整体综合调养原则要注意以下几点：一是养宜适度。所谓适度，就是要恰到好处，简言之，就是养生不可太过，也不可不及。过分保养，则会瞻前顾后，不知所措，稍劳则怕耗气伤神，稍有寒暑之变，便闭门不出，以为食养可益寿，便强食肥鲜，恐惧肥甘厚腻，而节食少餐，等等，虽然意求养生，但自己却因为养之太过而受到约束，这也不敢，那也不行，这不仅于健康无益，反而有害。二是养勿偏颇。偏颇大致有两种情况：①认定"补"即是养。强调营养，食必进补，强调安逸，一味静养，补益药，多多益善。应该说，食补、药补、静养都是养生的有效措施，但用之偏颇，则会影响健康。食补太过则营养过剩，药补太过则会阴阳失衡，只逸不劳则会动静失调。②认定"生命在于运动"，忽略动静结合、劳逸结合，强调"动则不衰"，机体超负荷运动，消耗大于供给，劳逸失度。三是养宜审因。综合调养在强调全面、协调、适度的同时，也强调针对性，要根据实际情况，具体问题具体分析，即"审因施养"，就是因人、因地、因时养生，正所谓"具体分析、辨证施养"。

第六节　坚持不懈，持之以恒

养生保健不是一时一刻、一朝一夕的事，不是在轻松自在中就可以完成的，有些锻炼方法需要出力流汗，付出艰辛的努力，并要持之以恒，坚持不懈。

第一，树立终生养生观念。人的生长是连续的、不间断的过程。人生中，任何一个阶段的虚于应付或放松、不注意、不上心，都会在将来的某一个时间段受到惩罚。例如，年轻产妇不注意产期保养而受风受寒，也许在年轻时没有感觉和反应，但年纪大了以后，特别是六七十岁以后，就会出现腰疼、腿变形、风湿等"月子病"。养生必须贯穿人生的自始至终，著名医学家刘完素提出一生"养、治、保、延"的摄生思想。

第二，锻炼身体要专心致志。要做到"三心"，即信心、专心、恒心，一旦选定养生保健的方法，就要树立信心，心思专一，刻苦精练，切忌朝秦暮楚，见异思迁。另外，还要遵循不同功法的不同规律，循序渐进，徐徐收功，不可急于求成。

第三，提倡养生保健生活化。要把养生保健的思想深深扎根于日常生活之中，要积极主动地把养生方法融入日常生活中去。养生保健要与日常的工作、学习、生活、劳动以及休息等相结合，结合到人的作、息、坐、卧、衣、食、住、行等方方面面。

第三篇 / 中医养生实践的技能和技巧

中医养生文化的形式丰富多彩，不可能穷尽所有，本篇仅摘其要者，予以介绍。

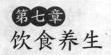

饮食养生

在中国历史上，人们把吃饭饮食看得比什么都重要，认为饮食是"活人之本"，正是基于此，中国社会有着独具特色的饮食养生文化。

第一节　中医饮食养生文化的渊源

原始人类发现，有些动物、植物既可充饥又可疗疾，对食物形成了丰富的感性认识。随着社会的进步，人们认识并开始利用火，《礼含文嘉》中记载："燧人氏钻木取火，炮生为熟，令人无腹疾，有异于禽兽"。可见，火的发现是人类饮食的一次进步，具有深远的意义。随着陶器的出现和使用，食物的炮制不仅限于"火匕燔肉"和"石上燔谷"，烹调方法日益多样化，食物的味道也更加可口，在此时期还出现了酒，《吕氏春秋》中就已有"仪狄作酒"的记载，但最初只限于粮食作物和果实自然发酵而成的酒，此后又出现了复合成分的食用酒和药用酒。商代的大臣伊尹改革了烹饪器具，并发明了羹和汤液等食品，创造了煮食和去渣喝汤的饮食方法。此后，醋、酱、糖、豆腐等调料及食品也相继出现。公元前5世纪的周代，出现了专门掌管饮食营养保健的"食医"。

《黄帝内经》高度评价了饮食养生的作用，也是食疗养生理论的重大进步，《素问·五常政大论》主张："大毒治病，十去其六；常毒治病，十去其七；小毒治病，十去其八；无毒治病，十去其九。谷肉果菜，食养尽之，无使过之，伤其正也。"东汉名医张仲景治疗外感病服桂枝汤后要"啜热稀粥一升余，以助药力"，在服药期间还应禁忌生冷、黏腻、辛辣等食物，可见其对饮食养生及其辅助治疗作用的重视。隋唐时期有很多食疗专著问世，如孙思邈的《千金要方》卷二十六专论食治，他主张"为医者，当洞晓病源，知其所犯，以食治治之，食疗不愈，然后命药"，体现了"药治不如食治"的理念。此后的《食疗本草》《食性本草》等专著，系统记载了不少食物药及药膳方。宋代的《圣济总录》中专设"食治"一门，介绍各种疾病的食疗方法。宋代陈直著有《养老奉亲书》，专门论述老年人的卫生保健问题，重点谈论了饮食营养保健的重要作用。元代饮膳太医忽思慧编撰的《饮膳正要》一书，继承食、养、医结合的传统，对健康人的饮食做了很多的论述，堪称我国第一部营养学专著。明代李时珍的《本草纲目》收载了谷物、蔬菜、水果类药物300余种，动物类药物400余种，皆可供食疗使用。此外，卢和的《食物本草》、王孟英的《随息居饮食谱》及费伯雄的《费氏食养三种》等著作的出现，使食疗养生学得到了进一步的发展。

第二节　中医饮食养生的优势

我国古人在饮食实践的基础上，在不断的理论探索中，形成了博大精深的饮食养生文化。

饮食，是人体从外界环境中吸取赖以生存的营养和能量的主要途径，是与人的生存息息相关的，是生命活动的基础。"民以食为天"是众所公认的常理，"安谷则昌，绝谷则危"，人们饮食的根本目的在于使人气足、精充、神旺、健康长寿，饮食活动在人类历史发展进程中起着不可替代的作用。中国饮食养生文化在几千年的实践中形成了以下主要观点。

（一）饮食对人身体健康至关重要

明代医学家李时珍说："饮食者，人之命脉也。"古人认为，饮食能资养人的血气，饮食进入人体后就会谷气充盈，谷气充盈就会血气旺盛，血气旺盛人也就精力强健了。古人还认为："主身者神，养神者精，益精者气，资气者食"，从饮食中获得气，用气来益养精血，精血又抚养于气，气充足也就具有了神，而神气充满后，身体得到了保全，这都是相互作用的，故称"食为生民之天，活人之本"。唐代大医学家孙思邈说："资食以存生，而不知食之有成败。百姓日用而不知，水火至近而难识，余概其如此，聊因笔墨之暇，撰《五味损益食治》篇，以启童稚，庶勤而行之，有如影响耳"，又说："安身之本，必资于食……不知食宜者，不足以存生。"元代宫廷太医忽思慧说："上古圣人治未病，不治已病，故重食轻货，盖有所取也"，饮食得宜，可以摄取各种养分，延年益寿，饮食失当，又是致病折寿的原因之一。

（二）医食同源，寓医于食

医食同源是中国养生文化的一个鲜明特色，自古以来，中国就有"食用、食养、食疗、食忌"之说。《黄帝内经》中就已论及"美饮食"与"饮食有节"能够防病延寿，文中记述的"虚则补之、药以祛之、食以随之"和"谷肉果类，食养尽之"，把以药治病和以食调养紧密结合在一起，提倡以"五谷""五果""五畜""五菜"恰当搭配营养培元，蓄精益气，预防疾病。唐代孙思邈在《备急千金要方》中强调："不知食宜者，不足以生存也"，并指出："药性刚烈，犹若御兵"，而"食能排邪而安脏，悦神爽志，以资血气"，"若能用食平疴、释情遣疾者，可谓良工，长年饵老之奇法，极养生之本也"。事实正如此，日常饮食之物，大都有养生和防治疾病的功效，如大枣、芝麻、薏苡仁、蜂蜜、山药、莲子、桂圆、百合、菌类、柑橘等，而各类中药的原料，也多为可食用的天然植物、动物。医食同源的思想观念，使中国形成了独有的饮食养生思想，医家用食方治病，烹饪师按食物的功能性味做菜，成为很自然的事情。

（三）养、助、益、充的食物结构

《黄帝内经》曰："五谷为养，五果为助，五畜为益，五菜为充。气味合而服之，以补精益气。此五者，有辛酸甘苦咸，各有所利，或散或收，或缓或急，或坚或软，四时五脏，病随五味所宜也。"这是从中国医药学的角度来论述怎样通过饮食疗疾治病的，但实质上，这个"养、助、益、充"讲的就是中国人的传统食物结构，这种食物结构的宝贵之处在于，它符合中国人养生健身的总体营养要求。"五谷为养"之"五谷"，泛指米、谷、麦、豆等多种粮食，即中国人常说的"主食"，按照中医理论，五谷能养五脏之真气，故称为"养"，抓住了摄取营养素的主体和根本。"五果为助"之"五果"，泛指苹果、梨、香蕉、桃等多种水果，食用"五果"能促进人体的消化吸收，调节体内酸碱平衡。不过，在人体摄取营养素时，它只能起到辅佐和协助的作用。"五畜为益"之"五畜"，泛指猪、牛、羊、鸡、鸭、鱼等动物性食物，食用动物性食物，可以促进人体生长发育，修补机体组织，弥补植物蛋白在质量上的不足，"益"是增进的意思，这表明它在"为养"的主食中，可发挥增进的作用，而不能取代。"五菜为充"之"五菜"，泛指叶菜类、根茎类、茄果类、菌类等各种蔬菜。合理的食物结构还必须有蔬菜辅佐、补充，才能使机体所必需的各种营养素得以充实、完善。"为充"的"五菜"是人长寿的保障。因此合理的膳食结构提倡人们以五谷为主食，在为益的五畜、为充的五菜、为助的五果配合下，主副食互为补充，就能获得全面而均衡的营养。另外，《黄帝内经》还要求"气味和而服之"，就是要求所吃的谷、果、畜、菜必须性味和合。

（四）少量多餐，反对暴饮暴食

我国历代养生学家都主张"饮食有节"，"太饿伤脾，太饱伤气"。孙思邈在《千金要方》中告诫说："不欲极饥而食，食不可过饱；不欲极渴而饮，饮不可过多；饱食过多，则结积聚；渴饮过多，则成痰。善养性者，先饥而食，先渴而饮……"。忽思慧也说："先饥而食，食勿令饱；先渴而饮，饮勿令过。食欲数而少，不欲顿而多"，又说："夜不可多食""一日之忌：暮勿饱食"。晋朝张华在《博物志》中说："所食愈少，心开愈益；所食愈多，心愈塞，年逾损焉。"以上所言，都是"饮食有节""食无求饱，贵在能节"的道理。

（五）注意五味平衡，勿使过偏

《黄帝内经》说："天食人以五气，地食人以五味"，食物有甘、酸、苦、辛、咸五味，古人主张饮食的五味要配合得当。古人调和食物，按五行归类，酸属春，苦属夏，辛属秋，咸属冬，所以春、夏、秋、冬四季分别用酸、苦、辛、咸四味调和食品。饮食五味之入五脏，各有其走向，哪一味偏嗜都会使脏腑之气过剩，失去平衡，《灵枢·五味论》中说："五味入于口也，各有所走，各有所病。酸走筋，多食之令人癃（手足不灵）；咸走血，多食之令人渴；辛走气，多食之令人洞心；苦走骨，多食之令人变呕；甘走肉，多食之令人悗心（烦闷）"，上述五味之论，要旨在于教人在饮食上把握"恰当"二字。五味进食得当，能营养五脏，增进食欲，有益健康；但是偏颇太过，相关脏腑不胜负担，反易得病，忽思慧进一步从健康原则考虑，指出："五味调和，饮食口嗜，皆不可多也。多者生疾，少者为益"，他说："多食盐，骨气劳短，肺气折""肝病禁食辛"。

（六）食宜清淡，味忌肥浓

孙思邈的《千金要方》说："厨膳勿使脯肉常盈，常令俭约为佳""善养性者常须少食肉，多食饭"。清淡，是与浓厚肥腻相对来说的：一是指五味的进食适可而止，口味不可过重；二是要求常食新鲜蔬果、杂粮等营养丰富而易吸收的食物。清淡的食物，一般都有利于消化吸收，而且可防多种疾病。孔子在《论语·乡党》说过，"肉虽多，不使胜食气"，即所食肉类不应超过植物性食物。现代营养学证明，人体必需的营养物质有50种左右，可概括为七大营养素，即碳水化合物、蛋白质、脂肪、维生素、矿物质、纤维素和水，健康的人要全面摄取这些营养物，而不可偏于某一种。多吃肉，容易引起心血管系统的疾病，所以饮食结构以素为主，以荤为辅，荤素同食，比较合理。

（七）饮食要合乎时序，注意时令

顺应自然，天人相应，是中国传统养生理论的支柱。《礼记·内则》上说："凡和，春多酸，夏多苦，秋多辛，冬多咸，调以滑甘。"元代忽思慧在《饮膳正要》中也论及饮食与四时、气候的关系，并对四时的主食提出了主张：春宜食麦，夏宜食绿豆、菽，秋宜食麻，冬宜食黍。由于四季气候存在着春温、夏热、暑湿且盛、秋凉而燥以及冬寒的特点，而人的生理、病理过程又受气候变化的影响，故要注意使食物的选择与之相适应，如在阳气生发的春季，饮食应该清淡，不宜过食油腻烹煎之物；炎暑之季，切忌过食油腻厚味，宜食甘寒、利湿清暑少油之品；秋气凉燥，当少食辛燥；冬季万物潜藏，天寒地冻，阴盛阳衰，进食胡桃、羊肉之类，自可补肾助阳，以迎来年。

（八）饮食时精神要愉快

清朝李渔说："怒时食物易下而难消，哀时食物难消亦难下。"忽思慧说饮食要"薄滋味，省思考，节嗜欲，戒喜怒"。吃饭的时候，如争吵动怒，或内心郁塞，都会影响消化，导致疾病。孔子在《论语·乡党》中说："食不语，寝不言"，《千金翼方》中说："食勿大言"，古人都主张食前及食中宜静而专致。饮食环境也很重要，《寿世保元》说："脾好音声，闻声即动而磨食。"道家不仅有"脾脏闻乐则磨"之说，还有一套"音符"和"梵音"的秘传，能奏出柔和清越的音乐配合进餐。

（九）注意食后的卫生和保健

孙思邈说："食毕当漱口，令人牙齿不败。口香……饭已，以手摩面及腹，令津液通流"，又说："中食后，还以热手摩腹，行一二百步；缓缓行，勿令气急，……饱食不宜急行"。食后应缓行数百步，并以此为修身养性之快事。忽思慧说："凡食讫，温水漱口，令人无齿疾口臭""凡清晨刷牙，不如夜刷牙，齿疾不生"。现在，饭后缓行、食后忌卧、饭后摩腹等观点，已经成为一般的保健常识。古人还有饭后用茶漱口的习惯，宋朝大诗人苏轼说，每次食毕，辄用浓茶漱口，烦腻皆除，而脾胃不损。

第三节　对日常食物的中医特色认识

中医对食物性能的认识有两个方面，一是食物与药物的关系。食物与中药名虽异，但出处却相同，都来源于自然界中的植物、动物和矿物。远古时期食物和药物是不分的，我们的祖先在采食植物和狩猎过程中，逐渐对所寻觅的食物有所辨别和选择，开始注意某些食物的治病作用。经过长期尝试和观察，把某些具有治疗作用的动植物的外皮（如刺猬皮、狗皮、橘皮、香橼皮）和动物的角（如犀角、水牛角）、骨（如熊骨、狗骨）、筋（如鹿筋），外壳（如石决明、牡蛎）、甲（如龟板、鳖甲）、排泄物（如鼯鼠类、蝙蝠类）、外生殖器（狗外肾、驴外肾）以及植物的根（如刺莱根、桑树根皮）、茎（如藕节、荷梗）、叶（如荷叶、枇杷叶、桑叶）、花（扁豆花、桃花）、枝（桑枝、桂枝）、核（荔枝核、橘核）等称为药物，专门用来治病，而把那些能用以充饥、止渴且味道较好的如橘子肉、柠檬肉、刺猬肉、狗肉、牛肉、鹿肉、鲍鱼肉、牡蛎肉、龟肉、鳖肉、驴肉、刺莱、桑葚、藕、枇杷果、扁豆、桃子、桂皮、荔枝肉等东西称为食物。除之此外，还有很多可食用也可药用的东西，如丁香、肉桂、小茴香、川椒、肉豆蔻、大枣、红小豆、苡米、龙眼肉、山药等。二是食物的性能。食物的性能是指食物养生保健方面的功效和作用。食物的性能主要包括以下几个方面：①性。性是指食物所具有的温、热、寒、凉四种不同的性质，简称四性，又称四气。古人认为凡能治疗热性病的食物，就是寒性或凉性；凡是能治疗寒性疾病的食物，就是热性或温性。温和热本质虽同，但程度不同，温属热轻，热属温甚，寒与凉也是此理。②味。味是指食物所具有的酸、苦、甘、辛、咸五种味道，合称五味，此外，还有淡、涩两种味道，因淡味不显，常附于甘，或与甘合味，涩与酸的作用相近，故习惯上称五味而不称七味。一般说苦味食物具有降泄（苦瓜）、坚阴（白果）、燥湿（苦菜）等作用，酸味食物多具有固涩（石榴、海棠）、收敛（乌梅）等作用，辛味食物多具有发散（大葱、生姜）、通行（韭菜、茴香菜、酒）等作用，咸味食物多具有软坚散结（海带、紫菜、鹿角菜）、泻下（盐、黄酱）等作用，淡味食物多具有利水渗湿（冬瓜、苡仁）作用，食物的性和味是辨识食物功效的重要依据。③升降沉浮。升降沉浮是指食物作用的趋向，升是上升，降是下降，浮是上行发散，沉是下行泻利，因升与降，浮与沉两组含义相近，从作用趋向看升向浮、降向沉，故通常多合称升浮或沉降。升浮食物主上行向外，多具通阳（大葱、花椒），散寒（胡椒、大料）等作用。沉降食物主下行向内，多具有平肝（芹菜）、下气（萝卜）、清热（竹笋）、渗湿（冬瓜）、泻下（黄酱）等作用。升降浮沉与四气五味的关系是：性温热的食物多主升浮，性寒凉的食物多主沉降，味甘辛的食物多主升浮，味酸苦咸的食物多主沉降。④食物的太过、不及和偏嗜。所谓太过，就是饮食物的数量超出了一定限度，即过饱。过饱则超过脾胃消化、吸收相运化能力，可导致饮食物阻滞，脾胃损伤，出现食伤脾胃的病症，如《素问·痹论》说，"饮食自信，肠胃乃伤"。所谓不及，是指摄取饮食数量上的不足，即过饥，过饥则使气血生化之源缺乏，体内气血得不到足够的补充，久之则因气血衰少而为病，或因正气不足而受外邪侵伤。所谓偏嗜，是对某种食物过于贪食以致超量。每种食物都有自身的性和味，人体对寒性、热性食物需要量是平衡的，人体五脏对味各有所喜，五味对人身各有所为，各有所用，进食性味适当则对人体有益，偏嗜会使体内阴阳失调，脏腑受损而致病。偏嗜寒凉，日久损伤脾胃之阳，使脾胃虚衰，运化无权，初病肠胃，渐及肝、心、肺、肾诸脏，致寒、湿、痰、饮诸证变生；偏嗜温热，轻则暂伤脾胃，久则化热化火，煎液成痰，积热成毒致疮、癫、痫、积、疳诸证而生。偏嗜五味亦会导致各种病症产生，古人认为，偏嗜酸味食物会使肌肉坚厚而唇缩，使小便不利；偏嗜苦味食物会使皮肤干燥而毫毛脱落，使人发生呕吐；偏嗜甜味食物会使骨骼发生疼痛而头发脱落，使人心中烦闷；偏嗜辛味食物会使筋脉拘挛而爪甲枯燥，引起内心空虚感；偏嗜咸味食物会使血脉凝滞而面色无泽，会引起口渴。下面介绍主要食物的宜忌。

•谷豆类•

粳米　别名大米、硬米。味甘，性平。

|宜|　①用于中气不足所致之证（中气，指中焦脾胃之气。中气不足，是脾胃虚弱所致，脾胃虚弱引起脾的功能衰退，运化无力，不能上输精气，表现为食欲不振，食后腹胀，面色淡白，眩晕倦怠，气虚乏力，胃痛喜按，大便稀溏，稍进油腻则大便次数即增，形瘦肌消等）。②用于中焦脾胃升降失和所致之证（脾气不升指脾气虚，升举无力，主要症状有脘

腹重坠作胀，食入更甚或便意频数，肛门坠重或久痢不止，甚或脱肛或子宫下垂或小便混浊如米汤。伴见气少乏力，肢体倦怠，声低懒言，头晕目眩，舌淡苔白，脉弱。胃气不降指因饮食所伤，胃火冲逆或痰湿阻滞等原因导致的胃失和降，甚则"胃气上逆"，主要症状有不思饮食，胃部胀满，嗳气，呃逆，或胃脘疼痛，呕吐等）。③用于痢疾的久痢证和泄泻中的久泻证（痢疾是以腹痛、里急后重、痢下赤白脓血为特征，为夏秋季节流行的常见疾患之一。《黄帝内经》称本病为"肠澼"，名为"下利"。本病多由外受湿热疫毒之气，内伤饮食生冷，损及脾胃与肠而形成，久痢为脾胃虚弱、中气不足所致，证见下痢时发时止，日久难愈，倦怠怯冷，嗜卧，临厕腹痛里急，大便夹有黏滞或见赤色，舌质淡苔腻，脉濡软或虚大。关于泄泻，大便稀薄，时作时止，叫"泄"；大便直下，如水倒注，叫"泻"，但临床上多合称为"泄泻"。久泻是泄泻的一种，由于脾肾阳虚，泻下日久所致，临床表现有食下易泻，大便稀薄而次数多，或完谷不化，神倦无力，面色㿠白，唇舌淡白，脉细弱，或"五更泻"，并有腰酸肢冷等症状）。④用于肝肾两虚，筋骨失养所致腰膝酸软，脚弱无力等。⑤用于热病津伤，烦热口渴等。

| 忌 | 本品炒后，性燥偏温，故非脾胃阳虚、寒自内生者不宜食。

籼米　别名南米、机米。味甘，性温。

| 宜 | ①用于脾胃阳虚、寒自内生所致的食物不化，呕吐清水，大便水泻，胃脘胀满冷痛，受凉饮冷则症状加重，四肢清冷，面色萎黄，唇舌色淡，苔白滑，脉沉细无力等。②用于中气不足所致之证（见粳米条）。③用于泄泻中的湿泻证（湿泻，又称"洞泄"或"濡泄"，是因水湿阻于胃肠，脾虚不能制水所致，临床表现有身重，胸闷，口不渴，腹不痛或微痛，大便稀溏，尿少或黄赤，舌苔滑腻，脉濡缓等）。④用于水肿病中阴水类的脾阳不振证（体内水液潴留，泛滥肌肤，引起头面、目窠、四肢、腹部甚至全身浮肿者，称为水肿，前人将水肿分为阴水与阳水两大类。脾阳不振是由于中阳不足，气不化水，下焦水邪泛滥所致，证见身肿腰以下为甚，按之凹陷不易恢复，脘闷腹胀，纳减便溏，面色萎黄，神倦肢冷，小便短少，舌质淡，苔白滑，脉沉缓）。

| 忌 | 本品性温偏燥，凡阴虚内热、津液不足所致口干咽燥、大便燥结者，不宜食。

糯米 别名江米、元米。味甘，性温。

宜 ①用于脾胃阳虚、寒自内生所致之证（见籼米条）。②用于中气不足所致之证（见粳米条）。③用于痢疾病中的久痢证和泄泻证中的久泻证（见粳米条）。④用于脾肺气虚，上虚不能制下而致小便频数，睡后遗尿，少气懒言，神疲乏力，面色苍黄等。⑤用于肺气不足所致之证（肺气虚证，是指肺功能活动减弱所表现的证候，多由久病咳喘或气的生化不足所致。证见咳喘无力，气少不足以息，动则益甚，痰液清稀，声音低怯，面色淡白或㿠白，神疲体倦或自汗畏风，易患感冒，舌淡苔白，脉虚）。⑥用于水痘透发不畅（水痘，以其形态如豆，色泽明净如水泡，故名，是由外感时行邪毒引起的急性传染病）。

忌 ①本品性温燥，多食生痰生热，使人大便干硬、发疮疥，故素有便秘、痰热风病者忌食，常人不可多食。②本品性黏腻，易腻脾碍胃，影响脾胃运化，故脾胃虚弱者，不可多食。③妇女妊娠期间，不可将本品与鸡肉同食。

小米 别名粟米、粟谷、硬粟、谷子。味甘咸，性微寒。

宜 ①用于肾气虚所致之证（肾气虚是指肾脏精气不足的病变，一般症状有精神疲乏，头晕目眩，耳鸣健忘，腰膝酸软无力等）。②用于脾胃蕴热所致之证（脾热，指脾受热邪，或过食燥热食物所引起的热证，主要症状有唇红，咽干，心烦，腹胀满或疼痛，大便秘结，小便短黄等。胃热，指胃受邪热，或过食煎炒燥热的食物，出现口渴，口臭，易饥嘈杂，小便短赤，大便秘结等症。胃热化火时，则见口腔糜烂，牙周肿痛等）。③用于中气不足所致之证（见粳米条）。④用于消渴病中的中消证（消渴病，指渴而饮多、食多而反消瘦、尿多的一类病证，根据病机、症状和病情发展阶段的不同，有上消、中消、下消之别。中消，又称"消中""胃消"或"脾消"，以多食易饥而形体反见消瘦为主症，兼见大便秘结，小便黄赤频数，舌苔黄燥等，多因胃火炽盛，消耗水谷精微而精血受伤所致）。⑤用于痢疾病中的湿热痢（湿热痢为脾胃湿热内蕴，湿热挟滞所致，证见里急后重，下痢赤白，肛门灼热，小便短赤，苔腻微黄，脉滑数等）。⑥用于水肿病中阳水类的湿热壅盛证（湿热壅盛为水湿之邪化热、壅于肌肤经隧之间所致，证见遍身浮肿，皮色润泽光亮，胸腹痞闷，烦热，小便短赤，或大便干结等）。⑦外敷用于痈疽疔肿、丹毒等（凡肿疡表现为红肿高起，发热疼痛，周围界限清楚，在未成脓之前无疮头而易消散，已成脓易溃破，溃后脓液稠黏，疮口易敛的，都称为"痈"，分"外痈""内痈"两大类。外痈指痈发于躯干、四肢等体表部位者，如"颈痈""背痈""乳痈"等。外痈多是毛囊和皮脂腺酚化脓性炎症，乳痈则是乳腺组织的化脓性感染。痈发于脏腑，外视看不到的，称内痈，如"肠痈""肺痈""肝痈"等。疽，指漫肿平塌，皮色不变，不热少痛，未成脓难消，已成脓难溃，脓水清稀，破后难敛的疮疡。疖，指皮肤上红、肿、热、痛、根浅的小结节的疮疡，是由于内蕴热毒，或外触暑热之邪而发。丹毒，是一种患处皮肤大片红肿、疼痛且略高出皮面，触之坚实，边缘明显且表面光滑发亮，急性的皮肤热毒病症，因患部皮肤红如涂丹，故名，又称"流火"或"火丹"）。⑧用于病人、产妇及小儿体弱的调养。

忌 勿与杏仁同食，否则，易使人呕吐泄泻。

黄米 别名黍米、大黄米。味甘，性平。

宜 ①用于肺气虚证（见糯米条）。②用于中气不足所致之证（见粳米条）。③熬者令黑如炭，研末加鸡蛋清调敷，治烫火伤。生米淘取泔水外涂，治小儿鹅口疮（鹅口疮，为小儿口腔、舌上布满白屑，状如鹅口，故名，因其色白如雪片，又称"雪口"。本病可由先天胎热内蕴，或口腔不洁、感受秽毒之邪而致）。

忌 本品质黏性平偏温，多食有助热生湿之患，易使人烦热、发肿胀，故不可多食久食。

玉米 别名苞米、玉蜀黍、御米、苞谷、西天麦、珍珠米。味甘，性平。

宜 ①用于中焦脾胃升降失和所致之证（见粳米条）。②用于食欲不振，口淡乏味等。③用于肺气虚证（见糯米条）。④用于心神不宁所致心悸易惊，睡眠不安，多梦健忘，精神恍惚等。⑤用于痢疾中的湿热痢（见小米条）。⑥用于水肿病中阳水类湿热壅盛证（见小米条）。⑦用于黄疸病中阳黄类热重于湿证（黄疸以身黄、目黄、小便黄为主证。黄疸的性质，可分为阳黄与阴黄两类。阳黄，热重于湿，为湿热交蒸、胆汁外溢所致，证见身目黄色鲜明，发热口渴，小便短少，色黄赤，大便秘结。或腹部胀满、舌苔黄腻，脉象弦数。或见心中懊憹，恶心欲吐）。

忌 本品性平偏凉，故胃中有寒，呕吐清水或冷涎，口淡喜热饮者应少用。

高粱米 别名胡黍、木稷、芦粟、芦穄、蜀秫、荻粱、番黍。味甘涩，性温。

宜 ①用于脾胃阳虚、寒自内生所致之证（见籼米条）。②用于痢疾中的久痢、泄泻中的久泻（见粳米条）。③用于中焦脾胃升降失和所致之证（见粳米条）。④用于胃口不开、食欲不振、口淡无味等。⑤用于痹证中风邪偏胜所致的风痹证（痹，即闭阻不通之意，当人体肌表经络遭受外邪侵袭后，气血不能畅通，而引起的肢体、关节等处疼痛、酸楚、重着、麻木等一类疾患，均称为痹证。本证主要是由于风、寒、湿邪气侵袭人体，流注经络，致气血不和而成，三气大都合并而来，但常有所偏胜，故临床症候也有所区别：风胜为行痹、寒胜为痛痹、湿胜为着痹。风痹，证见肢体关节疼痛，游走不定，涉及多个肢体及关节，而以腕、肘、膝、踝等处为多见，筋脉拘挛，关节屈伸不便，或见寒热表证，舌苔薄白或腻，脉多浮）。⑥用于淋证中的热淋（凡尿频、尿急、排尿障碍或涩痛，淋沥不断的症候统称"淋证"，分为"石淋""气淋""膏淋""劳淋""血淋""热淋"六种类型，包括泌尿系感染、结石、结核、乳糜尿、前列腺炎等多种疾病。热淋是淋证类型之一，临床表现有小腹拘急疼痛，小便赤涩如血，尿时灼痛，或伴有寒热、身酸等症状，是由于下焦热结所致，类于急性泌尿系感染）。⑦用于水肿中阳水类的湿热壅盛证（见小米条）。

忌 本品味涩性温，涩能收敛，性温偏燥又易伤阴，故大便燥结者、阴虚内热者应少食或不食。

薏苡米 别名薏米、苡仁、苡米、薏珠子、草珠儿、感米、菩提子、苞实、米仁、薏仁、六谷米、益米。味甘淡，性微寒。

宜 ①用于痹证中湿邪偏胜所致的湿痹证（证见肢体关节疼痛重着，肌肤麻木不仁，手足笨重，活动不便，疼痛亦有定处，苔白腻，脉濡缓）。②用于脾虚湿困所致饮食减少，胃脘满闷，大便泄泻，甚或恶心欲吐，口黏，肢体困倦等。③用于淋证中的热淋（见高粱米条）。④用于肺痈病的成痈期和溃脓期（肺痈是肺部发生痈疡、咳唾脓血的病证）。⑤用于肠痈病（肠痈，是指肠内产生痈肿而出现少腹部疼痛的一类疾患）的痈脓已成期。⑥用于脚气病中的干脚气证和湿脚气证（脚气病，是以腿足软弱、行动不便等为其特征，因病从脚起，故名为脚气，又因其两足缓纵不随，而名"缓风"，因其腿足软弱无力，而有"脚弱""软脚病"之称。根据临床症候，分为湿脚气、干脚气、脚气冲心三个类型。湿脚气为水湿外受，卫气不行，邪袭经络，壅遏气血，不得疏通所致，证见足胫肿大重着，软弱麻木无力，行动不便，小溲不利，舌苔白腻，脉象濡缓。干脚气为素体内热，阴虚液少，复受风湿邪毒，筋脉失养所致，证见两足胫不肿，日渐消瘦，麻木酸痛、饮食减少，时作干呕，大便热赤，舌质红，脉象弦数）。

| 忌 | ①津液不足者忌用。②大便干燥不下者忌用。③孕妇忌用。

小麦　别名麦子。味甘，性凉。

| 宜 | ①用于心阴不足所致心胸烦热，夜不成眠，咽干口苦，小便短赤，舌尖微红，脉细数等。②用于脏躁证（脏躁，是一种发作性精神病，以女性患者为多，在未发时，常有精神忧郁、幻觉、感情易激动、知觉过敏或迟钝等先期症状；发作时自觉烦闷、急躁、无故叹气或悲伤欲哭，甚至抽搐，但面色不苍白，意识也不完全消失，由心肝血虚，兼有情志抑郁，血躁肝急所致）。③用于肠胃不实，大便溏薄，形体消瘦，倦怠乏力等。④（烧存性，油调外涂）治痈疮疖肿及烫伤等。⑤用于虚热所致的唾血及妇女崩漏中的虚热崩漏证（崩漏，指不在行经期间，阴道内大量出血，或持续出血、淋沥不断的病症，如出血量多而来势急剧的，叫"血崩"，或叫"崩中"；出血量较少，但持续不断的，称为"漏下"。虚热崩漏证，指阴虚而冲任受热引起出血，证见出血淋沥不绝，色鲜红，心烦不眠或午后潮热等）。⑥（整粒陈小麦30～60克，煎汤服）用于虚汗不止。

| 忌 | ①忌与汉椒、萝卜同食。②湿热病人不宜食。

红小豆　别名赤小豆、赤豆、红豆、小红绿豆、朱赤豆、朱小豆。味甘酸，性平。

| 宜 | ①用于水肿病中阳水类风水泛滥、湿热壅盛两证及阴水类脾阳不振证（风水泛滥为水气内停、风邪外袭、风水相搏所致，证见目睑浮肿，继则四肢及全身皆肿，来势迅速，肢节酸重，小便不利，多有恶寒、恶风、发热等证，或咳嗽而喘，舌苔薄白，脉浮紧。湿热壅盛见小米条，脾阳不振见籼米条）。②用于黄疸病中阳黄类热重于湿证（见玉米条）。③用于泄泻病中的热泻证（热泻，因热迫大肠而引起，亦名"火泻"。主要症状有泻下黄白如糜，或带黏腻，气味臭，肠鸣腹痛，痛一阵泻一阵，泻后

仍有后重感，肛门灼热，小便短赤，口渴，苔黄，脉数等）。④用于痢疾中的湿热痢（见小米条）。⑤用于脚气病中的干脚气证和湿脚气证（见薏苡米条）。⑥用于痈疽肿毒（见小米条）。⑦用于肠痈病。⑧用于热病津伤烦渴及妇女产后乳汁不下等。

忌 本品性平偏凉，脾胃虚寒者食之宜慎。

黄豆 别名黄大豆。味甘，性平。

宜 ①用于脾胃气滞，胃失和降所致之证。②用于肠失濡润，涩而不滑所致的大便秘结。③用于水肿病中阴水类脾阳不振证（见籼米条）。④用于小儿疳证中的疳积证（疳证指全身虚弱羸瘦，面黄发枯等小儿常见的慢性病证，包括"疳气""疳积""干疳"等。疳积为疳之较重者，形体明显消瘦，肚腹膨胀，甚则青筋暴露，面色萎黄无华，毛发稀黄结穗，精神不振或易烦躁激动，睡眠不宁或伴有揉眉挖鼻、咬指磨牙等动作异常，食欲减退，或多吃多便）。⑤用于痢疾病中的久痢证（见粳米条）。⑥用于妇女产后乳汁不多或不下。⑦研米外敷可止刀伤出血，亦可拔疔毒，泡胀捣汁外涂治痈疽疮肿（疔毒又称"疔疮"，外科常见病之一，因其坚硬而根深，形如钉状，故名，多因火热之毒蓄结所致。临床表现为初起形如粟粒，上有白色脓头，形虽小而根深，肿硬如钉着骨，疼痛剧烈，来势甚凶，易扩散。痈疽见小米条）。

忌 ①本品炒熟多食，易使气壅塞，而致脘腹胀满、矢气。②易使人觉身体沉重。③易使人面黄生疮疥。

绿豆 别名青小豆。味甘，性凉。

宜 ①研粉以蜜水调敷患处或水煎内服，用于里热壅盛或湿毒所致痈疮疖肿、丹毒、疔毒、斑疹、痄腮等（斑疹，点大成片，色红或紫，抚之不碍手的叫作"斑"；形如粟米，色红或紫或高出于皮肤之上，抚之碍手或不高出皮肤抚之无碍手之感的叫作"疹"。痄腮又名"腮肿"，或叫作"含腮疮"，是感受温毒病邪后，肠胃积热与肝胆郁火壅阻于少阳经络所致，冬、春季常见流行，以学龄儿童发病较多。主要症状为一侧或先后在两侧腮腺部位肿胀，边缘不清，按之有柔韧感，并有疼痛和压痛，本病即流行性腮腺炎。痈疖丹毒见小米条）。②解酒毒、烟毒、煤毒、金石丹、火药毒，以生豆捣末和豆浆两碗调服，配甘草煎服，还解乌头毒。③用于夏季炎热气候中因伤于暑邪所致之证，煎汤服可预防中暑。④用于水肿病中阳水类湿热寒盛证（见小米条）。⑤用于泄泻中的暑泻证（暑泻，是热泻的一种，因感受暑热之邪而引起。主要症状为泻下如注，或泻出稠黏，烦渴，尿赤，自汗，"面垢"，脉濡数等）。⑥用于痢疾病中的湿热痢（见小米条）。⑦用于妇女产后感染邪毒，而见高热寒颤，小腹疼痛拒按，恶露量多或少、色紫黯如败酱，有臭气，烦躁口渴，尿少色黄，大便燥结、舌红苔黄，脉数有力。⑧作枕有清热明目之功。

忌 ①本品性寒凉，易伤脾胃之阳而致泻，故脾胃虚寒滑泄者忌食。②本品味甘，甘缓解毒，亦解药力，故服药后不可食。

白扁豆 别名扁豆、南扁豆、蛾眉豆、眉豆、羊眼豆、茶豆、小刀豆、藤豆。味甘，性平（生品性微寒）。

宜 ①用于中焦脾胃升降失和所致之证（见粳米条）。②用于脾虚湿困所致饮食减少，胃脘满闷，大便泄泻，甚或恶心欲吐，口黏不渴或渴喜热饮，肢体困倦或水肿，小便不利等。③用于感受暑热之邪以后，邪阻肠胃所致恶寒发热，心烦，口渴，腹痛水泻，小便短赤，恶心呕吐，头重眩晕等症。④用于妇女白带因脾虚者。⑤可解酒毒及河豚毒。

忌 ①感冒恶寒发热者，不可食，常人不可多食。②本品含有一种毒蛋白，其荚上有一种溶血素，此二者须高温方能破坏，若加热不够食后可发生恶心、呕吐、腹痛、头晕等中毒症状，故食之要充分做熟。

黑豆 别名黑大豆、乌豆、冬豆子。味甘，性平。

宜 ①用于热毒壅盛所致痈疽疮肿、丹毒、赤风等（痈疽、丹毒见小米条）。②用于脚气病中的湿脚气证（见薏苡仁条）。③用于水肿病中阳水类水湿浸渍证、阴水类肾阳衰弱证（水湿浸渍为水湿之邪浸渍肌肤壅阻不行所致，证见肢体浮肿，按之没指，腹部胀满，小便短少，身体重而困倦，舌苔白腻，脉沉缓。肾阳衰弱为肾阳衰微，水湿内盛，膀胱气化不利所致，证见面浮，腰以下肿甚，按之凹陷不起，下阴冷湿，腰痛酸重，尿量减少，四肢厥冷，怯寒神倦，面色灰暗，舌质胖，色淡苔白，脉沉细、尺弱）。④用于风热感冒，证见发热微恶风寒，口渴或鼻塞不通，流黄浊涕，目赤咽痛等。⑤用于血行失畅、瘀血阻滞所致的胸、腹、背、腰等部位疼痛，肢体不遂，疮痈肿痛，妇女月经不调、痛经、闭经、难产、产后腹痛及跌打损伤疼痛等（疼痛特点是疼如针刺或刀割，疼处固定）。⑥用于肾阴不足所致腰膝酸痛，眩晕耳鸣，失眠多梦，男子阳强易举，遗精，妇女经少经闭，或见崩漏，形体消瘦，潮热盗汗，五心烦热，咽干颧红，溲黄便干，舌红少津，脉细数等。⑦用于黄疸病中阳黄类湿重于热症（湿重于热为湿重热伏，热为湿困所致。证见身目色黄，但不如热重者鲜明，头重身困，胸脘痞满，食欲减退，腹胀便溏，苔多厚腻微黄，脉象濡缓）。⑧用于肾气不固所致的遗尿证（临床表现为面白神疲，听力减退，腰膝酸软，小便频数而清，或尿后余沥不尽，或遗尿，或小便失禁，或夜尿频多）。

| 忌 | ①本品多食伤脾，使人腹胀，故脾虚便溏者忌食。②本品质滑，多食滑肠，故常人不可多食。

豇豆 别名羊角、角豆、腰豆、长豆、裙带豆。味甘，性平。

| 宜 | ①用于中气不足所致之证（见粳米条）。②用于肾精不足所致小儿发育迟缓，身材矮小，智力和动作迟钝，囟门迟闭，骨骼痿软，男子精少不育，女子经闭不孕，性机能减退，成人早衰，发脱齿摇，耳鸣耳聋，健忘恍惚，目暗不明，动作迟缓，足痿无力，精神呆滞等。③用于营卫不调所致的表虚自汗，汗出身热或无热等。④鲜品捣碎外敷可治蛇咬伤。

| 忌 | 本品味甘、性偏涩，故气滞便秘者不可食。

• 蔬菜类 •

冬瓜 别名白瓜、水芝、枕瓜。味甘淡，性凉。

| 宜 | ①用于水肿病中阳水类的湿热壅盛证（见小米条）。②用于泄泻病中的暑泻证（见绿豆条）。③用于痢疾病中的湿热痢（见小米条）。④用于咳嗽中的燥热咳嗽（燥热咳嗽，为燥热伤肺，肺气不利所致的咳嗽，证见干咳无痰，或痰如线粉不易咯出，鼻燥咽干，咳甚则胸痛，或有形寒、身热等表证，舌尖红，苔薄黄，脉小而数）。⑤用于痰哮中的热哮症（痰哮，又称痰吼，是一种发作性的痰鸣气喘疾患。以呼吸急促，喉间有哮鸣声为主证，为痰气交阻闭塞气道，肺失清肃所致，因其见证有寒热之不同，故有冷哮与热哮的区别：热哮症为痰热交阻，肺失肃降所致，证见呼吸急促，喉中有哮鸣声，胸高，气粗息促，咳呛阵作，痰浊稠黄胶黏，排吐不利，烦闷不安，面赤自汗，口渴喜饮，舌质红，苔黄腻，脉

滑数，或兼头痛、发热、有汗等表证）。⑥用于喘证中实喘类的痰热壅肺证（喘，以呼吸急促，甚至张口抬肩为特征，是以症状为名的一种疾患。本证可分为虚实两类，其中实喘类又包括风寒束肺，痰浊壅肺，痰热壅肺；虚喘又包括肺虚、肾虚。痰热壅肺证为湿痰化热或痰与热结，上壅于肺所致，证见咳痰黄稠，喘急面红，胸中满闷，烦热口干，便秘，尿赤，苔黄腻，脉滑数等）。⑦用于小儿惊风中的急惊风（惊风是儿科常见病症之一，惊是惊厥，风是抽风。在儿童疾患中，凡因风而出现惊厥抽搐症状的，统称为惊风，分为"急惊风""慢惊风"两类。急惊风以发病迅速，高热眼红，昏迷抽搐，弓角反张，两目上视，牙关紧闭，口吐白沫，痰声漉漉等为主证。发病原因：由于外感六淫，或暴受惊恐，或痰积食滞所引起。由外感六淫引起的，初起伴有发热等；由惊恐诱发的，多不发热或发热不甚，睡中惊惕啼哭；由痰积食滞引起的，有腹胀痛，便秘或大便腥臭，呕吐嗳酸等）。⑧用于热毒内盛所致痈疽疮毒及痱子等。⑨用于胃热津伤，心烦口渴及邪热内郁于胸，心中懊侬，烦热不眠等。

忌 ①本品性寒凉，易伤人阳气，多食易出现反胃现象。②肾虚滑精者，食之易致滑精加重。③有癫疮者，食之易使疮溃。

冬瓜子 别名白瓜子、瓜子、瓜瓣、冬瓜仁、瓜犀。味甘，性凉。

宜 ①用于肺痈中的成痈期（见薏苡仁条）。②用于肠痈中的痈脓已成期（见薏苡仁条）。③用于心经火盛，移热于小肠所致小便赤涩热疼，伴见心胸烦热，口渴面赤，口舌生疮等。④用于湿热所致头面部疖疮红肿热痛，破溃后流黄水者。

忌 过食久用易伤脾胃之阳，而致大便溏稀，脘腹冷痛。

南瓜 别名麦瓜、番瓜、北瓜、饭瓜、倭瓜。味甘，性温。

宜 ①用于中气不足所致之证（见粳米条）。②用于蛔虫证。生食可以驱蛔。

忌 ①本品味甘滋腻，易助湿滞气，故气滞湿阻之病不可食。②本品性温热，故感受时令邪热邪毒所致黄疸、疟疾、痢疾、脚气等病者不可食。

黄瓜 别名胡瓜、王瓜、刺瓜。味甘，性凉。

宜 ①用于外感温热病中热扰胸膈证。②用于水肿病中阳水类的湿热壅盛证（见小米条）。③用于泄泻病中的湿泻证。④用于热毒内盛所致的痈肿疮癣（癣是侵犯人表皮毛发和指或趾甲的浅部霉菌病，是一种传染性的皮肤病，临床表现总的特点是皮损、脱屑或脱皮、瘙痒）。

忌 ①脾虚便溏者不宜食。②寒痰壅滞者不宜食。③脾胃虚寒者多食易致腹痛、吐泻。

丝瓜 别名布瓜、天罗瓜、天吊瓜、洗锅罗瓜、天罗絮、絮瓜。味甘，性凉。

宜 ①用于胃肠积热，肠燥便秘等。②用于风痰阻于头面经络所致中风、口眼歪斜。③用于血热毒盛所致的痈疽疮肿（丝瓜焙干研粉或生捣外涂可治疗乳痈）。④用于小儿蛔虫证。⑤用于妇女产后经脉淤阻所致乳汁不下或无乳。⑥用于血分有热、迫血妄行所致之证。⑦配温热食物可用于疝气中的寒疝（疝，泛指体腔内容物向外突出的病症，多伴有气痛的症状，故称为"疝气""小肠气""小肠气痛"或"盘肠气"。寒疝为一种急性腹痛的病症，由脾胃虚寒或产后血虚，复感风寒外邪结聚于腹中而致，证见脐周绞痛，冷汗，四肢厥逆，脉沉紧，甚则全身发冷，四肢麻木。见于血虚者，腹痛连及两胁，小腹挛急。寒邪侵于厥阴经者，阴囊冷痛肿硬，痛引睾丸，阴茎不举等）。

忌 本品性凉质滑，过食易致肠滑泄泻。

菜瓜 别名越瓜、生瓜、白瓜。味甘，性寒。

宜 ①用于外感温热病中热扰胸膈证。②烧灰外敷可治口疮及阴茎热疮。③生食可解酒毒。

忌 脾胃虚寒者不可食，正常人不可多食。

苦瓜 别名锦荔枝、癞葡萄、红姑娘、凉瓜、癞瓜。味苦，性寒。

宜 ①用于夏季伤于暑邪所致之证。②用于外感温热病热在肺胃证（临床表现为身热，烦闷，自汗，喘急，口渴引饮，脉数，苔黄燥等）。③用于心肝火盛，心胸烦热，头晕胀痛，夜寐多梦，面赤口苦，目赤肿痛等。④用于风热上扰所致目昏或目赤肿痛，羞明多泪等。⑤用于痢疾病中的暑痢证（暑痢指因夏天感受暑热，内夹积滞，伤于肠胃所致，有腹中绞痛，下痢赤白，发热，"面垢"，汗出，呕逆烦渴多饮，小便不利等症状）。⑥用于痈疔疮毒、丹毒、恶疮绪毒等（分别见小米、黄豆等条）。

| 忌 | 脾胃虚寒者忌食，常人亦不可多食。

西红柿　别名番茄、番李子、金橘。味甘酸，性微寒。

| 宜 | ①用于热病津伤或夏伤暑邪而见烦热口渴，食欲不振等。②用于伤食证。③用于肥胖证。

茄子　别名落苏、草鳖甲、矮瓜。味甘，性凉。

| 宜 | ①烧炭以米汤冲服治肠风便血不止及痔疮出血等（肠风便血，因风热客于肠胃或湿热蕴积肠胃，久而损伤阴络，致大便时出血，故名。临床表现为大便前出血如注，血色鲜红，肛门无肿痛，舌红，脉数等）。②用于瘰疬、疟疾、症瘕积聚疝气等。③鲜茄子捣泥或焙干研末外敷治疮痈红肿，皮肤溃疡，烂脚，冻疮等症（冻疮，因受冷冻，使局部血脉凝滞而致皮肤损伤，多发于手足和耳郭等暴露部位，患处先呈苍白，渐成紫红斑片，自觉灼痛，瘙痒或麻木，轻者可经十余日消散，重者可溃烂成疮，且较难愈合）。④用于妇女乳裂。以秋天茄子开口者阴干，烧存性，研末水调外涂。

| 忌 | ①本品性寒凉，多食易伤人阳气，故脾肾虚者不可多食。②本品多食易损人动气，易发疮痈，易使旧病复发。

辣椒　别名番椒、秦椒、辣茄、海椒、辣角。味辛、性热。

| 宜 | ①用于伤食证。②用于胃口不开，食少纳呆，口淡无味等。③用于脾胃阳虚，寒自内生所致之证（见籼米条）。④用于风寒感冒，外邪袭表所致恶寒发热，无汗头痛，四肢酸痛，鼻塞流清涕，喉痒，咳嗽等。⑤用于痰湿阻肺所致咳嗽气喘，绵延壅盛，痰白而稀，容易咯出，胸脯满闷，舌苔白腻或白滑，脉濡缓及痰湿阻于经络所致肢体麻木等。⑥用于痢疾病中的寒

湿痢（寒湿痢，为痢疾证候类型之一，因脾胃阳虚，湿浊内阻所致。有下痢白色稀脓，或如鱼脑，脘腹痞胀，腹痛绵绵而后坠，无热，神疲，不渴，纳呆，小便清白或微黄，舌淡，脉缓或迟等症）。⑦用辣椒煎水熏洗可治疗冻疮、疥疮等（疥疮，多生于手指，尤以指缝为最，刺痒难忍，其发病是由于疥虫潜隐皮肤，辗转攻行，引致患部发痒钻刺，甚则传遍肢体，另有因抓搔破皮而继发化脓感染者。冻疮见茄子条）。⑧可解鱼虾、动物脏气等腥臭食物之毒。

| 忌 | ①本品味辛大热，易伤阴助火，故阴虚火旺，咳嗽，咽痛，眼病患者，均忌食。②不可多食，多食动火，易使人眩晕。③不可久食，久食易使人内火盛而致痔疮发作，齿痛，咽肿。

大白菜　别名黄菜、白菜、黄芽菜、黄矮菜，结球白菜。味甘，性微寒。

| 宜 | ①用于胃阴不足所致胃脘隐痛，饥不欲食，口燥咽干，大便干结，或脘痞不舒，或干呕呃逆，舌红少津，脉细数等。②用于水肿病中阳水类的湿热壅盛证（见小米条）。③用于淋证中的热淋（见高粱米条）。
| 忌 | ①本品性偏寒凉，故胃寒腹痛者，不可多食。②本品质寒滑，故肠滑不固、大便泄泻者不可多食。

芹菜　别名旱芹、香芹、捕芹、药芹。味甘苦，性凉。

| 宜 | ①用于胃热所致之证（见小米条）。②用于风热感冒。③用于中风，半身不遂，口齿不利，言语不清等。④用于咳嗽中的燥热咳嗽证（见冬瓜条）。⑤用于肝阳上亢所致眩晕耳鸣，头目胀痛，面红目赤，急躁易怒，心悸健忘，失眠多梦，腰膝酸软，头重足飘，舌红，脉弦有力或弦细数。⑥鲜芹菜捣烂外敷可治痈肿疮毒。
| 忌 | ①本品性凉质滑，故脾胃虚寒、肠滑不固者食之宜慎。②不可与醋同食，同食损齿。③红色者不能食用。

菠菜　别名菠棱、菠棱菜、赤根菜、波斯草。味甘，性凉。

| 宜 | ①用于血虚所致之证（证见面白无华或萎黄，唇色淡白，爪甲苍白，头晕眼花，心悸失眠，手足发麻，妇女经血量少色淡、衍期甚或闭经，舌

淡苔白，脉细无力）。②用于血行失畅，瘀血阻滞所致之证（见黑豆条）。③用于瘀血阻滞经脉，新血不能归经所致的吐血、咯血、衄血、尿血、便血，妇女月经过多、崩漏下血等。④用于阴亏血虚、肠失濡润所致的大便秘结及痔疮者。⑤用于中焦脾胃升降失和所致之证（见粳米条）。⑥用于气滞血淤所致胸膈满闷，脘腹痞塞疼痛等。⑦用于热病津伤，咽干口渴等。

|忌| ①本品性寒凉，质滑利，故脾胃虚寒，肠滑不固，大便泻泄者不可食。②不可多食，多食发疮。

油菜 别名芸苔、胡菜、台菜。味辛，性凉。

|宜| ①用于血淤较重已成积块所致之证。②用于痢疾病中的血痢证。③用于瘭疽（瘭疽，指体表的一种急性脓性感染，随处可生，尤多见于指端腹面，其症初见皮肉中忽生红色硬肿，小如粟豆，大如梅李，渐次变黑，疼痛剧烈，溃后脓如豆汁，久则腐烂筋骨。一名"蛇瘭"）。④用于痘疮。

|忌| ①腰、脚、口、齿、眼目等病患者不可食。②妇女产后，麻疹后不可食。③患痈疽疮疥，患感冒，患狐臭者忌食。

韭菜 别名草钟乳、起阳草、长生韭、壮阳草、扁菜。味辛，性温。

|宜| ①用于脾胃阳虚，寒自内生所致之证（见籼米条）。②用于中焦虚寒，胃气上逆所致呃逆。③用于痢疾中的寒湿痢（见辣椒条）。④用于脾阳不振所致虚寒腹痛（证见腹痛绵绵，饥饿及疲劳时更甚，时作时止，喜热恶冷，痛时喜按，大便或溏，兼有神疲、气短、怯寒等证，舌苔淡白，脉沉细）。⑤用于肾阳不足所致之证。熟食有温肾散寒，补虚壮阳的作用。⑥用于胸阳不展，复受寒邪所致胸痹。⑦用于反胃及噎膈中的气虚阳微型（噎膈，吞咽有梗阻的感觉谓之"噎"，胸膈阻塞，饮食不下谓之"膈"。噎常是膈的前期症状，但多合称为"噎膈"。可见于胃癌、食道癌、食道狭窄和食道痉挛等病变。临床分三种类型：a. 痰气交阻。症见吞咽梗阻，胸膈痞满隐痛，大便艰涩，口干咽燥。b. 瘀血内结。症见胸膈疼痛，痛如锥刺，食入而复吐出，甚则水饮难下，大便坚如羊粪，或呕吐痰涎紫血，大便干黑。c. 气虚阳微。症见饮食不下，面色㿠白，形寒气短，泛吐清涎，面浮足肿，腹胀。反胃，食后脘腹胀满，朝食暮吐，或暮食朝吐，吐出不消化的食物，神疲乏力，舌

淡，脉细无力，主要是脾胃虚寒所致）。⑧绞汁服，用于外感音哑；捣烂外敷用于疯狗咬伤，蛇蝎等毒虫咬伤及恶疮。⑨用于痃癖证（痃癖，为古病名。"痃"与"癖"是两种证候，但习惯上通称为"痃癖"。"痃"是形容脐的两旁有条状筋块杠起，状如弓弦，大小不一，或痛或不痛；"癖"是指潜匿于两胁之间的积块，平时寻摸不见，痛时摸之才觉有物，前人分为食癖、饮癖、寒癖、痰癖、血癖等多种，其病因多由于饮食失节，脾胃受伤，寒痰结聚，气血搏结而成）。

忌｜①本品辛温燥热，易化火伤阴，故阴虚火旺者、疮疡肿毒者、目疾者不可食。②酒后及热病后不可食。③生品不可食。④不可与蜂蜜同食。

刺菜　别名小蓟、刺蓟菜、刺刺菜、荠荠毛、千针草、枪刀菜。味甘苦，性微寒。

宜｜①鲜品煮汤、生食或绞汁服，有凉血化瘀、止血的作用，可用于治血热妄行兼有瘀滞的吐血、衄血、尿血、血淋、便血、血痢、崩漏及外伤出血等出血症。②鲜品捣烂外敷，治一切疔疮痈疽肿毒，外伤瘀血肿痛等。

忌｜①本品性偏寒凉，易伤人阳气，故脾胃虚寒者不可食，脾胃虚弱、食欲不振者不可食。②本品味苦，破泄、出血而无淤滞者不可食。③本品苦寒清泻，伤血伤气，故气血虚者食之宜慎。④忌犯铁器。

苦菜　别名败酱、苦苣、苣荬菜、取麻菜、苣菜。味微苦甘，性微寒。

宜｜①用于热毒内蕴所致内痈外痈（见小米条、薏苡仁条）。②用于血痢、疥疮（见辣椒条）、癣疮（见黄瓜条）、疽疮、丹毒（见小米条）、痔疮（见茄子条）等。③用于血行失畅，瘀血阻及血瘀较重，已成积块所致之证。④用于血热妄行兼有瘀滞的出血证（见刺菜条）。⑤用于风赤疮痍，眼睑皮肤红赤，或有红斑、丘疹水泡及糜烂等。⑥用于耳内红肿焮热，鼓膜溃破，耳道出黄色脓水伴耳突疼痛，听力减退，周身发热，脉弦滑数等。

忌｜本品性寒凉，易伤人阳气，故凡脾胃虚弱及一切虚寒下脱之证，均不宜食用。

荠菜 别名护生草、鸡心菜、净肠菜、地地菜、香田荠。味甘，性平凉。

宜 ①用于血分有热，迫血妄行所致的出血证。②用于肝经风热或肝火上炎所致的目赤肿痛、多泪羞明、头昏头痛等。③用鲜品捣烂外敷可治痈疽疮疔等。

香菜 别名芫荽、胡荽、胡菜。味辛，性温。

宜 ①用于中焦脾胃不和所致之证（见粳米条）。②用于风寒感冒初起，微热无汗或麻疹初起透发不畅等。

忌 ①本品性温燥，壅滞非风寒外束者不可食。②不可久食，久食使人健忘，使旧病复发，使虚寒患者脚弱无力，使精神受损，使人头昏目眩。③气虚者、金疮者不可食。④服补药者不可食。

香椿 别名椿芽、春尖叶。味苦，性平。

宜 ①用于胃口不开，食少纳呆，口淡无味等。②用于痢疾病中的湿热痢（见小米条）。③生捣外敷可用于疔疮、疥疮、风疽、漆疮、油风等证（风疽，由湿热阻滞肌肤或留于血脉而成，生于胫部、足腕处，痒痛相兼，破流黄水，缠绵难愈，甚则焮肿，疮面有钻眼，腹股沟淋巴结肿大，伴发寒热，即慢性湿疹。油风，是头皮部突然发生斑状秃发，现代医学称为斑秃。本病常突然发生，多无自觉症状，初为孤立局限性圆形或椭圆形斑状脱发，头皮光亮，边界清楚，毛囊口也清楚可见，继续发展，则损害的数目范围均可增多、扩大，严重者可累及全头部，以致头发大部或全部脱落，甚至累及全身毛发，包括眉毛、胡须、腋毛、阴毛等都可以脱落）。

忌 ①多食伤人血气，使人神昏。②久患病者不宜食。

大蒜 别名葫蒜、独蒜、蒜头。味辛，性温。

宜 ①用于脾胃阳虚，寒自内生所致之证（见籼米条）。②用于伤食证。③用于瘀血较重已成积块之证。④用于小儿蛔虫证以及蛲虫病和钩虫病。⑤用于痹证中的风痹、湿痹和寒痹（风痹见高粱米条，湿痹见薏苡米条。

寒痹，为肢体关节疼痛，痛有定处，疼痛较剧，宛如锥刺，得热痛减，遇寒痛增，关节不可屈伸，局部皮色不红，触之不热，舌苔白，脉弦紧）。⑥用于疟疾病中的瘴疟（见冬瓜条）及痢疾病中的寒湿痢（见辣椒条）。⑦捣泥外敷可治一切痈疽肿毒。

| 忌 | ①本品辛温燥热，易化火伤阴，波及五脏，故肺胃有热、肝肾有火者及眼病、口齿喉舌病、时行热病后者，均不宜食。②本品辛燥，易伤人气血，故气血虚弱者，宜少食。

大葱　别名葱、和事草、芤、菜伯、火葱。味辛，性温。

| 宜 | ①用于感冒风寒初起，发热，恶寒，头痛，鼻塞等。②用于水肿病中阳水的风水泛滥证（见赤小豆）。③用于痰浊阴寒闭阻，阳气不通所致的眩晕，胸膈闷满，鼻塞，喉痹，心腹疼痛，乳汁不通，大小便不利等。④本品煎汁，可杀蛔虫、蛲虫，鲜品捣泥外敷治疗疔疮恶毒，跌打损伤。

| 忌 | ①本品辛温性升散，故表虚多汗者不可食。②久食伤人正气，可使人健忘，致病久难治愈。③可使狐臭的患者病情加重。

洋葱　别名圆葱、葱头、球葱、玉葱。味甘辛，性平。

| 宜 | ①用于水肿病中阴水类脾阳不振证（见籼米条）。②鲜品捣烂外敷可治疗创伤、溃疡及妇女外阴瘙痒，白带量多属湿热下注者（见荞麦条）。③能降血脂、降血压、降血糖。

山药　别名山芋、玉延、王芋、山板术。味甘，性平。

| 宜 | ①用于中气不足所致之证（见粳米条）。②用于肾气虚所致之证（见小米条）。③用于肾气不固所致之证（肾气不固，为面白神疲，视力、听力减退，腰膝酸软，小便频数而清，或尿后余沥不尽，或遗尿，或小便失禁，或夜尿频多，男子滑精早泄或尿下血浊，女子带下清稀，或胎动易滑，舌淡苔白，脉沉弱）。④用于肺肾两虚所致咳嗽痰少，或痰中带血，口燥咽干，或声音嘶哑，形体消瘦，皮毛不荣，腰膝酸软，骨蒸潮热，颧红盗汗，男子遗精，女子月经不调，舌红少苔，脉细数。⑤用于久泄

久痢（见粳米条）。

| 忌 | 感冒、温热、实邪及肠胃积滞者忌用。

红薯　别名朱薯、甘薯、红山药、金薯、地瓜、红苕、白薯。味甘、性平。

| 宜 | ①熟食用于中气不足所致之证（见粳米条）。②熟食用于大便涩滞不通等。③生食用于热病伤津，烦热口渴等。④生食用于血热妄行兼有淤滞的出血证（见刺儿菜条）。

| 忌 | ①本品甘平滋腻有滞气、壅气之弊，故中满者不宜多食。②本品善补、易留邪，故时疫、疟痢、肿胀等属邪犯人体所致之证，不可食。

芋头　别名芋、芋魁、芋根、土芝、芋艿。味甘辛，性平。

| 宜 | ①用于中气不足所致之证（见粳米条）。②用于肝肾两虚，精血不足所致之证（证见眩晕耳鸣，面白无华，爪甲不荣，夜寐多梦，视力减退或成雀盲，或见肢体麻木，关节拘急不利，手足震颤。妇女常见月经量少，色淡甚则经闭，舌淡苔白，脉弦细。小儿发育迟缓，身材矮小，智力和动作迟钝，囟门迟闭，骨骼痿软。男子精少不育，女子经闭不孕，性机能减退。成人早衰，发脱齿摇，健忘恍惚，动作迟缓，足痿无力，精神呆钝等）。③用于血淤已成积块所致之证。

| 忌 | ①本品甘平滋腻，影响脾的运化和气的运行，故不可多食。②生品有毒。

土豆　别名马铃薯、洋芋、山药蛋、洋番薯、山洋芋。味甘，性平。

| 宜 | ①用于中气不足所致之证（见粳米条）。②研汁外涂可治痄腮及水火烫伤（痄腮见绿豆条）。

| 忌 | 发芽和皮色变绿、变紫的土豆不能食。

萝卜　别名莱菔、芦菔、萝菔、温松、土酥。生者味辛甘、性凉，熟者性温，味甘。

| 宜 | ①用于三焦气滞所致胸膈痞闷，善太息，两胁或小腹胀痛及肺气上逆所

致咳喘、痰多、气急，胃气上逆呕吐，呃逆嗳气，胸膈满痛，脘腹胀闷不适等。②用于伤食证（见大麦条）及痃癖证（见韭菜条）。③用于肺痿虚热型（肺痿，指肺叶萎弱不用，以咳吐浊唾涎沫为主证。肺痿虚热型为肺阴不足，虚火内炽所致咳吐浊唾涎沫，其质稠黏，咳声不扬，气急喘促，口咽燥渴，形体消瘦，皮毛干枯，甚则吐血，舌干红，脉虚数）。④用于痰热阻肺咳嗽（见小白菜条）。⑤用于消渴证中上消偏热者。⑥用于血行失畅，瘀血阻滞所致之证（见黑豆条）。⑦生食善解酒毒。

忌 ①吃人参、西洋参、地黄、首乌之时忌吃萝卜。②生品性偏寒凉，易伤人之阳气，故脾胃虚寒、脘腹冷痛者，食之宜慎。

胡萝卜 别名黄萝卜、丁香萝卜、金笋。味甘，性平。

宜 ①用于三焦气滞及肺胃之气上逆所致之证（见萝卜条）。②用于中气不足所致之证（见粳米条）。③用于肾阳不足所致之证。④用于痹证中的寒痹和湿痹（分别见于大蒜、薏苡米等条）。⑤用于妇女白带因脾虚者（见荞麦条）。⑥水煎常饮可解麻疹水痘之毒（麻疹，是由外感麻毒引起的呼吸道传染病，临床以发热，咳嗽，鼻塞流涕，泪水汪汪，满身布发红疹为特征。因疹点如麻粒大，故名"麻疹"）。

忌 本品煮熟烂后纯甘滋腻，易留滞留邪，故食积停滞而非脾虚所致者，不宜食。

竹笋 别名毛笋、茅竹笋。味甘，性寒。

宜 ①用于痰热阻肺咳嗽（见小白菜条）。②用于伤食证（见大麦条）。③用于阴血不足所致头晕眼花，心悸失眠，手足麻木，两目干涩，五心烦热，两颧发红，潮热盗汗，干咳无痰，腰膝酸软，手足蠕动等。④用于麻疹、水痘因血热毒盛而透发不畅者。

忌 本品性寒滑利，易滑大肠而伤脾，故脾胃虚、大便溏薄者，忌食。

生姜 别名鲜姜、姜。味辛，性温。

宜 ①用于风寒表证初起，恶风寒发热，头痛，身痛，鼻塞流涕，喷嚏等。

②用于胃气上逆，呕吐清水或痰涎，不思饮食等。③用于风寒咳嗽，咳痰清稀量多等。

| 忌 | ①本品味辛性温，食之易化火伤阴，故阴虚内热者不宜食。②风热目疾，虚热咳嗽，自汗盗汗，痔疮下血者不宜食。③痈疽热疮，目疾者不宜多食。

藕　别名光旁、莲藕、莲根。生者味甘，性寒，熟者味甘，性温。

| 宜 | ①生藕。a. 用于血热妄行兼有淤滞的出血证（见刺菜条）。b. 用于血行失畅，瘀血阻滞所致之证（见黑豆条）。c. 用于胃热所致之证（见小米条）。d. 用于霍乱中的热霍乱（热霍乱，为暑湿秽浊，内热炽盛，郁遏中焦所致，证见吐泻骤作，头痛，发热，口渴，脘闷心烦，小便黄赤，吐下皆有腐臭味，腹中绞痛，舌苔黄腻，脉象濡数）。e. 用于夏季炎热气温中因伤于暑邪所致之证。f. 用于饮酒过量所致头晕，头胀，烦热，咽燥口渴，恶心呕吐等。②熟藕。a. 用于脾失健运所致之证（脾失健运，指脾运化功能失常的病理现象。脾主运化水谷精微和水湿，如脾阳虚则失却正常功能，可出现腹胀纳呆、肠鸣、泄泻等消化不良症状，久则面黄肌瘦，四肢无力，或因水湿困阻，成痰成饮，四肢浮肿）。b. 用于心血虚所致心悸怔忡，失眠多梦，眩晕健忘，面色淡白无华，或萎黄，口唇色淡，舌色淡白，脉象细弱等症。c. 用于泄泻中的久泄（见粳米条）。

木耳　别名黑木耳、树鸡、木蛾、云耳。味甘，性平。

| 宜 | ①用于血热妄行兼有瘀滞的出血证（见刺菜条）。②用于跌打、闪扑损伤所致瘀血作痛。③用于中气不足所致之证（见粳米条）。④用于肠涩不滑，大便秘结。

| 忌 | ①本品性平偏寒，质润而滑，阴虚肠滑、大便稀薄者，食之宜慎。②肾阳不足、肾精衰少者，食之宜慎。

银耳　别名白木耳、白耳子。味甘淡，性平。

| 宜 | ①用于肺阴不足所致咳嗽无痰，或痰少而黏，口咽干燥，形体消瘦，午

后潮热，五心烦热，盗汗，颧红，甚则痰中带血，声音嘶哑，舌红少津，脉细数。②用于邪热壅肺所致咳嗽（证见咳痰稠色黄，气喘息粗，壮热口渴，烦躁不安，甚则鼻翼翕动，衄血咯血，或胸痛咳吐脓血腥臭痰，大便干结，小便短赤，舌红苔黄，脉滑数）。③用于胃阴不足所致之证（见大白菜条）。④用于肾阴不足所致之证（见黑豆条）。⑤用于肺痈初期。⑥用于肺痿虚热型（见萝卜条）。⑦用于肠燥便秘，肠热便血等。⑧用于喉痹中的阴虚喉痹（喉痹，是咽喉局部气血痰滞痹阻的病理变化。凡咽喉肿痛诸病，感到阻塞不利，吞咽不爽甚至吞咽难下的，均属喉痹范围。阴虚喉痹是由阴亏火旺，虚火上炎所致，主要症状是患部潮红，呈慢性充血，咽部不适，似常有痰而又不易咳出，吞咽欠爽，有的伴有其他阴虚症状。本病与慢性咽炎一类病症相似）。

| 忌 | 本品甘平，偏于滋腻，且易留邪，故外感风寒咳嗽者，食之宜慎。

蘑菇　别名鸡足蘑菇、蘑菇蕈、肉蕈、白蘑。味甘，性凉。

| 宜 | ①用于中气不足所致之证（见粳米条）。②用于泄泻中的湿泻（见籼米条）。③用于呕吐中的痰饮内阻呕吐（呕吐是一个症状，由于胃失和降，气逆于上所引起，所以任何病变，有损于胃，皆可发生呕吐。痰饮内阻，因脾不运化，痰饮内停，胃气不降所致。证见呕吐多属清水痰涎，脘闷不食，头眩心悸，苔白腻，脉滑）。④用于气与痰阻滞中脘所致的脘腹胀闷，恶心，呕吐，嗳气纳呆等。

| 忌 | 本品过食易动气发病，故不可多食。

海带　别名海昆布、昆布、纶布。味咸，性寒。

| 宜 | ①用于瘰疬（见荞麦条）及瘿瘤（瘿，又叫"瘿气"，俗称大脖子，属甲状腺肿大的一类疾病，多因为郁怒忧思过度，肝失条达，痰气凝结于颈部，或与生活地区及饮水有关。根据其形状和性质的不同，分为"肉瘿""筋瘿""血瘿""气瘿""石瘿"五种）。②用于疝气中的癩茄（癩疝，古病名，证见睾丸肿大坚硬，重坠胀痛或麻木，不知痛痒及妇女少腹肿的病症）。③用于臌胀中气臌证（臌胀，即鼓胀，是以腹部胀大如鼓，皮色萎黄，脉络暴露为特征的病症，气臌为臌胀类型之一。因于脾虚气滞者，症见胸腹胀满不适，按之仍觉柔软，伴有气逆、嗳气等症状；因于七情郁结者，气机壅塞者，症见腹大，青筋显露，肤色苍黄，四肢消瘦

等）。④用于水肿病中阳水类水湿浸渍证（见黑豆条）。

|忌| ①本品为寒下行消之品，形体消瘦者不可久食。②孕妇及胃虚纳少者不可食。

·畜禽兽类·

猪肉　别名豨肉、豚肉、彘肉。味甘咸，性平。

|宜| ①用于肾阴不足所致之证（见黑豆条）。②用于肾阳不足所致之证。③用于肝阴虚所致之证。④用于肺阴不足所致之证（见白木耳条）。⑤用于消渴病中的上消证和中消证（分别见于大麦、小麦等条）。

|忌| ①本品甘咸滋腻，易助湿生痰。②不可与中药巴豆、乌梅、大黄、桔梗、黄连、胡黄连、苍耳子、吴茱萸等同食。③外感风寒初期、病初愈者，不宜食。

牛肉　别名黄牛肉、水牛肉。味甘，性平。

|宜| ①用于肝肾两虚，筋骨失养所致之证（见粳米条）。②用于中气不足所致之证（见粳米条）。③用于血虚证（见菠菜条）及血虚胎动不安。

羊肉　别名山羊肉、绵羊肉。味甘，性温。

|宜| ①用于脾胃阳虚，寒自内生所致之证（见粳米条）。②用于中气不足所致之证（见粳米条）。③用于肝肾两虚，精血不足所致之证（见芋头条）。④用于肾阳不足所致之证。⑤用于疝气中的寒疝。⑥用于妇女产后血虚腹痛（证见产后小腹隐隐作痛，喜按，恶露量少色淡，头晕耳鸣，大便干燥，舌质淡红，苔薄，脉虚细。若血虚兼寒，则证见面色青白，腹痛得热则减，手足逆冷，脉细而迟）。⑦用于反胃证（见韭菜条）。

|忌| ①本品甘温滋腻，易留邪化火，故有外感时邪或宿热痰火者忌食。②不可与半夏、菖蒲同食。

兔肉　别名家兔肉、山兔肉、跳猫肉。味甘，性凉。

宜　①用于中气不足所致之证（见粳米条）。②用于痹证中的湿热痹证（证见关节红肿热痛，重着，屈伸不利，肌肤麻木，疼痛固定，筋脉拘挛，伴发热，恶风，头沉，胸闷等）。③用于胃热所致呕吐、呃逆及肠燥便秘等。④用于血分有热，迫血妄行所致之证。⑤用于血分热毒所致痈疽疮肿等（见小米条）。

忌　本品寒凉通利，脾虚便溏者食之宜慎。

鸡肉　别名家鸡肉、烛夜肉。味甘，性温。

宜　①用于中气不足所致之证（见粳米条）。②用于脾肾阳虚，寒自内生所致之证（见籼米条）。③用于妇女崩漏下血（见小麦条）。④用于妇女赤白带下（赤带，指妇女从阴道淋沥不断地流出色红而黏浊、似血非血的分泌物，如流出的是纯赤色分泌物，则属"经漏"，而杂有白色的，又称"赤白带"）。⑤用于痹证中湿痹证（见薏苡米条）。⑥用于孕妇元气不固、胎漏及冲任二脉空虚，胎动不安（胎漏，又叫"胞漏"，是妊娠后，阴道时有血样液体排出而腹不痛的病症，可由于气虚、血热、胎元不固、性生活过频等原因引起。胎动不安简称"胎动"，指胎儿频频躁动，腹中痛，并有下坠感，甚则阴道流血的病症，多由于跌仆损伤、阴虚血热或冲任二脉空虚不能固摄胎儿所致）。⑦用于肾精不足及肾阳不足所致之证。

忌　本品甘温滋腻，易助火留邪，故凡实证及外感病，邪气未清者不宜食。常人不可多食。

鸭肉　别名白鸭肉、家鸭肉、鹜、舒凫。味甘咸，性平。

宜　①用于中气不足所致之证（见粳米条）。②用于小儿急惊风（见冬瓜条）。③用于虚劳骨蒸。

忌　①本品甘平质润，多食腻味滑肠。②肠风下血者、脾阳虚者、外感病邪气未清者，不宜食。

鸽肉　别名鹁鸽肉、飞奴肉。味咸，性平。

宜　①用于肝风内动中的肝阳化风证（肿风内动，为患者出现眩晕欲仆、抽搐、震颤等具有"动摇"特点的症状。临床常见的有肝阳化风、热极生风、阴虚动风和血虚生风四种。肝阳化风证，是肝阳亢逆无制而表现动风的症候，多因肝肾之阴久亏，肝阳失潜而暴发，临床表现为眩晕欲仆，头痛而摇，项强肢颤，语言不利，手足麻木，步履不正，或猝然昏倒，不省人事，口眼㖞斜，半身不遂，舌强不语，喉中痰鸣，舌红苔白或腻，脉弦有力）。②用于肝火上炎证（肝火上炎证，是肝经气火上逆所表现出来的症候，多因情志不遂，肝郁化火，或热邪内犯等引起，临床表现为头晕胀痛，面红目赤，口苦口干，急躁易怒，不眠或噩梦纷纭，胁肋灼痛，便秘尿黄，耳鸣如潮，或耳内肿痛流脓，或吐血衄血，舌红苔黄，脉弦数）。③用于肝肾阴虚证（肝肾阴虚证是肝肾两脏阴液亏虚表现的症候，多由久病失调、房事不节、情志内伤等引起，临床表现为头晕目眩，耳鸣健忘，失眠多梦，咽干口燥，腰膝酸软，胁痛，五心烦热，颧红盗汗，男子遗精，女子经少，舌红少苔，脉细数）。④用于妇女干血劳证（干血劳，为虚劳证候之一，多见于妇女，主要症状有面目暗黑，肌肤枯干而粗糙，肌肉消瘦，骨蒸潮热，盗汗，口干颧红，易惊，头晕痛。月经涩少，或闭经，是血枯血热积久不愈，肝肾亏损，新血难生所致）。⑤用于风疹证（风疹，又称"风痧"，是小儿常见病。是一种因感染风热时邪，郁肺卫而发于肌肤的病症。临床表现为发疹前无明显症状，发疹时一般伴有轻微的咳嗽，皮疹时多在24小时内全身出齐，有痒感，二三天便消退，疹消退后皮肤无脱屑和斑痕）。⑥用于白癜风证（白癜风，又称"白驳风"，因皮肤上出现白色斑片故名。由于风邪袭表，腠理不密，气血失和而发，多见于青壮年，亦见于儿童及老人，可发于任何部位，症见大小不等之乳白色斑块，与正常皮色分界明显，周围皮色较深，斑内毛发变白，部分白斑中央有褐色斑疹或淡红色血疹，无痒痛感，经过缓慢，常经久不退）。⑦用于疥疮（见辣椒条），癣疮（见黄瓜条）及肠风下血（见茄子条）。⑧用于疟疾中的劳疟证。

忌　服药者不可食，易减药力。

鹌鹑肉　别名鹑鸟肉、赤喉鸟肉、红面鹌鹑肉。味甘，性平。

宜　①用于五脏虚劳证。②用于痢疾病中的湿热痢（见小米条）。③用于痹证中的风痹和湿痹（分别见高粱米条、薏苡米条）。④用于小儿疳积证中的疳积证（见黄豆条）。⑤用于臌胀中的气臌证（见海带条）。

·鱼类、软体类及其他·

鲤鱼　别名赤鲤鱼、赤贞鲤、拐子、鲤子。味甘，性平。

宜　①用于妇女妊娠冲任空虚胎动不安（见鸡肉条）。②用于子肿（子肿，妊娠在七八个月后，下肢轻度浮肿，无其他症状出现，是孕妇后期常有现象。若水肿逐渐加重而遍及股部、外阴或下腹部，甚至面部或肢体上部遍身都肿，同时尿量减少，体重迅速增加的，称为"子肿"，即"妊娠肿胀"，或叫"妊娠水肿"。这是晚期妊娠中毒症的一种临床表现，患者每兼肤色苍白，精神疲乏，肢冷倦怠，口淡厌食，病因主要是脾肾阳虚或气滞）。③用于妇女产后乳汁不足或乳汁不下。④用于水肿病中阳水类湿热壅盛证（见小米条）。⑤用于黄疸病中阳黄类湿重于热证（见黑豆条）。⑥用于脚气病中的湿脚气证（见薏苡米条）。⑦用于痰热阻肺咳喘。⑧用于疬证（见韭菜条）。

忌　患痈疽、疮疥、痢疾及风病者不宜食。

鲫鱼　别名鲋鱼、喜头、鲫瓜子。味甘，性温。

宜　①用于脾胃阳虚，寒自内生所致之证（见籼米条）。②用于中焦虚寒，胃气上逆所致的呕吐清水，呃逆声低，脘腹胀满，大便溏薄，四肢不温等。③用于痢疾中的寒湿痢（见辣椒条）及久痢（见粳米条）。④用于肠风便血及血痢。⑤用于水肿病中阴水类的脾阳不振水肿（见籼米条）。⑥用于肠痈病的痈脓已溃期（见马齿苋条）。⑦用于消渴证的下消中阴阳两虚者。⑧外用可治妇女阴痒证（阴痒，指妇女外阴部或阴道内瘙痒，甚则痒痛，常渗出水液，痒痛难忍。如因瘙痒引起阴道生疮溃烂的，是阴痒的重症，称为"阴浊"）。

鲢鱼　别名鲢子、洋胖子、白脚鲢。味甘，性温。

宜　用于脾胃阳虚，寒自内生所致之证（见籼米条）。

忌　多食易致口渴，且易引发疮疥。

黑鱼　别名鳢鱼、乌鱼、斑鱼、蛇皮鱼、乌棒、文鱼。味甘，性寒。

|宜|　①用于痹证中的湿痹证（见薏苡米条）。②用于水肿病中阴水类的脾阳不振证（见籼米条）。③用于妇女干血劳（虚劳症候之一，多见于妇女，是血枯血热积久不愈，肝肾亏损，新血难生所致，主要症状有面目暗黑，肌肤枯干而粗糙，肌肉消瘦，骨蒸潮热，盗汗，口干颧红，易惊，头晕痛，月经涩少或闭经）。④用于妇女虚热崩漏（见小麦条）。⑤用于妇女赤白带下证（见鸡肉条）。⑥用于肝肾阴虚所致之证（见鸽肉条）。

鳝鱼　别名黄鳝、鳝、黄鱼旦。味甘，性温。

|宜|　①用于痹证中的湿痹（见薏苡米条）。②用于妇女产后恶露不止证中的气虚型（恶露不绝，指产后超过二三周，恶露仍未干净，原因主要有三：一是平素体虚，加上产后气血虚损，气虚不能摄血；二是瘀血内阻，新血不得归经；三是血热内郁，迫血妄行。属气虚的，症状有面色苍白或萎黄，神疲身倦，腰酸，腹胀有下坠感，恶露清稀无臭气；属血瘀的，症状有面色紫暗，小腹疼痛，恶露泡紫或夹有血块；属血热的，症状有面色潮红，口舌干燥，恶露色鲜或深红，有臭秽气）。③用于中气不足所致之证（见粳米条）。④用于胃寒证。⑤用于肾精不足所致之证。

|忌|　本品甘温，滋腻生热，故凡属虚热、外感、湿热之证者皆不宜食。

泥鳅　别名鰌、鳅鱼、鳗尾。味甘，性平。

|宜|　①用于中气不足所致之证（见粳米条）。②用于脾胃阳虚，寒自内生所致之证（见籼米条）。③用于肾阳不足所致之证。④用于黄疸病中阳黄类湿重于热证（见黑豆条）。⑤用于疥疮发痒及皮肤瘙痒证等。⑥用于消渴证中下消证属于阴阳两虚者。⑦用于饮酒过量所致之证（见藕条）。

鳖肉　别名甲鱼肉，团鱼肉，圆鱼肉，王八肉。味甘，性平。

|宜|　①用于中气不足所致之证（见粳米条）。②用于肝肾阴虚所致之证（见鸽肉条）。③用于血分有热，迫血妄行所致之证。④用于脱肛、瘰疬证及症瘕积聚。⑤用于妇女崩漏证和白带证。

|忌| 脾虚、内有寒湿、纳呆、便溏者及孕妇不宜食。

海虾 别名大红虾、对虾、宁虾、明虾。味甘咸，性温。

|宜| ①用于肾阳不足所致之证。②用于中风半身不遂。③用于痰证。④用于痹证中的寒痹证（见大蒜条）。⑤用于胃口不开，食少纳呆等。

|忌| 本品性温燥，易化火伤阴，故阴虚火旺、风火易动者忌食。

蟹 别名螃蟹、河蟹、河螃蟹、毛蟹、碰钳。味咸，性寒。

|宜| ①用于肾精不足所致之证。②用于肝阴不足所致之证。③用于胃阴不足所致之证（见大白菜条）。④用于血行失畅，瘀血阻滞所致之证（见黑豆条）。⑤用于疳证（见小米条）及瘰疬痰核。⑥用于妇女产后恶露不绝证（见鳝鱼条）。

|忌| ①本品性寒，易伤阳气，故脾胃虚寒，腹痛便溏者不宜食。②外感病未愈者，患痰嗽者，素有风疾者，慎食。

海参 别名刺参、沙噢、海鼠。味甘咸，性温。

|宜| ①用于肾精不足所致之证。②用于肾阳不足所致之证。③用于血虚所致之证（见菠菜条）。④用于津枯肠失濡润所致的大便秘结。⑤用于妇女月经不调，孕妇产时不利及妊娠、产后的调养。

|忌| 本品润滑滋腻，易腻脾、碍胃、滑肠，故脾虚不运化、痰多、泄泻、痢疾、滑精等诸患者及客邪未尽者，均不可食。

海蜇 别名石镜、水母、海蛇、水母鲜。味甘咸，性平。

|宜| ①用于痰热阻肺咳嗽。②用于血行失畅，瘀血阻滞所致之证（见黑豆条）。③用于症瘕积聚等（见茄子条）。④用于肠失濡润，大便秘结等。⑤用于疳证中的疳积证（见黄豆条）。⑥用于湿热痢、湿泻和热泻。⑦用于妇女崩漏证、白带证。⑧用于丹毒证（见小米条）。⑨用于痫证中的阳痫证。⑩用于脚气病中的干脚气和湿脚气（见薏苡米条）。

|忌| 本品性平偏凉，有清热之力，但易伤脾胃阳气，故脾胃虚寒者不宜多食。

鲍鱼 别名鳆鱼、石决明肉、镜面鱼、明目鱼。味甘咸，性平。

|宜| ①用于瘰疬证（见茄子条）。②用于肝阴不足所致之证（见黄花菜条）。③用于心阴不足所致之证（见小麦条）。④用于肾精不足所致之证。⑤用于五淋。⑥用于黄疸病中阳黄类的热重于湿证（见玉米条）。⑦用于痈疽疮毒（见小米条）。⑧用于妇女崩漏证和白带证。

|忌| 本品不易消化，脾胃虚弱者应少食。

蛤蜊 别名蛤、蛤仔、吹潮、沙蛤。味甘咸，性寒。

|宜| ①用于水肿病中阳水类湿热壅盛证（见小米条）。②用于黄疸病中阳黄类热重于湿证（见玉米条）。③用于淋证中的热淋（见高粱米条）。④用于瘿瘤、瘰疬等证（分别见于海带条、荞麦条）。⑤用于痔疮（见苦菜条）。⑥用于妇女崩漏、白带（分别见于小麦条、荞麦条）。

牡蛎 别名海蛎子肉，蛎黄，蚝肉。味甘咸，性平。

|宜| ①用于肺阴不足所致之证（见银耳条）。②用于心血虚所致之证（见藕条）。③用于饮酒过量所致之证（见藕条）。④用于丹毒证（见小米条）。⑤用于脾胃气滞，胃失和降所致之证。⑥用于虚劳证。⑦用于妇女月经不调（月经不调，是月经病的统称，包括临床上常见的经行先期、经行后期、经行先后无定期，以及月经过多、月经过少、痛经、闭经等。经行先期，即月经先期，是指月经来潮比正常周期提前一周以上，甚至一月两至。经行后期，即经迟，指月经来潮比平时的周期推迟一周以上。经行先后无定期，即经乱，又称"月经愆期"，指月经不按正常周期来潮，或提早，或推迟，或经期不定。月经过多，是指月经来潮时，超过正常的血量，或经来日子延长，超过七天以上而经血过多，但仍不失一月一次的周期性。月经过少，指行经时出血点滴，量少而不畅，一二天即净，故又叫"月经涩少"，或"经行不爽"。经闭，即不月，发育正常的女子，平均在十四岁左右来经，如果超龄过久仍无月经的，或已来过月经，非因妊娠、哺乳而月经中断三个月以上，同时又出现病状者，

称为"经闭"或"不月"。痛经，又叫"经行腹痛"，是月经前、后或行经时，以下腹及腰部疼痛为主症的一种妇科常见病。倒经，即逆经，又叫"经行吐衄"，指在月经周期中或行经前后出现周期性吐血或衄血的病症）。

| 忌 | 患有癞疮者忌食。

蚕蛹 别名蛹、小蜂儿。味咸，性温，有小毒。

| 宜 | ①用于小儿疳证中的疳气证（见鹌鹑条）。②用于小儿蛔虫证。③用于消渴证中的下消属阴阳两虚者。④用于脾胃不和所致之证（见粳米条）。⑤用于痹证中的风痹和湿痹（分别见高粱米、薏苡米等条）。⑥用于肾阳不足所致之证。

| 忌 | 本品有小毒，多食易伤阴致毒。

全蝎 别名蝎子、全虫、虿、虿尾虫、杜伯、茯背虫。味咸辛，性平，有毒。

| 宜 | ①用于中风半身不遂等。②用于破伤风。③用于小儿急惊风证（见冬瓜条）。④用于痹证中的风痹、寒痹、湿痹（分别见高粱米、薏苡米、大蒜等条）等。⑤用于顽固性偏正头痛。⑥用于风疹、隐疹及痈疽恶疮等（分别见于鸽肉、猪肉、小米等条）。

| 忌 | ①因血虚而出现的拘挛抽搐等动风证忌用。②不可与蜗牛同食。

• 果品类 •

西瓜 别名寒瓜、水瓜、夏瓜。味甘，性寒。

| 宜 | ①用于夏季伤于暑邪所致之证。②用于脾胃气滞，胃失和降所致之证。③用于饮酒过量所致之证（见藕条）。④用于痢疾病中的暑痢证和血痢证（分别见于苦瓜、苋菜等条）。⑤用于口疮甚者（口疮，多因脾胃积热或体质素虚，虚火上炎而致，其症状是口腔内黏膜出现黄白色如豆样大小的溃烂点。若小儿口疮由于疳积所致，则为"口疳"）。

| 忌 | 本品甘寒，多食易伤脾胃之阳，故中焦脾胃虚寒及内有痰湿者不宜多食。

甜瓜　别名甘瓜、香瓜、果瓜、熟瓜。味甘，性寒。

宜　①用于夏季伤于暑邪所致之证。②用于中气不足所致之证（见粳米条）。③用于痹证中的风痹和湿痹（分别见高粱米、薏苡米等条）。④用于三焦气滞所致的胸膈、脘腹或小腹满闷胀痛时轻时重、部位不定、嗳气等。

忌　①本品性寒，易伤阳气，故脾胃虚寒，腹胀便溏者不宜食。②脚气病、黄疸病、阴部湿痒生疮、症瘕者不宜食。③多食易使人发冷疾、虚瘦、脚手无力。④多食解药力。

木瓜　别名木瓜实、铁脚梨。味酸，性温。

宜　①用于痹证中的湿邪偏胜者（见薏苡米条）。②用于霍乱病中的寒霍乱、热霍乱和干霍乱。③用于脚气病中的湿脚气（见薏苡仁条）。④用于奔豚气中肝肾之气上逆者。⑤用于痢疾病中的寒湿痢和湿热痢（分别见于辣椒、小米等条）。⑥用于热病伤津，咽干口渴等。

忌　①本品酸温，多食易伤精血及肾阴，且易致齿、骨受损。②忌用铝或铁器加工本品。

苹果　别名奈、频婆、平波、天然子。味甘，性凉。

宜　①用于脾胃伏火所致之证。②用于中气不足所致之证（见粳米条）。③用于肺阴不足所致之证（见银耳条）。④用于夏季伤于暑热所致之证。⑤用于饮酒过多所致之证（见藕条）。⑥用于食欲不振、胃口不开和津伤肠燥便秘筹等。

忌　不可多食，多食易引起腹胀。

梨　别名快果、果宗、玉乳、蜜父。味甘微酸，性凉。

宜　①用于肺阴不足所致之证（见银耳条）。②用于心经火盛，热移于小肠所致之证（见冬瓜子条）。③用于痰热内蕴所致咳、气喘、咯吐黄黏稠痰，胸闷不舒，脘闷纳呆，头晕目眩，狂证，喉痹等。④用于解烟火、煤火、酒类、热药等毒性。⑤用于夏季伤于暑热所致之证。⑥外贴用于汤火烫伤等。

|忌| ①本品甘寒，易伤阳气，故脾虚便溏，肺寒咳嗽者不宜食。②冷积腹痛，寒痰痰饮，胃冷呕吐及产后妇人，出痘以后小儿等，均不宜食。

橘　别名黄橘、福橘、红橘、朱橘。味甘酸，性凉。

|宜| ①用于消渴证中的上消偏热者。②用于胃热呕吐（食入即吐，吐出物酸苦夹杂，口有臭气，喜冷恶热，舌苔黄腻）。③用于夏季伤于暑邪所致之证。④用于饮酒过量所致之证（见藕条）。⑤用于燥热咳嗽（见冬瓜条）及肠燥便秘。⑥用于胃气上逆所致之证（见萝卜条）。

|忌| 本品味甘性凉，易敛邪留湿，故风寒咳嗽患者及痰饮患者，均不宜食。

葡萄　别名草龙珠、山葫芦、蒲桃。味甘酸，性平。

|宜| ①用于气血两虚所致之证。②用于肝肾阴虚所致之证（见鸽肉条）。③用于消渴证的上消和下消证。④用于妊娠冲任空虚，胎动不安（见鸡肉条）。⑤用于脾胃阳虚，寒自内生所致之证（见籼米条）。⑥用于肺痿虚寒型。⑦用于血瘀较重已成积块。⑧用于痹证中的风痹证（见高粱米条）。

|忌| 多食易生内热，或使人发生泄泻，或使人突然烦闷目暗。

桃　别名桃子、桃实。味甘酸，性温。

|宜| ①用于心血不足所致之证（见藕条）。②用于血行失畅，瘀血阻滞所致之证（见黑豆条）。③用于热病津伤，身热口渴。④用于肠燥，大便秘结。

|忌| 本品性温，多食易化火生热，使人腹胀，发疮痈疖肿，或发疟疾，或发痢疾。

龙眼肉　别名桂圆、益智、蜜脾、龙眼干、龙目、荔枝奴。味甘，性温。

|宜| ①用于心血不足所致之证（见藕条）。②用于中气不足所致之证（见粳米条）。③用于自汗证。④用于食欲不振，口淡无味等。

|忌| 本品味甘性温，易腻脾生湿、化火，故内有痰火、咯痰夹血及湿滞者，忌食。

乌梅 别名梅实、熏梅、桔梅肉。味酸，性温。

|宜| ①用于肺阴不足，肺虚久咳（症见咳嗽少痰，或痰中带血，形体消瘦，心烦失眠，午后潮热，面红颧赤等）。②用于肠滑不固所致久泻久痢证。③用于小儿蛔虫证及蛔厥证（见南瓜条）。④用于血失摄敛所致的出血证。⑤用于消渴证的上消证及热病伤津，烦热口渴等。⑥用于胃寒呕吐呃逆。⑦用于痢疾病中的寒痢和暑痢（寒痢，又叫"冷痢"，因炎热贪凉，过食生冷不洁之物，寒气凝滞，脾阳受损所致，证见痢下色白，如鼻涕或如鱼脑样，或赤白相兼，质稀气腥，苔白，脉迟等）。⑧用于疟疾病中的瘴疟症。⑨用于噎膈证与反胃证（见韭菜条）。⑩用于体虚自汗。⑪外用可去死肌恶肉、可除恶痣、拔肉中刺等。

|忌| ①本品味酸性敛，故外感病初起，咳嗽初起，疟疾、痢疾初起，气实喘促等有实邪者，忌食。②不可多食，多食损齿。

山楂 别名山里红、红果、海红、酸海子。味酸甘，性微温。

|宜| ①用于伤食证（以消肉积和小儿乳积为主）。②用于妇女产后血瘀腹痛（证见产后小腹疼痛拒按，或得热稍减，恶露量少，涩滞不畅，色紫黯有块，或胸胁胀痛，四肢不温，舌质黯，苔白滑，脉沉紧或弦涩等）。③用于妇女产后恶露不绝。④用于疝气病中的狐疝证（证见阴囊偏有大小，时上时下，似有物状，卧则入腹，立则入囊，胀痛俱作）。

|忌| ①本品生食过多则损齿。②脾胃虚弱所致的便溏、纳呆不宜用。③脾胃虚兼有积滞时不宜过用。④病后体虚者不宜用。

大枣 别名红枣、干枣、美枣、良枣。味甘，性温。

|宜| ①用于中气不足所致之证（见粳米条）。②用于肝血不足所致之证。③用于脏躁证（见小麦条）。

|忌| ①湿痰内蕴所致的脘腹胀满，呕吐者，不宜食。②气滞或食滞胃脘所致的脘腹疼痛及虫积腹痛者，不宜食。③患温热病、暑湿病及黄疸、水

肿、消渴等证者，忌食。④小儿疳积、形体消瘦者，不宜食。

核桃 别名胡桃仁、胡核肉。味甘涩，性温。

宜 ①用于肾阳不足所致之证。②用于肾气不固所致之证（见山药条）。③用于气虚证和血虚证。④用于肺气不摄敛，肾虚气不归元所致虚寒喘嗽（证见久病咳喘，呼多吸少，气不得续，动则喘息益甚，自汗神疲，声音低怯，腰膝酸软，舌淡苔白，脉沉弱，或喘息加剧，冷汗淋漓，肢冷面青，脉浮大无根）。⑤用于疝气中的寒疝。⑥用于痢疾病中的寒湿痢（见辣椒条）及肠风便血（见茄子条）。⑦用于小儿水痘透发不畅所致之证。⑧用于泄泻中的寒泻和久泻（见粳米等条）。⑨用于痈疽疮疖等肿毒之证。⑩用于肠燥，大便秘结。

忌 ①本品性温，易化火伤阴，故素有痰火积热，或阴虚火旺者，食之宜慎。②本品虽温而微涩，但多脂质滑，故泄泻不止者，忌用。

栗子 别名板栗、粟果、大栗。味甘，性温。

宜 ①用于中气不足所致之证（见粳米条）。②用于肾气不足所致之证（见小米条）。③用于疟疾病中的瘴疟。④用于泄泻中的暑泻、湿泻和寒泻。⑤用于痢疾病中的暑痢（见苦瓜条）。⑥用于瘀血阻滞经脉，新血不能归经所致的出血证（见菠菜条）。⑦用于血行失畅，瘀血阻滞所致之证（见黑豆条）。

忌 ①本品味甘，熟食滋腻，生食难化，故不可多食。②本品甘腻，敛邪留滞，故外感病邪未去者，脘腹痞满者，妇女产后者及小儿疳积、疟疾、痢疾、便秘、风湿等诸患者，不宜食。

白果 别名银杏、灵眼、佛指甲。味甘苦涩、性平、有毒。

宜 ①生食用于痰热阻肺所致咳喘证。②熟食用于肺痿虚寒证。③用于肾气不固所致尿频遗尿证（见黑豆条）。④用于白浊证。⑤捣烂外涂用于鼻面手足皲皱、疥疮、癣疮等。⑥用于白带湿热下注者及黄带等。

忌 ①过量食用会引起中毒，出现呕吐，发热，烦躁，呼吸困难，面青，昏睡，抽搐等。②不可与鳗鲡鱼同食。③有实邪者忌食。

花生　别名落花生、落花参、番豆、长生果、落花松、地果、番果。味甘，性平。

宜　①用于中气不足所致之证（见粳米条）。②用于肺阴不足所致之证（见银耳条）。③用于妇女产后乳汁少或乳汁不下等。④用于肠失濡润，大便秘结等。⑤用于醒脾开胃。

忌　本品味甘质润，滋腻滑肠，故体内素有湿滞及肠滑泄泻者，不宜食。

莲子　别名莲子肉、藕实、水芝丹、莲实、泽芝、莲蓬子。味甘涩，性平。

宜　①用于中气不足所致之证（见粳米条）。②用于心肾不交所致之证（心肾不交，为心阳与肾阴的生理关系失常的病变。心居上焦，肾居下焦，正常情况下，心与肾相互协调，相互制约，彼此交通，保持动态平衡，如肾阴不足或心火扰动，两者失去协调关系，称为心肾不交，主要症状有心烦，失眠，多梦，怔忡，心悸，遗精等，多见于神经官能症及慢性虚弱病人）。③用于肾气不固所致之证（见山药条）。④用于久泄、久痢（见粳米条）。⑤用于妇女气虚崩漏，赤白带下。

忌　本品性涩，易滞气敛邪，故脘腹痞满、便秘尿赤、外感病前后以及疟疾、黄疸、疳积、痔疮等病患者，均应慎食。

莲心　别名莲子心、薏、苦薏、莲薏。味苦、性寒。

宜　①用于心火亢盛所致之证（主要症状有面赤，心中烦热，睡眠不宁，小便赤，或谵语如狂，或衄血等）。②用于肝火上炎所致之证。③用于肺热火旺所致之证。④用于脾胃伏火所致之证。⑤用于夏季伤于暑邪所致之证。⑥用于肝经风热，目赤肿痛，羞明多泪等。⑦用于自汗证。⑧用于血分有热，迫血妄行所致之出血证。⑨用于肾气不固所致之证（见山药条）。

忌　本品性寒，易伤阳气，故脾胃虚寒泄泻者，不宜食。

荷叶　别名蕸。味苦涩，性平。

宜　①用于夏季伤于暑邪所致之证。②用于肾气不固所致之证（见山药条）。③用于血行失畅，瘀血阻滞所致之证（见黑豆条）。④用于痈肿疮毒及小儿痘疹透发不畅。⑤用于瘀血阻滞经脉，新血不能归经所致的吐血、咯血、衄血、尿血、便血、妇女月经过多、崩漏下血等（见菠菜条）。⑥用于暑痢、湿热痢、热泻等（分别见苦瓜、小米、赤小豆等条）。

忌 本品为升散消耗之物，上焦邪盛需清降者及体虚者，食之宜慎。

芡实 别名卵菱、鸡头实、鸡头、鸿头、水鸡头、鸡头果、鸡嘴莲、鸡头苞。味涩，性平。

宜 ①用于中气不足所致之证（见粳米条）。②用于肾气不固所致之证（见山药条）。③用于夏季伤于暑邪所致之证。④用于饮酒过量所致之证（见藕条）。⑤用于肾精不足所致之证（见豇豆条）。⑥用于痹证中的湿痹证（见薏苡米条）。

忌 本品甘涩，易留湿敛邪，故凡外感病前后及气滞、火热、湿郁、食滞者，忌食。

百合 别名白百合、卷目、倒垂莲。味甘微苦，性平。

宜 ①用于燥热咳嗽（见冬瓜条）。②用于热病后，余热未清，烦躁不安，惊悸不寐，神情恍惚等。③有补养五脏之功。

忌 ①风寒咳嗽及热咳、燥咳初起者，不宜食。②便溏、尿频者不宜食。

白芝麻 别名白油麻、白胡麻。味甘，性平。

宜 ①用于肝血不足所致之证。②用于中气不足所致之证（见粳米条）。③用于肺燥咳嗽。④用于肠失濡润，大便秘结。⑤用于痈疽疮疖等肿毒之证。

忌 ①本品多脂质滑，多食滑肠，故肠滑便溏者，不宜食。②呃逆、呕吐者，食之宜慎。

黑芝麻 别名巨胜子、胡麻、巨胜、乌麻、乌麻子、油麻、小胡麻。味甘，性平。

宜 ①用于中气不足所致之证（见粳米条）。②用于五脏虚损所致的心、肝、脾、肺、肾"五劳"及妇女产后蓐劳等。③用于肾精不足所致之证。④用于妇女经少、经闭及产后乳少等。⑤用于肠失濡润，大便秘结等。⑥用于痈疡已溃，但肌肉不生、疮口不敛及秃发等。

| 忌 | 本品质滑，易滑肠利窍，故脾弱便溏、阳痿滑精、白带等患者，均不宜食。

•蛋品、乳品类•

鸡蛋 别名鸡卵、鸡子。味甘，性平。

| 宜 | ①用于肺气不足所致之证（见糯米条）。②用于心气不足所致心悸怔忡，胸闷气短，活动后加重，面色淡白，或有自汗，舌淡苔白，脉虚等。③用于中气不足所致之证（见粳米条）。④用于肝血不足，冲任空虚，胎动不安等证（见鸡肉条）。⑤用于温热病热伤心肾之阴，心阳亢盛所致的身热，心烦不得眠，舌红苔黄，脉细数等。⑥用于肝风内动中的肝阳化风、血虚生风和阴虚动风（阴虚动风临床表现为手足蠕动，午后潮热，五心烦热，口咽干燥，形体消瘦，舌红少津，脉弦细数）。

| 忌 | ①本品味甘滋腻，故积滞内停、外感邪气未清、疮痘患儿及痰湿内蕴所致之证，食之宜慎。②不可多食，多食易使人腹胀满，甚则眩晕。

鸭蛋 别名鸭卵、鸭子。味甘，性凉。

| 宜 | ①用于心阴不足所致之证（见小麦条）。②用于肺火咳嗽及肺燥证。③用于肺肾两虚、虚火上炎所致的咽喉肿痛、牙齿疼痛等。④用于热泻、暑泻和暑痢等（分别见于赤小豆、栗子、苦瓜等条）。

| 忌 | 本品性凉、气腥，易伤脾胃之阳，易滞气，易发疮疥。

鸽蛋 别名鸽卵。味甘，性平。

| 宜 | ①用于肾气不足所致之证（见小米条）。②用于痈疽疮毒及小儿痘疮。③用于麻疹的预防。

| 忌 | 本品性平偏凉，易伤脾胃之阳，故脾虚便溏者，不宜多食。

松花蛋 别名皮蛋、彩蛋、变蛋。味辛涩甘咸，性寒。

| 宜 | ①用于肺火咳嗽。②用于饮酒过量所致之证（见藕条）。③用于大肠蕴热所致的湿热痢与热泻等（分别见于小米、赤小豆等条）。
| 忌 | 本品性寒而涩，故脾胃阳虚所致之证和外感病患者，不宜食。

豆腐 味甘，性凉。

| 宜 | ①用于中气不足所致之证（见粳米条）。②用于脾胃气滞，胃失和降所致之证。③用于消渴证中的中消证（见小米条）。④用于胃热证（见小米条）。⑤用于痢疾病中的休息痢（休息痢，即久痢，见粳米条）。⑥用于解硫黄毒、烧酒毒及痈疽疮毒。
| 忌 | 多食伤阳，并易生疮疥，易致头风头痛。

豆汁 别名豆腐浆、豆浆。味甘，性平。

| 宜 | ①用于淋证中的热淋证（见高粱米条）及白浊证。②用于大肠蕴热所致的大便秘结等。③用于肺火咳嗽及肺燥证。④用于胃阴不足所致之证（见大白菜条）。
| 忌 | 多食易致便溏。

牛乳 别名牛奶。味甘，性平。

| 宜 | ①用于胃热呕哕证（证见食入即哕或即吐，哕而有声无物，吐出物酸苦夹杂，口有臭气，喜冷恶热，舌苔黄腻等）。②用于反胃证（见韭菜条）。③用于虚劳证中"五劳证"。④用于津枯肠燥，大便秘结等。
| 忌 | ①脾虚不运、大便溏泻者，不宜服。②痰湿或积饮停于胸脘者，食之宜慎。③不可与酸物同食。

羊乳 别名羊奶。味甘，性温。

| 宜 | ①用于虚劳中的肺劳证和肾劳证。②用于肾精不足所致之证。③用于消

渴证中的下消证。④用于小儿惊风中的慢惊风（证见慢性发作，面色淡白或青，神倦嗜睡，缓缓抽搐，时作时止，腹部凹陷，呼吸微缓等）。⑤用于肠失濡润，大便秘结等。

忌 ①本品温热，多食易化火伤阴。②本品不可与酸物同食。

·调味品类·

茶叶 别名苦茶、茗、腊茶、茶芽、细茶、酪奴。味苦甘、性凉（红茶性温）。

宜 ①用于夏季伤于暑邪所致之证。②用于风热之邪上攻头目所致头昏头痛、目赤涩痛、羞明多泪等。③用于痰热阻肺咳喘等。④用于伤食证。⑤用于淋证中的热淋。⑥用于痢疾病中的暑痢和湿热痢等。⑦红茶可用于脾胃阳虚，寒自内生所致之证。⑧本品可提神醒脑，久用还有消肥减胖之力。

忌 ①失眠者，不可服。②形体消瘦者，不可久服。

酒 别名烧酒、白酒、黄酒、葡萄酒。味甘苦辛、性温、有毒。

宜 ①用于泄泻中的寒泻证。②用于痰证和饮证。③外敷用于痹证中的寒湿痹证。④内服能消胃肠中的冷积寒气。⑤用于胸痹、胸阳不振、气血不得宣通所致胸部隐痛，或胸痛彻背，或痛如针刺固定不移，气短乏力等。⑥解各种鱼、肉、菜毒。

忌 ①本品大热、有毒，易化火伤阴伤血，故阴虚失血及湿热甚者，忌服。②孕妇忌服。③多饮伤神耗血，损胃伤精，生痰动火。

食盐 别名盐、咸鹾。味咸，性寒。

宜 ①每日食入适量食盐，可以滋五味，促进食欲，并有长肉、壮骨、固齿、润肤、通利大小便、令人健壮的作用。②有涌吐之效，适量盐炒黄，以沸水溶后可用于宿食停胃，胸中痰癖，霍乱腹痛，吐泻不得及食物中毒等证。③将盐以沸水煮化外搽，可用于一切疮肿、外伤、皮肤风毒、目赤肿痛、目生云翳、齿龈出血、毒虫螫伤等。④用于肠失濡润，大便秘结等。

| 忌 | ①本品咸寒，易伤脾肾之阳，影响水液的气化和运化，故水肿患者，忌用。②多食易伤心、肺、肾、肝。

酱　别名豆酱、黄酱，面酱。味咸，性寒。

| 宜 | ①用于外感温热病气分证。②以酱汁灌入肛门，治便秘；灌耳中，治飞蛾虫蚁入耳；外涂能治狂犬咬伤及水火烫伤等。③可解一切鱼、肉、菜蔬毒，亦可治蛇、虫、蜂毒等。

| 忌 | 本品性寒，多食宜生痰动气。

醋　别名白醋、陈醋、米醋。味酸、性温。

| 宜 | ①用于血行失畅，瘀血阻滞及瘀血较重已成积块者。②用于黄疸病中阴黄证（阴黄证，为寒湿滞留脾胃、阳气不宣，胆液外泄所致之证，证见黄色晦暗，纳少脘闷，或见腹胀，大便不实，神疲畏寒，舌质淡或腻，脉象沉迟）。③用于食欲不振，胃口不开，纳呆或食少等。④用于肝血不足所致之证。⑤用于筋弱骨寒，腰膝酸软，肢体不温等。⑥用于饮酒过量所致之证。⑦用于瘀血阻滞，新血不能归经所致的出血证（见菠菜条）。

| 忌 | ①本品味酸收敛，故脾虚湿甚者，不宜食，疟疾初期忌食。②本品味酸入肝，过则伤肝，肝主筋，故痿、痹、筋脉拘急者，不可多食。③多食伤胃、损骨。④不可与茯苓、丹参等中药同食。

花生油　别名生油、果油。味甘，性平。

| 宜 | ①用于肠燥或食积停滞所致的大便秘结。②用于急慢性菌痢、蛔虫性肠梗阻等。

| 忌 | 本品质润多脂，脾虚便溏者，不宜多食。

香油　别名麻油、胡麻油、清油。味甘，性凉。

| 宜 | ①用于小儿蛔虫证。②用于妇女产后胞衣不下。③用于肠失濡润，大便秘结等。④外用于痈疽肿囊、疥疮癣疮、脱发等。

[忌] 本品质滑性寒，脾虚便溏者，不宜食。

豆油　味辛甘，性温。

[宜] ①用于脾胃虚寒，肠燥便秘。②用于小儿蛔虫证。③外敷用于痈疽肿毒、疥癣诸疮等。

[忌] ①本品性温，多食易化火伤阴。②肠滑便溏者，宜少食。

胡椒　别名昧履支、浮椒、玉椒。味甘、性热。

[宜] ①用于脾胃阳虚，寒自内生所致之证。②用于胃寒证。③用于痰浊内蕴所致之证。④用于胃气上逆所致之证（见萝卜条）。⑤用于伤食证。⑥能解一切鱼、肉、鳖、蕈毒。

[忌] ①本品性热，易伤阴动火，故阴虚有火者，忌食。②多食易发疮痔、脏毒、齿痛、目昏，且易堕胎，易伤肺，易致出血。

花椒　别名秦椒、蜀椒、南椒、汉椒、川椒、点椒。味辛，性温，有毒。

[宜] ①用于小儿蛔虫证。②用于泄泻中的寒泻及久泻久痢（见粳米条）。③用于虚寒型肺痿。④用于脾虚湿困所致之证。⑤用于风寒湿痹中寒痹症（见大蒜条）。⑥用于水肿病中阴水类脾阳不振水肿（见籼米条）。⑦用于肾阳不足所致之证。

[忌] ①本品辛温燥热，易化火伤阴，故阴虚火旺及火热内盛所致的一切病症，均忌食。②多食易致失明、堕胎。③多食伤气。

肉桂　别名官桂、牡桂、紫桂、大桂、辣桂、桂皮、玉桂。味辛甘，性热。

[宜] ①用于肾阳不足所致之证。②用于脚气冲心证。③用于消渴中的下消证。④用于妇女转胞证（转胞，指妊娠小便不通，即孕妇因胎儿压迫膀胱，出现下腹胀而微痛，小便不通的一种病症，多与中气不足有关）。⑤用于脾胃阳虚，寒自内生所致之证（见籼米条）。⑥用于反胃、噎膈二证（见韭菜条）。⑦用于久泻、久痢（见粳米条）。⑧用于肾气不固所致

的尿频、遗尿等（见黑豆条）。⑨用于淋证中的膏淋、劳淋。⑩用于疝气中的寒疝。⑪用于痹证中寒邪偏胜所致的寒痹（见大蒜条）。⑫用于水肿病中的阴水证（见黑豆条）。

忌 ①本品辛甘大热，易化火伤阴动血，故阴虚火旺或血分热盛所致的出血证等，均忌食。②孕妇慎食。

八角茴香 别名大料、八角、舶上茴香、大茴香、八角大茴。味辛甘，性温。

宜 ①用于脾胃阳虚，寒自内生所致之证（见籼米条）。②用于呃逆呕吐。③用于疝气中的寒疝证。④用于虚劳中的肾劳证。⑤用于脚气病中的干脚气和湿脚气（见薏苡米条）。⑥用于肾虚腰痛等。⑦可解鱼、肉、蔬菜之毒。

干姜 别名白姜、均姜、干生姜。味辛、性热。

宜 ①用于肺痿虚寒证。②用于脾胃阳虚寒，自内生所致之证（见籼米条）。③用于痹证中的寒痹证（见大蒜条）。④用于痢疾中的寒痢和寒湿痢。

忌 ①本品性热，久服易伤阴、耗气、化火、动血，故阴虚盗汗、阴虚咳嗽、表虚自汗、痔疮下血等，忌食。②因热呕吐恶心、因热腹痛、血热出血等证，忌食。

白砂糖 别名白糖、糖霜、白霜糖。味甘，性平。

宜 ①用于燥热咳嗽（见冬瓜条）。②用于肺阴不足所致之证（见银耳条）。③用于心阴不足所致之证（见小麦条）。④用于饮酒过量所致之证（见藕条）。⑤用于中气不足所致之证（见粳米条）。

忌 ①本品甘平滋腻，故脾失健运、痰湿内停、腹满者，不宜食。②多食助湿生热、损齿。

冰糖 味甘，性平。

宜 ①用于中气不足所致之证（见粳米条）。②用于脾胃升降失和所致之证

（见粳米条）。③用于肺阴不足所致之证（见银耳条）。

|忌| 本品味甘滋腻，有留邪之弊，故内有痰湿和外感者，食之宜慎。

红糖 别名紫砂糖、黑砂糖、赤砂糖、片黄糖。味甘，性温。

|宜| ①用于胃寒证。②用于中气不足所致之证（见粳米条）。③用于血行失畅、瘀血阻滞所致之证（见黑豆条）。④用于妇女经期血淤，或宫寒所致的腹痛（血瘀腹痛，证见经前或月经刚来时，少腹刺痛拒按，经色紫暗，或有瘀块；宫寒腹痛，证见下腹冷痛或绞痛，热熨则痛减，经行不畅，色暗滞）。⑤用于虚寒肠涩，大便秘结等。⑥用于痹证中的筋痹。

|忌| 本品甘温、滋腻性热，故内有痰湿、虚热者，服之宜慎。

蜂蜜 别名石蜜、石饴、食蜜、蜜、白蜜、白沙蜜、蜜糖、沙蜜、蜂糖。味甘，生凉，熟温。

|宜| ①用于中气不足所致之证（见粳米条）。②用于脾胃阳虚，寒自内生所致之证（见籼米条）。③用于肺阴不足所致之证（见银耳条）。④用于血虚所致之证（见菠菜条）。⑤用于内脏挛急所致腹痛。

|忌| 本品味甘质润，食之易生湿聚痰，易滑肠，故痰湿内蕴，中满痞胀，脚气足肿，饮酒之后，呕吐后及肠滑泄泻者，均不宜食。

菊花 别名节华、甘菊、家菊、甜菊花、药菊。味甘苦，性凉。

|宜| ①用于外感风热证。②用于肝经风热所致的目赤肿痛，羞明及肝阴不足所致的眼目昏花等。③用于肝风内动中的肝阳化风、阴虚动风和血虚生风。④用于疔疮肿毒等（见黄豆条）。

|忌| 本品性凉，易伤人体之阳而生寒，故气虚胃寒、食少泄泻者，不宜多用。

白矾 别名石涅、矾石、明矾、生矾。味酸涩、性寒、有毒。

|宜| ①用于血失摄敛所致的出血证。②用于痫证中的阳痫。③用于黄疸病中

阳黄类的湿重于热证（见黑豆条）。④用于泄泻中的久泄（见粳米条）。⑤用于痢疾病中的休息痢。⑥外敷可用于痈疽疔肿，口齿眼目诸病及虎犬蛇蝎各种动物类咬伤。

| 忌 | ①体虚胃弱及无湿热痰火者，忌用。②久食伤人心肺及筋骨。

第八章

气功及运动养生文化

第一节　气功概述

　　"气功"一词最早见于晋代许逊的《宗教净明录气功阐微》一书。在晋代以前的典籍中，道家称进行行气锻炼的健身方法为"导引""吐纳""炼丹"，儒家称之为"修身""正心"，佛家称之为"参禅""止观"，医家称之为"导引""摄生"。总的看来，历史上，进行行气锻炼的健身方法以"导引"为名者较为多见，而正式的、规范的"气功"之称，则是在近代才广为应用。气功是祖国医学的宝贵遗产之一，是我国古代劳动人民摸索、总结出来的、自我身心锻炼的摄生保健方法，有着广泛的群众基础。千百年来，它对中华民族的健康、繁衍起了重要的作用。

　　通过身心调炼，达到养生目的的气功术，在中国文化的长河里绵延了数千年，对传统文化产生了广泛而深远的影响。在思想观念方面，中国古代气功养生术对生死气化的哲学思想、羽化长生的神仙思想、清静无为的政治思想以及正心诚意的伦理思想等，都产生了极大的影响；在思维方式方面，中国古代气功养生术与整体综合的直观思维、对立统一的辩证思维、类比推导的联想思维以及观物取象的象征思维等，都有着直接的关系；在学术思潮方面，中国古代气功养生术与魏晋玄学思潮、隋唐佛学思潮和宋明理学思潮等，也有着内在的渊源关系。我们可以发现，中国古代气功养生术有着极其丰富的文化内涵，它与传统文化的其他内容互相依存、互相促进。

　　中国古代气功不仅是一种养生之道，更是一种文化现象，我们应从文化的角度来审视它。这里拟就气功养生术与传统思维方式问题作一些论述。传统思维方式是传统文化的核心，它的构成体现了传统文化的特质。中国传统思维方式，如整体思维、辩证思维、类比思维、象征思维等，无一不贯穿于中国古代气功养生术之中。气功养生术作为一种文化现象，与中国传统学术思想有着千丝万缕的联系，解剖它们之间的联系，有助于我们把握中国古代气功与传统文化的相互依存、相互促进的关系。

　　中国古代哲学认为，气化流行，生生不息，天人之间，一气贯之，物之成毁，人之生死，都是气化聚散而致。在这种思想影响下，一种以气为中介，融宇宙论和养生论于一体的生死气化的哲学思想，便在先秦道家学派中产生了。先秦时代道家的"气"论，将其大致区分一下，可分为用"气"来说明世界之始，天地开辟和万物生成的宇宙生成论和在天地宇宙间禀生的人怎样保全自己之生，用"气"来说明怎样得到"一受其成刑，不忘以待尽"（《庄子·齐物论》）之睿智的养生（或养性）论两部分。而宇宙生成论的"气"论和养生（性）论的"气"论，尽管大致被区分，但在其根基上还有着相互的关联，在终极上仍可视为一体之物——这被认为是道家"气"论的特点。

古代道家的思想学说中，蕴含了治国必先治身、正民贵在好静的思想。这种身国相关、清静无为的政治思想与气功养生理论有深刻的渊源关系，清心静神、自然无为是气功修炼的基本原则。古人认为，心神在人的生命中居于主导地位，心宁神静则气充体健，气功养生的关键就在虚静，丹书《性命圭旨》曰："心中无物为虚，念头不起为静"，对此庄子心领神会，《在宥》篇说："无视无听，抱神以静，形将自正。必静必清，无劳汝形，无摇汝精，乃可以长生"，自然无为是气功修炼的又一原则，练功时的姿势、呼吸、神态、意念等，都要自然而然，顺势而行。

如果说先秦道家学说侧重于宇宙生成论，它给古代气功养生术奠定了生死气化的理论基础的话，那么，先秦儒家学说则侧重于心性道德论，它为古代气功养生术指明了以德养功的重要路径。"德为功之母"，儒家强调气功修炼要配合仁义道德的伦理修养，从正心诚意入手，调心炼意，净化灵魂，认为如此修身养性方能事半功倍。在古人看来，"凡事之本，必先治身"，修齐治平的社会政治活动要以修身为本，天人之际的哲学认识活动要以静坐为始，文艺创作活动也要以养气为主。总之，一切都必须以修身养性为基础，以安身立命为本根。

宋明诸儒有一种独特的观点，认为读书学道与静坐养生之间有着内在的联系，所谓"闭门即是深山，读书随处净土"，善养生者，学道读书亦为养生；善治学者，养生静坐均可治学，从根本上说，两者是一回事。所以，理学大师朱熹对学生说："用半日静坐，半日读书，如此一二年，何患不进！"（《朱子语类》卷一百一十六）。明儒高攀龙《水居》诗云："兀兀日趺坐，忻忻时读书"。清儒梁章钜更是一语破的："学道养生本是一串事，但学道者，虽养生亦为学道；养生者，虽学道亦为养生耳"（《退庵随笔》卷十二）。程颐见人静坐即叹其善学，王阳明欲以静坐补小学收放心。翻开《宋元学案》和《明儒学案》，就可以清楚地看到，在宋明诸儒的读书治学活动中，静坐养生占有重要的地位，他们不仅把静坐看作是进学的基础，而且还把它视为明理的阶梯、见性的法门。

第二节　中国传统运动养生理念

中医认为，精、气、神"三宝"与人体生命息息相关。运动养生则紧紧抓住了"三宝"：调意识以养神，以意领气；调呼吸以练气，以气行推动血运，周流全身；以气导形，通过形体、筋骨关节的运动，使周身经脉畅通，营养整个机体。如是，则形神兼备，百脉流畅，内外相和，脏腑谐调，机体达到阴平阳秘的状态。现代科学证明，经常而适度地进行锻炼，对机体有益。一是可促进血液循环，促进脑细胞的代谢，使大脑的功能得以充分发挥，从而有助于保持旺盛的精力和稳定的情绪；二是使心肌发达，收缩有力，促进血液循环，增强心脏的活力及肺脏呼吸功能，改善末梢循环；三是增加膈肌和腹肌的力量，促进胃肠蠕动，防止食物在消化道中滞留，有利于消化吸收；四是可促进和改善脏器自身的血液循环，有利于脏器的生理功能；五是可提高机体的免疫机能及内分泌功能，从而使人体的生命力更加旺盛；六是增强肌肉关节的活力，使人动作灵活轻巧，反应敏捷、迅速。中国有悠久的运动养生文化，它以祖国医学理论为指导，奉行整体原则，以畅通气血经络、活动筋骨、和调脏腑为目的，注重意守、调息和动形的谐调统一，强调意念、呼吸和躯体运动的配合，融医理、导引、气功、武术为一体。

传统的运动养生要点如下：

第一，把握意守、调息、动形的统一。抓住意守这一最关键的环节，精神专注，宁神静息，呼吸均匀，导气血运行，以此内炼精神、脏腑、气血，外炼经脉、筋骨、四肢，达到内外和谐、气血周流、全面锻炼的目的。

第二，注意掌握运动量的大小。运动量太小，则达不到锻炼的目的，起不到健身作用；运动量太大，则超过了机体耐受的限度，反而会使身体因过劳而受损。西方一家保险公司在调查了5000名已故运动员的生前健康状况后发现，其中有一部分人，40～50岁左右就患了心脏病，不少人的寿命竟比普通人短。这是因为剧烈的运动会破坏人体内外平衡，加速了其某些器官的磨损，结果缩短了生命，导致早衰和早夭。所以，运动健身强调适量的锻炼，要循序渐进，不可急于求成，"养性之道，常欲小劳，但莫大疲及强所不能堪耳"（孙思邈《千金要方》）。

第三，提倡恒久，坚持不懈。身体锻炼并非一朝一夕的事，只有持之以恒、坚持不懈，才能收到健身效果，"三天打鱼，两天晒网"，是不能达到锻炼目的的。

第三节　传统运动养生方法

归纳起来，运动养生的形式大致有民间健身法和系统健身法两类。民间健身法大多散见于民间，方法简便，器械简单，包括运动量较小、轻松和缓的散步、郊游、放风筝、踢毽、保健球等以及运动量适中的跳绳、登高、举石锁等。这些方法，多于娱乐中含有运动养生的内容，简便易行，是民间喜闻乐见的健身活动。系统健身法大多是在道家、佛家等传统修身养性方法的基础上充实和发展起来的，它以气功为最具代表性，博大精深，很有价值。

气功保健是通过调心（控制意识，松弛身心）、调息（均匀和缓、深长地呼吸）、调身（调整身体姿势、轻松自然地运动肢体）等方法，达到身心一体、气血周流、百脉通畅、脏腑和调的目的。进行行气锻炼的传统健身方法，称之为气功保健术。在功法上，气功大致可分为动、静两类。无论是动功还是静功，在练功的基本要求上，大体是一致的：①调息、调身、调心。调息即调整呼吸，要求人们在练功时，鼻吸鼻呼，或口吸鼻呼，逐渐把呼吸练得柔和、细缓、均匀、深长；调身即调整形体，强调身体放松、自然，以使内气循经运行，畅通无阻；调心即意识训练，又称为意守或练意，是指在形神放松安静的基础上，意守丹田的方法。②强调身心合一、松静自然。在气功锻炼中务必强调身体的松弛和情绪的安静，在轻松自然的情况下练功，才可达到神气合一、形神合一、整体协调的目的。要求练功者身体放松，姿势自然，意念和气息密切配合，呼吸匀和，舌抵上腭，用意念诱导气的运行。

在练习气功过程中一般容易出现两种偏向，一是急于求成，练得过多过猛；二是放任自流，时断时续。练功者要注意按气功规律办事，循序渐进。

现简要介绍一下几种有代表性的功法。

（一）"五禽戏"功法

"五禽戏"，就是指模仿虎、鹿、熊、猿、鸟五种禽兽的动作，组编而成的锻炼身体的功法。"五禽戏"属古代导引术。虎戏即模仿虎的形象，取其神气以及善用爪力和摇首摆尾、鼓荡周身的动作。虎戏意守命门（命门乃元阳之所居，精血之海，元气之根，水火之宅），可益肾强腰，壮骨生髓，通督脉，祛风邪。鹿戏即模仿鹿的形象，取其长寿而性灵和善运尾闾之特长。鹿戏意守尾闾（尾闾是任、督二脉通会之处），可以引气周营于身，通经络、行血脉、舒展筋骨。熊戏即模仿熊的形象。熊戏意守中宫（脐内），以调和气血。练熊戏时，着重于内动而外静，以求头脑虚静，意气相合，真气贯通。猿戏即模仿猿的形象。猿戏意守脐中，以求形动而神静。要外练肢体的灵活性，内练抑制思想活动，达到思想清静，体轻身健的目的。鸟戏又称鹤戏，即模仿鹤的形象。鸟戏意守气海（气海乃任脉之要穴，为生气之海），鹤戏可以调达气血，疏通经络，活动筋骨关节。"五禽戏"的五种功法各有侧重，但又是一个整体，经常练习，则具有养精神、调气血、益脏腑、通经络、活筋骨、利关节的作用，恰如华佗所说："亦以除疾，兼利蹄足。"

"五禽戏"动作各有不同，如熊之沉缓、猿之轻灵、虎之刚健、鹿之温顺、鹤之活泼等。"五禽戏"的练功要领如下：①全身放松。练功时，首先要全身放松，情绪要饱满乐观。②呼吸均匀。腹式呼吸，吸气用鼻，呼气用嘴。吸气时，口要合闭，舌尖轻抵上腭。呼吸时要均匀和缓、平静自然。③专注意守。

要排除杂念，精神专注，根据各戏意守要求，将意志集中于意守部位，保证意、气相随。④动作自然舒展，不可拘谨。

（二）太极拳功法

太极拳以"太极"为名，系取《易经·系辞》中："易有太极，是生两仪"之说。"太极"指万物的原始"浑元之气"，其动而生阳，静而生阴，阴阳二气互为其根，此消彼长，相互转化，不断运动则变化万千。太极图呈浑圆一体，阴阳合抱之象，太极拳正是以此为基础，形体动作以圆为本，一招一式均由各种圆弧动作组成，其形连绵起伏，动静相随，圆活自然，变化无穷。在体内，则以意领气，运于周身，如环无端，周而复始，内外合一，形神兼备，浑然一体。可以看出，以"太极"哲理指导拳路，拳路的一招一式又构成了太极图形，拳形为"太极"，拳意亦在"太极"，以太极之动而生阳，静而生阴，激发人体自身的阴阳气血，达到阴平阳秘的状态，使生命保持旺盛的活力，这也是太极拳命名的含义所在。

太极拳是一种意识、呼吸、动作密切结合的运动。"以意领气，以气运身"，用意念指挥身体的活动，用呼吸协调动作，融武术、气功、导引于一体，是"内外合一"的内功拳。太极拳的要求如下：①重意念，使神气内敛。要精神专注，排除杂念，将神收敛于内。神内敛则"内无思想之患"而精神得养，而精神宁静、乐观，则百脉通畅，机体自然健旺。②调气机，以养周身。以呼吸协同动作，气沉丹田，激发内气营运于身。肺主气司呼吸，肾主纳气，为元气之根，张景岳云："上气海在膻中，下气海在丹田，而肺肾两脏所以为阴阳生息之根本"（《类经·营卫三焦》）。肺、肾协同，则呼吸细、匀、长、缓。腹式呼吸不仅可增强和改善肺的通气功能，而且可益肾而固护元气。丹田气充，则鼓荡内气周流全身，脏腑、皮肉皆得其养。③动形体，以行气血。以意领气，以气运身，内气发于丹田，通过旋腰转脊的动作带动全身，即所谓"以腰为轴""一动无有不动"，气经任、督、带、冲诸经脉，上行于肩、臂、肘、腕，下行于胯、膝、踝以至于手足四末，周流全身之后，气复归于丹田，故周身肌肉、筋骨、关节、四肢百骸均得到锻炼。

太极拳的功法要点如下：①神静，意导。要始终保持神静，全神贯注。②含胸拔背，气沉丹田。含胸，即胸略内收而不挺直；拔背，即指脊背的伸展。能含胸则自能拔背，使气沉于丹田。③沉肩坠肘，身体放松。上要沉肩坠肘，下要松胯舒腰。体松则经脉畅达，气血周流。④全身谐调，浑然一体。练功者根在于脚，发于腿，主宰于腰，形于手指，只有手、足、腰协调一致，浑然一体，方可上下相随，流畅自然。外动于形，内动于气，神为主帅，身为驱使，内外相合，则能达到意到、形到、气到的效果。⑤以腰为轴。腰宜松并正直，腰松则两腿有力，正直则重心稳固。太极拳中，腰是各种动作的中轴，应始终保持中正直立，虚实变化皆由腰转动。⑥动作连续自如、轻柔自然。动作连续，则气流通畅；轻柔自然，则意气相合，百脉周流。

太极拳的流派很多，各有特点。目前比较流行的是"简化太极拳"，俗称"太极二十四式"，其各式名称为：①起势；②左右野马分鬃；③白鹤亮翅；④左右搂膝拗步；⑤手挥琵琶；⑥左右倒卷肱；⑦左揽雀尾；⑧右揽雀尾；⑨单鞭；⑩云手；⑪单鞭；⑫高探马；⑬右蹬脚；⑭双峰贯耳；⑮转身左蹬脚；⑯左下势独立；⑰右下势独立；⑱左右穿梭；⑲海底针；⑳闪通臂；㉑转身搬拦捶；㉒如封似闭；㉓十字手；㉔收势。

（三）"八段锦"功法

"八段锦"是由八种不同动作组成的健身术，故名"八段"。因为这种健身功法可以强身益寿，祛病除疾，其效果甚佳，有如展示给人们一幅绚丽多彩的锦缎，故称为"锦"。"八段锦"已有八百多年历史，是我国民间广泛流传的一种健身术。早在南宋时期，即已有"八段锦"专著，明代以后，在冷谦的《修龄要》、高濂的《遵生八签》等书中，都有"八段锦"的内容，清代的潘霞在其所著的《卫生要求》中，将"八段锦"改编为"十二段锦"。此外，尚有"文八段"（坐式）和"武八段"（立式）等不同形式。由于"八段锦"不受环境场地限制，随时随地可做，术式简单，易记易学，运动量适中，老少皆宜，强身益寿作用显著，故一直流传至今。

"八段锦"的练功要领如下：①呼吸要采用腹式呼吸，做到自然、平稳、均匀。②注意力集中于脐，意守丹田。③全身放松，用力轻缓，柔刚结合。

（四）"易筋经"功法

"易筋经"功法多是伸腰踢腿等通血脉、利筋骨的动作和仿效古代的各种劳动姿势。相传"易筋经"是中国佛教禅宗的创始者菩提达摩传授的。梁武帝时，达摩北渡到了河南嵩山少林寺，向弟子们传授了"易筋经"。后来逐渐流传开来，自唐以后，历代养生书中多有记载，成为民间广为流传的健身术。

"易筋经"功法以形体屈伸、俯仰、扭转为特点。对于青少年来说，"易筋经"功法可以纠正身体的不良姿态，促进肌肉、骨骼的生长发育；对于年老体弱者来讲，经常练"易筋经"功法，可以防止老年性肌肉萎缩，促进血液循环，调整和加强全身的营养和吸收。

"易筋经"的练功要领如下：①精神清静，意守丹田。②舌抵上腭，呼吸匀缓，用腹式呼吸。③松静结合，刚柔相济，身体自然放松，动随意行，意随气行。④用力时应使肌肉逐渐收缩，达到紧张状态，然后缓缓放松。

第九章
中医房事养生

房事，即性行为，是人类的生理本能，是人类生活中的一种最普遍的行为，是人的正常生活需要。"食色，性也"，孟老夫子几千年以前就一语道破了性与饮食一样，是人类的自然本性的道理。房事养生是中医养生文化的特色内容之一。

第一节　中国古代的性文化

中国古代的性文化是在长期生活中，中华民族形成的性观念、习俗、行为以及有关性的知识、道德规范和诸般社会体制等。

性崇拜是原始人性爱意识的朦胧体现。性崇拜包括了生殖器官崇拜、性交崇拜等内容，它通过对性的歌颂、顶礼膜拜等行为表现出来。我国有着悠久的性文化传统，这在性崇拜、婚姻制度、性观念、性风俗、房中术、性文艺、性医学以及宗教中的某些内容等方面，历史上都有深刻的痕迹。属于古代医学分支之一的中国古代房中术，远在2000多年前的秦代前后即已基本成型，其学科内容已相当于今日的性学。

性兴趣是全人类所共有的，但是中国古人在这方面除了有开放的、孜孜以求的一面外，还有比较含蓄、隐讳、藏而不露的特点，即对性问题讲究"含而不露""盖而不彰"，这既和东方人的品情、禀赋有关，也和古人认为性是淫秽不洁之物的观念有关，《诗经》云："中媾之言，不可道也，言之羞也"，就是这种观念的反映。在性文物中，有不少外藏内露的东西，表面上是很普遍的人物或果品图形，但它的背面，底部或内部则是赤裸裸的性交，由此既可见古人对性生活的关注与兴趣，又可以看到古人的巧思和心理上的微妙感应。

人们性行为的主要功能，不外乎生理需要、心理需要和生育需要三点。在婚姻关系中，古人不论如何片面地强调性的生育功能，不管如何受性压迫和性禁锢的影响，以遮掩性的最主要的目的和功能，都不能改变男女之间性的快乐总是作为一条主线客观地存在着、发展着这一事实。

第二节　中国古代的房事养生之道

我国是最早强调房事养生的国家，古人许多深刻而独到的见解，至今仍对健身益寿具有指导意义。

一、房事养生，饮食为重

中医养生学认为，饮食的恰当与否，对人体的性功能有重要影响，古人云："嗜食醇酒厚味，酿生湿热，流注下焦，扰动精室，则遗精。嗜食辣肥甘，损伤脾胃，运化失常，湿热下注致阳事不举"，这里的遗精、阳事不举均是饮食物不当所产生的性功能障碍。所以，为了保护性功能的正常，一定要注意饮食的宜忌：一是忌肥甘厚味。这是因为，肥腻之物，易伤脾胃；而脾胃运化失常，可导致精气不足，精亏血少，体虚气弱，可致性欲减退。此外，过食油腻，脾胃运化艰难，酿生湿热，能流注下焦，扰动精室，可引起遗精、早泄；若流注宗筋则生阳痿。二是忌食太咸。因为咸味先入肾，适度的咸味养肾，但食咸太多则伤肾，因此饮食上宜清淡，多吃一些富有营养、补肾益精的清淡食品，如植物油、蔬菜、豆类、粗粮、肝脏、禽蛋、鱼类、花生、芝麻等。三是忌食寒凉。因为寒凉食品，令肾阳不足，肾阳虚衰，命门火衰，可致精少阴冷，性功能衰退，祖国医学认为："性凉，多食损元阳，损房事"，现已发现，菱角、茭白、海松子、兔肉、猫肉、猪脑、羊脑、水獭肉、粗棉籽油等，对性功能不利，常吃会出现性功能减退或精子减少、阳痿等，如《本草从新》说：猪脑"损男子阳道"。《日华本草》说：水獭肉"消男子阳气，不宜多食"。《随息居饮食谱》说：獭肉"多食消男子阳气"，因此，对以上食物，有性功能障碍的人应该禁食，性功能正常的也宜少食。四是忌偏食。因为偏食可导致某些营养物质的缺乏，使肾精不足，男子精子缺乏而导致不育。现代研究发现，精子的含锌量高在0.2%，若机体含锌量不足，可导致性功能下降，甚至不育，如肉类、鱼类、动物内脏含较多的胆固醇，可使体内雄性激素水平升高，有利于精子量增加，但一些人怕胆固醇升高易发生冠心病，故不敢多吃这些食物，从而导致性功能减退。

二、节欲保精，切勿放纵

房事养生应从以下几个方面着手进行。首先要做到行房有度。所谓有度，即适度，就是说不能恣其情欲，漫无节制。古代养生家认为，男女房事，实乃交换阴阳之气，只要行之有度，对双方都有益处，《素女经》认为："人年二十者，四日一泄；年三十者，八日一泄；年四十者，十六日一泄；年五十者，二十一日一泄；年六十者，即当闭精，勿复更泄也，若体力犹壮者，一月一泄。凡人气力自相有强盛过人者，亦不可抑忍；久而不泄，致痈疽。若年过六十，而有数旬不得交接，意中平平者，可闭精勿泄也。"孙思邈还指出："人年四十以下，多有放恣"，若不加节制，"倍力行房，不过半年，精髓枯竭，唯向死近，少年极须慎之"。现代医学认为，行房次数适度的掌握，并没有统一标准和规定的限制，可根据性生活的个体差异，灵活掌握，区别对待。新婚初期，或夫妻久别重逢的最初几日，可能行房次数较频，而经常在一起生活的青壮年夫妇，每周1～2次正常的房事不会影响身体健康。行房一般以第二天不感到疲劳为适度，如果出现腰酸背痛、疲乏无力、工作效率低，说明纵欲过度，应当调整节制。

　　"欲不可纵"，是中医养生的基本要点。节欲保精有重大意义，首先，节欲保精是抗衰防老的重要一环，《养性延命录》说："壮而声色有节者，强而寿"。《金匮要略》说："房事勿令竭乏，……不遗形体有衰，病则无由入其腠理。"孙思邈指出："所以善摄生者，凡觉阳事辄盛，必谨而抑之，不可纵心竭意以自贼也。"肾为先天之本，肾精充足，五脏六腑皆旺，抗病能力强，身体强壮，则健康长寿，反之，肾精匮乏，则五脏衰虚，多病早夭。特别需要强调的是，节欲保精对于中老年尤为重要，孙思邈说："六十者闭精勿泄"，"若一度制得，则一度火灭，一度增油。若不能制，纵情施泄，即是膏火将灭，更去其油，可不深自防"。其次，节欲保精有益于优生。张景岳指出："凡寡欲而得之男女，贵而寿；多欲而得之男女，浊而夭。"孙思邈指出："胎产之道，始求于子，求子之法，男子贵在清心寡欲以养其精，女子应平心定志以养其血。"明代万全亦说："男子以精为主，女子以血为主，阳精溢泻而不竭，阴血时下而不愆，阴阳交畅，精血合凝，胚胎结合而生育滋矣。"房事不节对健康危害较大，在临床上，房事过度的人常常出现腰膝酸软，头晕耳鸣，健忘乏力，面色晦暗，小便频数，男子阳痿、遗精、滑精，女子月经不调、宫冷带下等症状。临床常见的冠心病、高血压性心脏病、风心病、肺结核、慢性肝炎、慢性肾炎等，经治疗症状基本消失后，常因房事不节或遗精频繁，而使病情反复发作。现代医学研究认为，失精过多，雄、雌激素亏损，人体免疫功能减退，人体组织蛋白形成能力低下，血循环不畅，内分泌失调，代谢率降低等，不仅造成身体虚弱，而且容易引起疾病。在封建社会里，历代皇帝，贵族大臣，妻妾成群，生活放荡糜烂，虽然他们每天山珍海味，美酒佳肴，但到头来多是恶疾缠身，早亡夭折。据历史资料统计，凡能查出生卒年龄的封建皇帝209人，平均寿命仅有39岁。现代医学研究认为，精液中含有大量的前列腺素、蛋白质、锌等重要物质，过频的房事生活会丢失大量与生命有关的重要元素，促使身体多种器官系统发生病理变化而加速衰老。另外，精子和性激素是睾丸产生的，失精过度，可使脑垂体前叶功能降低，同时加重睾丸的负担，并可因"反馈作用"抑制脑垂体前叶的分泌，导致睾丸萎缩，从而加速衰老的进程，这充分说明"纵欲催人老，房劳促短命"的观点是有道理的。其次，要做到晚婚少育。中国古代养生家主张

"欲不可早"，《寿世保元》指出"男子破阳太早，则伤其精气；女子破阴太早，则伤其血脉"，故青少年不可近欲。《三元延寿参赞书》卷1引《书》云："精未通而御女，以通其精，则五体有不满之处，异日有难状之疾"；"未笈之女天癸始至，已近男色，阴气早泄，未完而伤"，这说明早欲影响人的正常生理发育，危害健康，故此，古代养生家早就提出晚婚的主张，《泰定养生主论》中指出："古法以男三十而婚，女二十而嫁，又当观其血色强弱而抑扬之；察其禀性淳漓而权变之，则无旷夫怨女过时之瘵也"，可见，不仅主张晚婚，而且还要查看有无妨碍晚育的疾病，再作决定，这些观点与现代医学的要求是一致的。中医养生文化在提倡晚婚的同时，还提倡晚育，孙思邈在《千金方》中说："字育太早，或童孺而擅气""生子愚痴，多病短寿"，可见，早婚早育不仅会耗损男女本身的精血，损害身体健康，而且会为下一代带来隐患。

三、两情相悦，谨遵禁忌

古人将房事之道简要归纳为"五字诀"，即"嬉、静、缓、采、忌"，主张男女在房事之前，要相互培养情感，力求心情平静，勿急于求成，做到以和为贵、从容安徐、吐纳呼吸、服食玉浆等。关于房事，《黄帝内经》里说："能知七损八益，则二者可调，不知用此，则早衰之节也"。什么叫"七损八益"呢？关于七损，《天下至道谈》说得很清楚："一曰闭，二曰泄，三曰竭，四曰勿，五曰烦，六曰绝，七曰费"。"八益"指的是寓气功导引于两性交媾活动中，《天下至道谈》又写道："一曰治气，二曰致沫，三曰知时，四曰蓄气，五曰和沫，六曰积气，七曰持赢，八曰定顷"，由上可知，这里所说的"七损八益"对维护男女身心健康，减少妇女疾病，乃至下一代的优生优育，都有着积极的意义。

日常生活中，要特别注意房事禁忌，即在交接时，既忌"天"，又忌"人"。"御女之法，交会当避……大风、大雨、大寒、大暑、雷电霹雳……若御女者，则损人神"（《房中补益》）。古人还主张按"春生、夏长、秋收、冬藏"之规律，适时施泻："春主温，可十日一泻；夏炎，一月一泻；秋凉，半月一泻；冬寒，闭经不泻"，按天时、季节定时施泻，是适宜于中老年养生的一种良好方法。阴阳合气，要讲究"人和"，选择双方最佳状态，人的生理状态受生活习惯、情志变化、疾病调治等方面的直接影响，女性还有胎、产、经、带等生理特点，在某些情况下不宜行房：①醉莫入房。一般认为酒对性兴奋有促进作用，故有"酒是色媒人"之说，但切勿饮酒过量行房，更不能用酒刺激性欲。《千金要方·道林养性》说："醉不可以接房"。《三元延寿参赞书》亦说"大醉入房，气竭肝伤，丈夫则精液衰少，阳痿不起，女子则月事衰微，恶血淹留"，可见，醉酒入房害处无穷。②七情劳伤禁欲。当人的情志发生剧烈变化时，常使气机失常，脏腑功能失调，在这种情况下，应舒畅情志，调理气血，不应借房事求得心理平衡。七情过极，再行房事，不仅易引起本身疾病，如果受孕还可能影响胎儿的生长、发育。《千金要方·房中补益》指出："人有所怒，气血未定，因以交合，令人发痈疽……运行疲乏来入房，为五劳虚损，少子"。《三元延寿参赞书》说："恐惧中入房，阴阳偏虚，发厥自汗盗汗，积而成劳"。③切忌强合。中医养生家早就指出："欲不可强"，所谓"强"，即勉强，性生活是双方的事，任何一方都不宜勉强。强行合房违反了顺乎自然的法则，不可避免地会带来不良后果。在两性生活中，不顾体力和情感，勉强行房，只会给男女间的关系带来不良影响，给身体造成危害。《三元延寿参赞书》说："强力入房则精耗，精耗则肾伤，肾伤则髓气内枯，腰痛不能俯仰"，"体瘦尫羸、惊悸、梦泄、遗沥、便泄、阳痿、小腹里急、面黑耳聋"。④病期慎欲。患病期间，人体正气全力与邪气做斗争，若行房，必然损伤正气，加重病情。病后康复阶段，精虚气扇，元气未复，急需静心休养。若行房耗精，则正气更难复原，轻者旧疾复发，重者甚或丧命。⑤妇女房事禁忌。古代医家和养生家对妇女提出了具体的房中保健要求：第一，经期禁欲。《千金要方·房中补益》指出："妇人月事未绝而与交合，令人成病"。在月经期性交，易引起痛经、月经不调、子宫糜烂、输卵管炎、盆腔感染，或宫颈癌等多种疾病。第二，孕期早晚两个阶段禁欲。妇女在怀孕期间，对房事生活必须谨慎从事，严守禁忌，尤其是妊娠前三个月和后三个月内要避免性生活。早期房事易引起流产，晚期房事易引起早产和感染，《保产要录》指出："两月内，不露怒，少劳碌，禁淫欲，终身无病。"明代妇科医家万全亦指出："孕而多堕者，男子贪淫纵情，女子好欲性偏。"《傅青主女科》又进一步指出："大凡妇人怀妊也，赖肾水荫胎，水源不足，则水易沸腾，加之久战不已，则火为大劫，再至兴酣癫狂，精为大泄，则肾水溢涸，而龙雷相火益炽，水火两病，胎不能固而堕矣。"孕期妇女需要集中全身精血育养胎儿，房事最易耗散阴精，若不善自珍摄，则母体多病，胎儿亦难保全。第三，产期百日内禁欲。孕妇产后，百脉空虚，体质虚弱，抵抗力低下，需要较长时间的补养调理，才能恢复健康，同时，产褥期恶露未净，若再房事，更伤精血，邪气乘虚而入，引起多种疾病。孙思邈在《千金要方·妇人方》中明确指出："凡产后满百日，乃可合会，不尔至死，虚羸百病滋长，慎之。凡妇人皆患风气脐下虚冷，莫不由此早行房故也。"第四，哺乳期内当节欲。在哺乳期内，喂养幼儿需要大量营养价值高的母乳，乳汁乃母体气血所化，若用劳损伤，气血生化之源不足，则乳汁质量下降，影响婴儿的正常发育，还可引起软骨病、疳积、贫血等病症。所以，孙思邈指出："毋新房以乳儿，令儿羸瘦，交胫不行"，特别是"其母遇醉及房劳喘后乳儿最剧，能杀儿也"（《千金要方·少小婴孺方上》）。

第三节　强肾功法

下面介绍几种简单易行，效果显著，不易出偏差的功法。

（1）叩齿咽津翕周法。每日早晨起床后叩齿100次，然后舌舔上腭及舌下、齿龈，含津液满口，频频咽下，意送至丹田。翕周即收缩肛门，吸气时将肛门收紧，呼气时放松，一收一松为一次，连续做50次。此法有滋阴降火、固齿益精、补肾壮腰的作用，能预防性功能衰退。

（2）按摩下肢涌泉法。取坐位，双手搓热后，双手掌分别紧贴脚面，从趾跟处沿踝关节至三阴交一线，往返摩擦20～30次，然后用手掌分别搓涌泉穴100次，摩擦时，意守涌泉穴，手势略有节奏感。本法有交通心肾、引火归元之功，对心肾不交引起的失眠、遗精等症有较好的防治效果。

（3）双掌摩腰法。取坐位，两手掌贴于肾俞穴，中指正对命门穴，意守命门，双掌从上向下摩擦40～100次，使局部有温热感。此法有温肾摄精之效，对男子遗精、阳痿、早泄，女子虚寒带下、月经不调等，均有较好的防治作用。

（4）壮阳固精法（仅用于中老年男子）。①兜阴囊：取半仰卧位。将双手搓热后，以一手扶小腹，另一手将阴囊上下兜动，连续做60～100次，然后换手也做60～100次。②拿睾丸：一手扶小腹，另一手抓拿睾丸，一抓一放为一次，连续做60～100次，然后换手，以同样方法再做一次。③提阳根：一手掌面紧贴丹田，另一手握阴茎和睾丸向上、下、左、右提拉各30次，然后换手再做一次。④壮神鞭：两手掌夹持阴茎，逐次加力，来回搓动100～200次。做功时不要憋气，要放松肌肉，意念部位，切忌胡思乱想。此功法有壮阳、补肾、固精作用。

（5）培元固本法（仅用于女子）。取坐位或仰卧位。①揉乳房：两手同时揉乳房，正反方向各30～50圈，再左右与上下各揉30～50次。②抓乳房：两手交叉，用手指抓拿乳房，一抓一放为一次，可做30～50次。③捏乳头：两手同时提住乳头，以不痛为度，一捏一放为一次，连续做30～50次。④拉乳头：两手同时将乳头向前拉长，然后松回，一拉一松为一次，可连续做30～50次。此功法对女性有滋补肝肾，培补元气，调节功能，促进发育之功效。久练可调节内分泌，提高免疫功能和抗病能力，增强性功能，延缓衰老。

（6）疏通任督法。取半仰卧位。①点神阙：一手扶小腹，另一手中指点按在神阙穴上，默数60个数，然后换手再做一次。②搓尾闾：一只手扶小腹，另一手握尾闾30～50次，然后换手再重做30～50次。③揉会阴：一只手或双手重叠扶在阴部，手指按在会阴穴上，正反方向各揉按30～50次。④揉小腹：双手重叠，在小腹部正反方向各揉按30～50圈。此功法温运疏通任督，培补元气，燮理阴阳，久练可有疏通经络、滋阴补肾，调节任督冲带等脉的功能，对前列腺炎、泌尿结石、子宫疾患有良好的防治功效。

第十章

中医精神养生

中医学认为，人体生病，除外感六淫外，还有内伤七情等与精神因素有关，人体生理功能与精神活动是密切相关的。神是生命活动的主宰，能够统帅人体脏腑组织的功能活动。精神因素可以直接影响脏腑阴阳气血的功能活动。精神养生在防治心身疾病方面，有着重要的意义。

第一节　中医精神养生的概念

在中医文献中，精神养生被称为"摄神""养神""调神"。中医精神养生是通过调节人的精神情志等活动来保护和增强人的心理健康，达到形神统一、祛病延年目的的养生方法。

《黄帝内经》所描述的精神活动的过程，分为两类：一是神、魂、魄、意、志，是生命本能具备的精神活动，比如基本的感觉、意识、觅食、进食、平衡、排便等；二是思、虑、智，是人类所具有的思维活动。人与其他动物不一样的地方，就是有主观能动的思考和思维，这种思考和思维的最高境界就是智慧，而智慧的应验就表现在能够主动地顺应自然、社会规律，而获得幸福、美满、快乐、健康圆满的人生，"故智者之养生也，必顺四时而适寒暑，和喜怒而安居处，节阴阳而调刚柔，如是则避邪不至，长生久视"。中医脏腑学说对精神活动的分类如下：①"心藏脉，脉舍神"—"神"由心所主——心藏神；②"肝藏血，血舍魂"—"魂"由肝所主——肝藏魂；③"肺藏气，气舍魄"—"魄"由肺所主——肺藏魄；④"脾藏营，营舍意"—"意"由脾所主——脾藏意；⑤"肾藏精，精舍志"—"志"由肾所主——肾藏志。

《素问·上古天真论》指出："恬淡虚无，真气从之，精神内守，病安从来"——这是中医精神养生的总体原则，要求人们的思想、思维活动处于一种恬适、淡泊、虚静、安详的纯真境界，精神活动内敛、内守，获得心理安定的状态。只有这样才能顺乎自然，精气充盛，五脏协调，达到百病不生的健康养生目的。

第一，精神养生的指导思想，是建立在尊重生命的基础之上的。恬淡虚无的养生原则，不是对任何事情都漠不关心，而是以尊重生命、珍惜生命为前提的，也就是说，精神养生活动只有建立在尊重生命之上，恬淡虚无才有真正的意义。

第二，精神养生要顺乎自然。"物竞天择，适者生存"，这里的"适者"，就是能够顺应"天道"，即顺应自然规律的人和一切事物。养生中，人们应当做到与天和谐，与地和谐，与人和谐。

第二节 中医精神养生的具体方法

一、清静养神

首先，清静养神要做到少私寡欲。少私，是指减少私心杂念；寡欲，是减低对名利和物质追求的欲望。老子在《道德经·道经》中指出："见素抱朴，少私寡欲"。《素问·上古天真论》主张"志闲而少欲"。若能心无妄想，"薄名利""禁声色""廉货财""损滋味""除佞妄""去嫉妒"（《抱朴子·养生论》），或"少思、少念、少欲、少事、少语、少笑、少愁、少乐、少喜、少怒"（《千金要方·养性·道林养性》），常知足，少贪求，无杂念忧患，无嗔怒之心，正确对待个人的利害得失，人就能减轻精神负担，心胸开阔，襟怀坦荡，从而保持心神的清静内守，促进身心健康，孙思邈说得好："不以事累意，不临时俗之仪，淡然无为，神气自满，以此为不死之药"（《千金翼方·养性·养性禁忌》）。

二、情志中和

情志中和，系指人的情志活动，应该保持安和适中，情感的发泄也要有节、有度、不宜太过，要求人们的思想感情活动尽量保持平和。情志太过而未持中和，使脏腑阴阳气血受损，不但会诱发疾病，甚至还会引起各种疑难重病，《素问·疏五过论》说："暴怒伤阴，暴喜伤阳"，《灵枢·本神》还说："悲哀动中者，竭绝而失生""愁忧者，气闭塞而不行""恐惧者，神荡惮而不收""喜乐无极则伤魄，魄伤则狂，狂者意不存人"。

三、养性移情

所谓"性"，是指人的性格和情操。"养性"除了加强自身的道德修养外，还可以通过有益于身心健康的各种文化娱乐活动，来怡养心性，陶冶性情，历代养生家都十分重视和提倡培养健康、高雅的兴趣爱好。"移情"是指在工作、学习、生活中，要善于调节情志，勇于自我调解，可以通过适当发泄或积极转移情绪，使情志活动不至于太过，以保持良好的精神状态，常用的移情方法有自慰法、意控法、宣泄法、转移法、升华法等。

四、愉悦自得

愉，即愉快；悦，即喜悦。愉悦自得，就是常性情开朗，怀乐意，保持乐观的精神状态，使自己能在不良因素的刺激面前，做到神愉而不恼，心悦而不烦。一切忧愁烦恼大多是来自对某些欲望和需求的不知足，贪得无厌造成的，特别是常去与别人攀比，弄得自己心神不安，气愤难平，所以，要保持乐观开朗的心情，必须具有"知足常乐"的理念。只要自己在工作岗位上不断充实提高自己，竭尽努力，问心无愧，就当随遇而安，宠辱不惊，愉悦自得。

五、适时调神

适时调神，即顺应年月日阴阳之气的自然变化规律，有意识地调养自己的精神活动。

中医学认为，四时气候的变化对人的神志活动有着很大的影响，摄养精神也要根据四时变化的特点，做出适当的调整，比如在春天，阳气生发，万物复苏，生机盎然，人的精神活动也要顺其生机，舒展条达，乐观开朗，犹如《素问·四气调神论》指出的：在春季应该"以使志生，生而勿杀，予而勿夺，赏而勿罚"。夏天，阳气最盛，万物繁茂，这时人的精神情志活动应该活跃、旺盛而饱满，犹如《素问·四气调神论》指出的：在夏季应该"使志无怒，使华英成秀，使气得泄，若所爱在外"。秋天，万物成实，阳气渐收，阴气渐长，肃杀之气降临，景物萧条，人的精神活动应该随之收敛，保持安定平静，犹如《素问·四气调神论》指出的：在秋季应该"收敛神气""无外其志"。冬天，阳气潜藏，阴气最旺，寒气凛冽，万物生机闭藏，人的精神情志活动也要顺其闭藏之气，内伏而不外露，犹如《素问·四气调神论》指出的：在冬季应该"使志若伏若匿，若有私意，若已有得"，不可轻易耗泄。另外，与四时调摄同理，每日的调神，顺应一日阴阳的变化规律，早上及上午阳气旺盛，故人的精神宜振奋向外，拼搏奋斗；暮晚阴气旺盛，阳气收敛，则人宜休整静息，安眠入睡。

第三节　中医精神养生的注意事项

中医精神养生，一定要在遵纪守法的前提下，按照中医学基本理论，规范、有序地进行，切不可盲目行事，否则，或走火入魔，或被不法者欺骗。

一、精神养生要树立正确的人生态度

（1）心存善良，道德高尚；
（2）尊重人生，爱惜生命；

（3）心态阳光，上善若水；

（4）勤于学习，善于思考；

（5）淡泊名利，务实为要；

（6）成不骄傲，败不气馁；

（7）知行合一，贵在持久。

二、精神养生要把握好"度"

（1）行方与智圆。"行方智圆"一词，出自明·李中梓《医宗必读》，是讲为医者应该具备的两种素质。行方，是指医生的道德责任心要强，而且要有精湛的医疗技术，辨证施治要中规中矩，要讲究原则。智圆，是指医生在具体施术时，应该根据临床的具体情况，灵活使用中医的适宜技术，使所用技术恰到好处地适用于病情，这是一种智慧的圆融。这种行方智圆说，被后世引申为指导人生的基本准则。现今对"行方"的要求是，做人要坚守大的原则和道德准则，要有骨气和品格，要有个性，能以不变应万变。现今对"智圆"的要求是，做人做事要圆融，手段要灵活，能随机应变。"方"是做人的准则，"圆"是处世之道，方圆必须结合，缺一不可，我们应该把握好这个"度"，正确处理各种矛盾。

（2）利他与利己。在社会生活中，人们随时会碰到利他与利己的关系问题，这就要根据当时、当地的具体情况，权衡轻重，追求效果最佳化，力求双赢。

（3）进取与后退。四川青城山天师洞（又名"常道观"）里面有一副很有名的对联。上联是：事在人为，休道万般皆是命；下联是：境由心造，退后一步自然宽。这副对联的上联鼓励人们积极进取，不能轻信命运的安排，而下联告诉我们如何看待事物的"境"，这是由人们的心态决定的。实际上，当人们碰壁、面对不顺心的状况的时候，应该换个角度去思考，何不后退一步？后退可以使人的视野开阔，可以站得更高，看得更远，有时更有利于前进。当然，何时当进，进到什么程度？何时当退，退到什么程度？要做到"审时度势，通常达变"，即要根据具体的时间、地点、条件，坚持正确的方向，适时、适度地进、退，以求得事业的成功，家庭的幸福，心理的稳定、平衡、健康。

第十一章

规范行为的养生方法

行为是指劳作、休息、体育锻炼、练功、房事等动态的行为动作。行为养生是指以规范这些行为动作为核心内容的养生方法。

第一节　顺时起居，作息有常

中医养生要求起居有常，即起卧作息有规律。《黄帝内经》告诫人们，如果"起居无节"便将"半百而衰也"。《素问·生气通天论》说："起居如惊，神气乃浮。"葛洪在《抱朴子·极言》中指出："定息失时，伤也。"现代研究认为，人体进入成熟以后，随着年龄的增长，身体的形态、结构及其功能就会逐渐出现适应能力减退、抵抗能力下降、发病率增加等退行性变化，即所谓老化。老化是一个比较漫长的过程，衰老是老化的结果，多发生在老化过程的后期。

在身体内，有规律的生活作息能使大脑皮层的调节活动形成有节律的条件反射系统，这是健康长寿的必要条件。睡眠是最主要的休息方式，睡眠的作用可概括为五个方面：一是消除疲劳。睡眠是消除身体疲劳的主要形式。睡眠时，人体精气神皆内守于五脏，五体安舒，气血和调，体温、心率、血压下降，呼吸次数减少，代谢率降低，体力得以恢复。二是保护大脑。大脑在睡眠状态中耗氧量大大减少，利于脑细胞能量贮存，可以恢复精力。睡眠不足者，表现为烦躁、激动或精神萎靡、注意力分散、记忆减退等症状。三是增强免疫力。人在睡眠时能产生更多的抗原抗体，增强机体抵抗力。睡眠还使各组织器官自我修复加快。现代医学常常把睡眠作为一种治疗手段，用来医治顽固性疼痛及精神病等。四是促进发育。睡眠与儿童生长发育密切相关。婴幼儿在出生后相当长时期内，大脑继续发育，需要更多的睡眠。儿童生长速度在睡眠状态下增快。五是利于美容。熟睡可使人的皮肤光滑、眼睛有神、面容滋润，而睡眠不足则会使人颜面憔悴、毛发枯槁、皮肤出现皱纹。

中医运用阴阳变化、营卫运行、心神活动来解释睡眠过程，形成了独具特色的睡眠理论，其主要内容包括：①昼夜阴阳消长决定人体寤寐。由于天体日月的运转，自然界处于阴阳消长变化中，最突出的表现就是昼夜交替出现。人体阴阳之气也随昼夜而消长变化，于是就有了寤和寐的交替。寤属阳，为阳气所主；寐属阴，为阴气所主，正如《灵枢·营卫生会》言："日入阳尽而阴受气矣，夜半而大会，万民皆卧，命曰合阴；平旦阴尽而阳受气，如是无已，与天地同纪。"《灵枢·口问》又进一步解释说：夜半"阳气尽，阴气盛，则目瞑"；白昼"阴气尽而阳气盛，则寤矣"。②营卫运行是睡眠的生理基础。人的寤寐变化以人体营卫气的运行为基础。《灵枢·卫气行》说："卫气一日一夜五十周于身，昼行于阳二十五周，夜行于阴二十五周。"《灵枢·营卫生会》也说："卫气行于阴二十五度，行于阳二十五度，分为昼夜，故气至阳而起，至阴而止。"《灵枢·天年》说："营卫之行，不失其常，故昼精而夜瞑。"③心神是睡眠与觉醒的主宰。寤与寐是以形体动静为主要特征区分的，形体的动静受心神的指使，寐与寤以心神为主宰，神静则寐，神动则寤。心安志舒则易寐，情志过极则难寐，张景岳在《景岳全书·不寐》中指出："寐本乎阴，神其主也。"

每人的生理睡眠时间需求，根据不同的年龄、性别、体质、性格、环境因素等而变化，一般而言，年龄越小，所需睡眠时间越长，睡眠次数也越多。婴幼儿无论是大脑还是身体都未成熟，青少年的身体还在继续发育，因此他们需要较多睡眠时间，老年人气血阴阳俱亏，"营气衰少而卫气内伐"，故有"昼不精，夜不瞑"少寐的现象，但是这并不等于老年人生理睡眠需求减少，相反，由于睡眠深度变浅，质量降低，老年人反而应当增加休息时间，古代养生家认为"少寐乃老人大患"，《古今嘉言》认为老年人宜"遇有睡思则就枕"。睡眠时间多少还与性别有关，通常女性比男性平均睡眠时间长，这可能与性激素分泌差异有关。睡眠是养生所必需，但多睡也不符合养生要求。过多睡眠和恋床可造成大脑皮层抑制，使大脑细胞缺氧。看睡眠是否充足，除了量的要求外，更主要的还有质的要求。现代科学将睡眠按深度分为四期：Ⅰ入睡期，Ⅱ浅睡期，Ⅲ中等深度睡眠期，Ⅳ深度睡眠期。Ⅰ、Ⅱ期易被唤醒，Ⅲ、Ⅳ期处于熟睡状态。睡眠又可分为两种，即慢波睡眠和快波睡眠。开始入睡是慢波睡眠，大约持续90分钟左右，然后转入快波睡眠持续15～30分钟，睡眠过程是两种状态交替进行的，二者交替一次，即称一个睡眠周期，一夜大约有四五个周期。

实际生活中，可用以下标准检验睡眠质量的高低：①入睡快。上床后5～15分钟进入睡眠状态。②睡眠深。睡中呼吸匀长，无鼾声，不易惊醒。③无起夜。睡中梦少，无梦惊现象，起夜次数少。④起床快。早晨醒来身体轻盈，精神好。⑤白天不困倦。头脑清晰，工作效率高。

良好的睡眠习惯，是提高睡眠质量的重要保证。每天于子时、午时入睡的"子午觉"，是古人重要的睡眠养生法之一。中医认为，子午之时，阴阳交接，极盛极衰，体内气血阴阳极不平衡，必须静卧，以候气复。子午之时睡眠的质量和效率都比较好，符合养生道理。现代研究也发现，每天的0点至4点，机体各器官功能降至最低；12点至下午1点，是人体交感神经最疲劳的时间。老年人睡"子午觉"可降低心、脑血管病的发病率。

要保证好的睡眠，就要预防失眠。失眠，中医称为"不寐"，是指睡眠时间不足或质量差。中医认为失眠的基本病机是"脏腑不和，阴阳失交"。具体分析，原因有四：一是起居失常，晨昏颠倒，生活不规律，劳逸失度，破坏了睡眠节律；二是心理因素，中医称为情志过极，包括过度紧张、忧虑、恼怒、恐惧、抑郁、大怒大喜或激动悲伤；三是身体因素，主要指来自身体内部的生理、病理刺激，如过饥、过饱、腑实便秘、疼痛、瘙痒、呼吸障碍等；四是环境因素，包括噪声骚扰、空气污染、蚊蝇叮咬、强光刺激、大寒大热以及地域时差变化等不良因素。

防治失眠的方法可概括为病因防治、心理防治、体育防治、食物防治、药物防治、气功防治、针灸按摩防治等几类。对于身体因素、起居失常、环境因素等造成的失眠，可采用病因疗法，即消除失眠诱因；对身患疾病而失眠的病人，应当首先治疗原发病，再纠正继发性失眠。平素多加强精神修养，遇事乐观超脱，不过分追求名利，是避免情志过极失眠的良方。青年人应学会驾驭自己的情感，老年人要学会培养积极向上的生活方式。体育锻炼也是治疗失眠的好方法，一般可在睡前2小时左右，选择一些适宜项目进行锻炼，以身体出微汗为度。按揉双侧内关穴、神门穴、足三里穴、三阴交穴以及涌泉穴等，可达催眠目的。药物也是治疗失眠的重要途径，安眠药偶尔、短期服用效果较好。失眠者可适当服用如蜂蜜、桂圆、牛奶、大枣、木耳等有益睡眠的食物，还可配合药膳保健。改善睡眠的药膳种类很多，可根据人的体质和症状辨证选择，常用药膳有：茯苓饼、银耳羹、百合粥、莲子粥、山药牛奶羹、黄酒核桃泥、芝麻糖、土豆蜜膏等。

我国古人把睡眠经验总结为"睡眠十忌"：一忌仰卧，二忌忧虑，三忌睡前恼怒，四忌睡前进食，五忌睡卧言语，六忌睡卧对灯光，七忌睡时张口，八忌夜卧覆首，九忌卧处当风，十忌睡卧对炉火。总起来说，睡眠要注意以下问题：

第一，卧向姿势，谨遵阴阳。有这样几种观点：①按四时阴阳定卧向。《千金要方·道林养性》说："凡人卧，春夏向东，秋冬向西"，《老老恒言》引《保生心鉴》："凡卧，春夏首宜向东，秋冬首宜向西"，即认为春夏属阳，头宜朝东卧；秋冬属阴，头宜朝西卧，以合"春夏养阳，秋冬养阴"的原则；②寝卧恒东向。一些养生家主张一年四季头都应恒东向而卧，不因四时变更，《老老恒言》引《记玉藻》："寝恒东首，谓顺生气而卧也"，头为诸阳之会，人体之最上方，气血生发所向，而东方震位主春，能够生发万物之气，故头向东卧，可保证清升浊降，头脑清通；③避免北首而卧。《千金要方·道林养性》提出："头勿北卧，及墙北亦勿安床"，《老老恒言·安寝》也指出："首勿北卧，谓避地气"，北方属水，阴中之阴位，主冬主寒，北首而卧恐阴寒之气直伤人体元阳，损害元神之府。临床调查发现，头北足南而卧的老人，其脑血栓发病率较其他卧向高。国外资料表明，头北足南而卧，易诱发心肌梗死。

第二，要有正确的睡姿。古人有这样一些主张：①常人宜右侧卧。孔子在

《论语》中说："寝不尸""睡不厌屈，觉不厌伸"，意指睡眠以侧曲为好；《千金要方·道林养性》说："屈膝侧卧，益人气力，胜正偃卧"；《道藏·混元经》说："仰面伸足睡，恐失精，故宜侧曲。"侧卧益气活络，仰卧则易造成噩梦，失精和打鼾，俯卧不利于呼吸和心肺血液循环，也有损面部容颜。在侧卧中，中医又提倡右侧卧，《释氏戒律》说："卧为右侧"，《续博物志》说："卧不欲左肋"。古今医家多选择右侧卧为最佳卧姿，这是因为，右侧卧优点在于使心脏在胸腔中受压最小，利于减轻心脏负荷，使心血输出量增多。另外，右侧卧时，肝处于低位，有利于肝血储藏，还有，右侧卧时，胃及十二指肠的出口均在下方，利于胃肠内容物的排空，有利于食物的消化和营养物质的代谢，《老老恒言》说："如食后必欲卧，宜右侧以舒脾气"。②孕妇宜左侧卧。尤其是进入中、晚期妊娠的孕妇，更宜取左侧卧，因为此时大约有80%孕妇的子宫右旋倾斜，使右侧输尿管受压，易产生尿潴留，有致右侧肾盂肾炎倾向。另外，孕妇右侧卧会压迫腹部下腔静脉，影响血液回流，不利于胎儿发育和分娩，而仰卧时，增大的子宫会直接压迫腹部主动脉，使子宫供血量减少而影响胎儿发育。③婴幼儿忌单一睡姿。婴儿不能主动翻身，加之颅骨软嫩，易受压变形，长期单一的一侧睡姿，会造成发育不对称，头和面部五官畸形，因而婴幼儿睡眠时，应在大人的帮助下，每隔1~2小时翻身一次，经常变换体位。④特殊人群的睡姿要视具体情况而定。老年人以右侧卧最好；心衰病人及咳喘发作病人宜取半侧卧或半坐卧；肺病造成的胸腔积液患者，宜取患侧卧位，使胸水位置最低，不妨碍健侧肺的呼吸功能；有瘀血症状的心脏病人，一般不宜取左侧卧或俯卧，以防心脏负荷过大。

第三，要注意环境和卧具的选择。安静的环境是帮助人们入睡的基本条件，《老老恒言》说："就寝即灭灯，目不外眩，则神守其舍"，《云笈七签》说："夜寝燃灯，令人心神不安。"卧室房间应保证光线充足，空气流通，以免潮湿之气、秽浊之气留滞。卧室应常开窗换气，睡觉时也应保留透气窗。卧室内要保证温度湿度相对稳定，室温以20℃左右为宜，湿度以40%左右为宜。卧室内要保持清洁，可置夜间排出一氧化碳少的兰花、荷花、仙人掌等类花草，维持室内的温度湿度，保证空气质量。此外还要选好高低、长短、软硬适度的睡铺、柔软的被子和高矮、软硬适中的枕头。特别要强调的是，使用保健药枕是中医养生的特色，采用碾碎的具有挥发性的中药作枕芯，加工制作而成的枕头，称为药枕。药枕的保健原理在于人体吸收枕内中药不断产生的挥发油，挥发油进入人体的途径有二：一是借头上毛窍孔吸收进入体内，疏通气血，调整阴阳；二是通过鼻腔吸入，经过肺进入体内，"闻香治病"。药枕的使用要遵循辨证的原则，根据不同的年龄、体质、疾病和季节环境变化来辨证处方，对症施枕，如小儿宜选小米枕，老人宜选菊花枕，阴虚火旺体质者宜选绿豆枕、黑豆枕，阳亢体质者宜选夏枯草枕、蚕沙枕，耳鸣耳聋患者可选磁石枕，目暗目花患者可选菊花枕、茶叶和决明子等"明目枕"，神经衰弱者、心脏病患者可选琥珀枕、柏子仁枕。另外，夏季暑热炽盛时，宜选竹茹枕、石膏枕。

第二节 顺时着装，因时而异

服装是御寒防暑、蔽体遮羞、装扮美容的生活必需品。服装的首要功用就是御寒防暑，保护机体免受外邪侵袭，维护机体内外阴阳平衡。衣着适宜，可使人体与外在环境的温度保持相对平衡，维持体内温度的相对稳定。适宜的衣服内气候（人体和衣服之间的空隙被称为衣服内气候），可使人的体温调节中枢处于正常状态，维护温热感，有利于恢复体力。衣服内气候的正常值是：温度（32±1）℃，风速（0.25±0.15）米/秒。若衣服内气候失常，衣服过暖或过寒，会影响机体耐受"六气"的能力，而使其抗邪防病之力减弱，容易受邪致病。

衣服要随天气变化及时增减，不可急穿急脱。《彭祖摄生养性论》说："先寒而后衣，先热而后解"，《摄生消息论·春季摄生消息论》说："春季天气寒暄不一，不可顿去棉衣。老人气弱骨疏体怯，风冷易伤腠理，时备夹衣，温暖易之。一重减一重，不可暴去"，《老老恒言·燕居》亦说"棉衣不顿加，少暖又须暂脱"。此外，出汗之后，穿脱衣服尤宜注意如下两点：一是大汗之时忌当风脱衣；二是汗湿之衣勿得久穿。《千金要方·道林养性》说："凡大汗勿偏脱衣，易得偏风半身不遂""湿衣与汗衣皆不可久着，令人发疮及风瘙"，《老老恒言·防疾》则说："汗止又须即易。"

第三节 劳逸适度，随遇而安

孙思邈在《备急千金要方》中说："养性之道，常欲小劳，但莫疲及强所不能堪耳"，正确处理劳逸关系意义重大：第一，劳逸适度能调节气血运行。适当劳作，有益于人体健康，现代医学认为，合理的劳动对心血管、内分泌、神经、精神、运动、肌肉等各个系统都有益处，如劳动能促进血液循环，改善呼吸和消化功能，提高基础代谢率，兴奋大脑皮层对肌体各部的调节能力。经常从事一些体力劳动，有利于活动筋骨，通畅气血，强健体魄，增强体质，从而保持生命的活力。当然，适当休息也是生理的需要，它是消除疲劳、恢复体力和精力，调节身心必不可缺的，现代实验证明，疲劳能降低生物的抗病能力，易于受到病菌的侵袭。有人给疲劳和未疲劳的猴子同时注射等量病菌，结果发现疲劳的猴子被感染得病，另一方却安然无恙。第二，劳逸适度能益智防衰。"劳"不光指体力劳动，还包括脑力劳动，科学用脑也是养生保健的重要方面。

科学用脑，就是要求人们勤于用脑，注重训练脑力的功能和开发其潜能，又要合理用脑，注意休息，注重对脑的保养，防止脑疲劳。第三，劳逸失度的危害很大。《庄子·刻意》说："形劳而不休则弊，精用而不已则劳，劳则竭"，劳作过度，精竭形弊是导致内伤虚损的重要原因。《素问·宣明五气篇》说："五劳所伤，久视伤血，久卧伤气，久坐伤肉，久立伤骨，久行伤筋。"李东垣在《脾胃论》中提出，劳役过度可致脾胃内伤，百病由生。叶天士医案也记载，过度劳形奔走，驰骑习武，可致百脉震动，劳伤失血，或血络瘀痹，诸疾丛集过度。还应注意到，安逸同样可以致病，《吕氏春秋》云："出则以车，入则以辇，务以自佚，命曰招蹶之机……富贵之所以致也"，过于安逸是富贵人得病之由，清代医家陆九芝说："自逸病之不讲，而世只知有劳病，不知有逸病，然而逸之为病，正不少也。逸乃逸豫、安逸之所生病，与劳相反"，明代张介宾说："久卧则阳气不伸，故伤气；久坐则血脉滞于四体，故伤肉。"缺乏劳动和体育锻炼的人，易引起气机不畅，升降出入失常，气机失常可影响到五脏六腑、表里内外、四肢九窍，而生疾病。

中医养生主张劳逸结合，劳中有逸，逸中有劳。体力劳动者要注意劳动强度轻重相宜，脑力劳动者，应进行一些体育锻炼，使机体各部位得到充分有效的运动。要做到劳逸结合，还要注意多样化的休息方式，休息可分为静式休息和动式休息，静式休息主要是指睡眠、坐功等，动式休息可包括球类、跑步、散步、体操、气功等人体活动。

第四节　通畅二便，惟贵自然

二便正常是人体健康的标志之一，维持二便畅通对人体意义重大。

一、大便通畅，健身之要

古代养生家对保持大便通畅极为重视，汉代王充在《论衡》中指出："欲得长生，肠中常清；欲得不死，肠中无滓"，金元时代的朱丹溪也说："五味入口，即入于胃，留毒不散，积聚既久，致伤冲和，诸病生焉"，肠中的残渣、浊物及时给以清理，排出体外，才能保证机体的正常生理功能。大便经常秘结不畅，可导致浊气上扰，气血逆乱，脏腑功能失调，产生或诱发如头痛、牙痛、肛门病、冠心病、高血压、脑血管意外、肠癌等多种疾病。现代的衰老理论中有一个"自家中毒学说"，它认为，衰老是由于生物体在自身代谢过程中的毒素不断留存，逐渐使机体发生慢性中毒而出现的。大便不畅，最易使机体产生慢性自身中毒而出现衰老，这个学说与中医保持大便通畅可以防病延年的观点是一致的。

养生家曹慈山在论述排便时说："养生之道，惟贵自然"，要做到有便不强忍，无便不强挣，"强忍"和"强挣"都易损伤人体正气。从现代医学观点看，忍便不解则使粪便部分毒素被肠组织黏膜吸收，危害机体。排便时，强挣努喷，会过度增高腹内压，导致血压上升。若在饱食后大便，便后宜稍喝一些汤或饮料，以助胃气利消化，《老老恒言》说："饱后即大便，进汤以和其气"，若在饥饿时大便，为了防止便后气泄，排便时宜取坐位，便后稍进食物，还可做提肛动作 3～5 次，以补固正气。

为保证大便通畅，平常可选用一些传统保健功法锻炼，如太极拳、气功导引养生功、腹部按摩保健法等。运动按摩可以疏畅气血，增强肠胃功能和消化排泄功能，加强大小肠的蠕动，促进新陈代谢，通畅大便。此外，还可配合其他方面的综合保健：调摄精神，保持情绪安定；饮食多样化，多素少荤，粗细结合；对便秘者，辅以药物对症治疗等。

要注意保护肛门。大便之后所用手纸应以薄而柔软、褶小而均匀为宜，不可用带油墨的废报纸、旧书纸，更不可用土块、石块、木块等代替，以免污染或刺伤肛门引起感染。晚上睡觉前，最好用温水清洗肛门，或经常热水坐浴，保持肛门清洁。内裤宜用薄而柔软的棉布制品制作，不宜用粗糙或化学纤维的制品。如果肛门已有炎症，最好用水冲洗，不要用纸揩拭，要积极治疗，防止引起其他疾病。

二、小便清利，长生之要

小便是水液代谢后排除糟粕的主要途径，与肺、脾、肾、膀胱等脏腑的关系密切。在水液代谢的过程中，肾气是新陈代谢的原动力，调节着每一环节的功能活动，故有"肾主水"之称。苏东坡在《养生杂记》中说："要长生，小便清；要长活，小便洁"，《老老恒言·便器》亦说："小便惟取通利。"

水液代谢以通畅和调为顺，不可滞留。对于保证水道通调之法，清代曹慈山在《老老恒言》中提出了重在饮食调摄的四个要点："食少化速，则清浊易分，一也；薄滋味，无粘腻，则渗泄不滞，二也；食久然后饮，胃空虚则水不归脾，气达膀胱，三也；且饮必待渴，乘微燥以清化源，则水以济火，下输倍捷，四也。所谓通调水道，如是而已。如是犹不通调，则为病。然病能如是通调，亦以渐而愈"，由此可见，正确调摄饮食，做到少食、素食、食久后饮、渴而才饮等，是保证小便清利的重要方法。此外，情绪、房事、运动对小便的清利也有一定影响，要保持情绪乐观、节制房事和适当运动锻炼，经常进行导引和按摩保健，对于小便通利很有益处。①导引壮肾。临睡时或早晨起床后，调匀呼吸，舌抵上腭，眼睛视上方，随吸气，缓缓做收缩肛门动作，呼气时放松，连续做24次，待口中津液较多时，可嗽津咽下。这种方法可护养肾气，增强膀胱制约能力，可以防治尿频、尿失禁等症。②端坐摩腰。取端坐位，两手置于背后，上下推搓30～50次，上至背部，下至骶尾，以腰背部发热为佳，可在晚上就寝时和早晨起床时进行。此法有强腰壮肾之功，有助于通调水道。③仰卧摩腹。取仰卧位，调匀呼吸，将掌搓热，置于下腹部，先推摩下腹部两侧，再推下腹部中央，各做30次，动作要由轻渐重，力量要和缓均匀。此法有益气，增强膀胱功能，对尿闭、排尿困难有防治作用。

排尿是一种生理反应，因此，有尿要及时排出，控制不解会损伤肾与膀胱之气，引起病变，《千金要方·道林养性》说："忍尿不便，膝冷成痹"。《老老恒言·便器》指出："欲溺便溺，不可忍，亦不可努力，愈努力则愈数而少，肾气窒塞，或致癃闭"。排尿要顺其自然，强忍不尿或努力强排，都会对身体健康造成损害。要端正排尿姿势，孙思邈《道林养性》说："凡人饥，欲坐小便；若饱，则立小便。慎之无病"，《老老恒言》说："饱则立小便，饥则坐小便"，这一坐一立充分体现了中医养生文化对排泄的重视。人在吃饱饭后，肾气充足，不能受压，所以要采取立式排便；人在饥饿时，肾气不足，体力不支，采取坐式，可以节省气力。

第五节　浴身保健，巧借自然

浴身，俗指洗澡，雅称沐浴，古时，"沐"指洗头发，"浴"指洗身体，现合为一词。浴身保健系指利用水、日光、空气、泥沙等天然物质，来沐浴锻炼，以防病健身的方法。不同的沐浴方法可分别起到发汗解表、祛风除湿、行气活血、舒筋活络、调和阴阳、振奋精神等作用。现代医学认为，沐浴可促进机体体温调节，改善血液循环和神经系统的功能状态，加速各组织器官的新陈代谢。

浴身的分类方法有多种，如以介质的形态论，可分为有形、无形（"有形"如各种水浴、泥沙浴等，其中水浴据其内容成分的不同又可分为淡水浴、海水浴、矿泉浴、药浴等；根据水温差异还能分为冷水浴、热水浴、蒸汽浴等；"无形"则指日光浴、空气浴、森林浴和花香浴等有质而无形的沐浴）两类；若以作用于身体下同部位论，可分为全身浴、半身浴和局部浴；若按浴身的作用方式，可分为擦浴、浸治、淋浴、湿敷等。本节介绍冷水浴、热水浴、蒸汽浴、矿泉浴、药浴和其他浴身方法六类。

一、冷水浴身，血管体操

人体浸入水温低于25℃的水中，或施行擦浴、淋浴，使身体接受寒冷水温作用的方法，称为冷水浴。冷水浴包括冷水浴面、擦身、浴足、浸浴、冲淋、冬泳等形式。

冷水浴作用机理如下：第一阶段，皮肤接触冷水，外周毛细血管收缩，血液流向深层血管，皮肤颜色变白；第二阶段，外周血管扩张，内脏血液返流向体表血管，皮肤发红，此阶段持续的时间长短，与水温、气温、人体对寒冷的耐受能力等因素有关；第三阶段，外周血管再度收缩，皮肤苍白，口唇发紫，身体寒颤，出现"鸡皮"现象。冷水浴应在出现第三阶段现象前结束，这样在冷水浴过程中，周身血管都可受到一缩一张的锻炼。因此，人们又把冷水浴称为"血管体操"，能增强心血管系统的功能，防止动脉硬化；能增强中枢神经系统功能，加强呼吸器官的功能；能提高抗寒能力；能增强消化器官功能；能使皮肤保持健美。

进行冷水浴的原则是：从温到凉、从夏到冬、从局部到全身、宜早不宜晚、时间宜短、浴前准备、浴后擦干。冷水浴锻炼，老少皆宜，四季皆可，但患有严重心脏病、高血压、癫痫、胃炎者，开放性肺结核、病毒性肝炎等疾病者，不宜进行。此外，月经期和孕产期妇女，酒后、空腹、饱食、强劳动或剧烈运动后，都不宜冷水浴。

二、热水浴身，温通扩张

热水浴根据浴水温度的高低，可细分为温水浴和热水浴两类，水温在36～38℃者，称温水浴；水温在38℃以上者叫热水浴。另外，热水浴与冷水浴交替施行，则称为冷热水交替浴。

热水浴可保持汗腺、毛孔通畅，提高皮肤的代谢功能和抗病能力，可调节改善神经系统的兴奋性，扩张体表血管，加速血液循环，促进新陈代谢，有利于代谢产物的排除，降低肌肉强力，减轻痉挛，增强机体的抵抗力和健康水平，水温不同，沐浴的作用也有差异。热水对人体起刺激作用，入浴后血压升高，心跳加快，交感神经兴奋。温水对皮肤刺激较小，新陈代谢等生理作用也进行缓慢，心脏负荷较轻，副交感神经兴奋，起到镇静、催眠作用。热水浴方法很多，可在盆中洗，池内浸泡，更多的则采取淋浴方式。

沐浴的水温可根据习惯和身体情况而定，古人主张浴水温度要适体，若水太热，如长时间在热水中浸泡，会使全身体表血管扩张，心脑血流量减少，发生缺氧，引起大脑贫血甚至晕厥。浴身的次数无统一标准，一般来说，皮脂腺分泌旺盛者，可适当增加次数，瘦人可少一些次数，夏天每天至少一次，春秋季每周一次即可，冬季十天一次就够。强体力劳动后出汗较多者，要随时洗澡，老年人洗澡不要过频。

热水浴要注意如下几点：①浴处应暖而忌风。浴室温度应保持在20～25℃，注意通风，但须避免直吹冷风，《彭祖摄生养性论》讲："勿沐浴而迎冷风。"②饥、饱不浴。吃饭前后30分钟内不宜沐浴。洗澡时，内脏的血液集中到体表，胃肠道的血液供应减少，同时胃酸分泌降低，使消化能力减弱，饥饿时洗澡会引起低血糖。③少用肥皂。人的皮肤为皮脂腺分泌的脂肪所滋润、保护，如洗掉这层薄薄的油脂，皮肤即干燥、易裂和脱屑，尤其老年人皮脂腺萎缩，用碱性大的肥皂，会使皮肤更干燥，降低皮肤的保护作用。④预防"晕澡"。热水浴时，出现头晕、恶心、胸闷、心悸、口渴、出汗、四肢无力，甚至晕倒在地，称为"晕澡"，多见于老年、体弱者，预防方法是精神放松，入浴缓慢，不要一下子把身体全都泡入水中，浴时如感头晕不适，应停止洗浴，躺在空气新鲜处，体弱者浴前可喝杯糖盐水，防止出汗过多，年老及有心、肺、脑疾患者不宜单独洗浴，入浴时间也不宜过久。⑤传染病、皮肤损伤、经期妇女等人群，应以淋浴或擦浴为宜，不可盆浴，以免感染或交叉传染。

三、蒸汽浴身，滋阴升阳

蒸汽浴是指在具有特殊结构的房屋里将蒸汽加热，人在弥漫的蒸汽里沐浴。古典蒸汽浴，是在浴室内将壁炉或地炉上几块特殊的石头加热，然后熄灭炉火，往石头上泼水产生蒸汽，当温度、湿度达到一定标准后，即可入浴。现代蒸汽浴则是由恒温控制电加热器将石头加热。

在我国，蒸汽浴是一种历史悠久的传统保健疗法，它通常采用含有药物的水蒸气熏蒸体表，故拟在"药浴"一节中介绍。本节简要谈谈目前国际上通用的蒸汽浴。国外一般把蒸汽浴称作"桑拿浴"（Sauna），各国情况不同，具体使用又有所区别，较著名的有芬兰浴、罗马浴、土耳其浴、俄罗斯浴、伊朗浴和日本浴等。中医学认为，在实施蒸汽浴时，人处于湿热空气的蒸腾中，腠理、口鼻同时感受，外至肌肤，内及脏腑，都得到濡养，既可开发阳气，振奋气机，又能滋阴润燥，利水消肿。经常沐浴有调和营卫，镇静安神之功效。现代医学研究证实，蒸汽浴对人体的作用因素，是高温及空气湿度和冷空气或冷水刺激的双重影响，它能促进机体新陈代谢，加快血液循环，改善呼吸功能和心血管系统功能，有利于消除疲劳和损伤组织的修复，对神经系统功能起调节作用。

蒸汽浴时，宜根据个人具体情况选定适当温度、湿度和停留时间。健康人在干热蒸汽浴（温度80~90℃，湿度20%~40%）室内，平均耐受时间为17分钟左右；在湿热蒸汽浴（40~50℃，汽湿80%~100%）室内，一次最多可停留19分钟。降温时所用冷水温度及持续时间因人而异，原则上不应出现寒颤或不适感，最好以温热水浴足结束沐浴。浴后休息半小时以上，同时喝些淡盐水或果汁补充体内水分。每次就浴包括休息约需1.5~2.5小时，一般每周一次。

蒸汽浴的注意事项与冷、热水浴大致相同。少年儿童入浴时间不宜过长，以10分钟为度，运动员训练及赛前1~2天不应做蒸汽浴。蒸汽浴的禁忌证：急性炎症、传染病、高血压、重症动脉硬化、糖尿病并发酮症酸中毒、甲亢、慢性酒精中毒、癫痫、肾功能衰竭、恶性肿瘤、有出血倾向者。

四、矿泉浴身，温通疗疾

矿泉浴系指应用一定温度、压力和不同成分的矿泉水沐浴。由于沐浴的矿泉水多有一定的温度，故矿泉浴又称为温泉浴，古书中称温泉为"汤泉""沸泉"。矿泉与普通地下水相比，有三个特点：温度较高、含有较高浓度的化学成分、含有一定的气体。

温泉是大自然给我们提供的宝贵资源，我国古代关于矿泉浴健身防病的文献记载很多，常用的矿泉浴方法有浸浴、直喷浴、运动浴三种，浸浴分半身浸浴和全身浸浴两种，可在盆或池中进行。直喷浴是设有专门沐浴设备，浴者立于距操纵台2~3米处，操作者手持水枪，用1~3个大气压的压力，将38~42℃的热水喷射到浴者身上指定部位的沐浴方法。运动浴是浴者在特制的浴池内，做弯腰、行走、下蹲、举臂、抬腿等形体动作的沐浴方法。

矿泉所含化学成分差异颇大，沐浴时，应在医生指导下有所选择，不能盲目使用。凡属一切急性发热性疾病、急性传染病、活动性结核病、恶性肿瘤、出血性疾病、严重心肾疾患、高血压、动脉硬化者，以及妇女在经期、孕产期，均不宜施行温泉浴。另外，短时间内入浴次数过多，入浴时间过长，浴温过高，都是不适宜的。

五、药物浴身，防病治病

药浴，是指在浴水中加入药物的煎汤或浸液，或直接用中药蒸汽沐浴全身，或熏洗患病部位的健身防病方法。药浴时，药物水溶液的有效成分，从体表和呼吸道黏膜进入体内，可产生舒通经络、活血化瘀、祛风散寒、清热解毒、祛湿止痒等功效。现代药理研究证实，药物的气味进入人体后，能提高血液中某些免疫球蛋白的含量。

在我国，药浴的使用由来已久。据载，自周朝开始，宫廷就流行香汤浴，即用佩兰煎汤洁身。宋朝以后，香汤浴传入民间，出现了专供人们洗芳香浴的"香水行"，且形成颇具影响的习俗，如春节这天用"五香汤"（兰香、荆芥穗、零陵香、白檀香、木香）沐浴，令人遍体馨香，精神振奋；春季二月二日取枸杞煎汤沐浴，"令人肌肤光泽、不老不病"；夏天用五枝汤（桂枝、槐技、桃枝、柳枝、麻枝）洗浴，疏风气、驱瘴毒、滋血脉。到了清代以后，药浴不仅作为健身益寿的方法，而且广泛用于治疗和康复疾病领域，常见的药浴形式有浸浴、熏蒸、烫敷三种。浸浴是纱布包药物，加清水10倍，浸泡20分钟，煎煮30分钟，将药液倒入浴水内，即可浸浴，每剂药物可用2~3次，每次浸浴20分钟，每日一次，可全身浸浴，也可局部泡洗。熏蒸是药物置纱布袋中，放入容器中煎煮，以煎煮时产生的热气熏蒸局部，或用蒸汽室作全身浴疗，通常，趁药液温度高、多蒸汽时，先熏蒸，后淋洗，当温度下降后（一般为37~42℃），再行浸浴。烫敷是将药物分别放入两个纱布袋中，上笼屉或蒸锅内蒸透，乘热交替放在局部熨贴，若加按摩，效果更好，每次20～30分钟，每日1～2次，2～3周为一疗程，多用于治疗与康复领域。下面介绍几个药浴的方子：①香药澡豆方（《太平圣惠方》）：大豆五升，赤小豆四合，苜蓿五两，零陵香五两，冬瓜仁六分，丁香二两，麝香半两（细研），茅香三两，猪胰五具（细切），上九味，捣细末为散，与猪胰相合，拌均匀，用时与少量水相合，洗手部及全身。有香身护肤，润燥作用。②护肤美容方：绿豆、百合、冰片各10克，滑石、白附子、白芷、白檀香、松香各30克，研末入汤温浴，可使容颜和体肤白润细腻。③食醋熏蒸方：按3～5mL/㎡计算，取食醋置锅内，加入2～3倍水，加热蒸发，使蒸气弥漫空间，人在室内，每日一次，连续3～5天，防治流感有效。亦可将食醋兑水置搪瓷杯内加热，用鼻呼吸其热气，每次15分钟，连续2～3次，防治感冒效果亦佳。④葱白烫方：葱白500克，切细，加麝香2.5克拌匀，平分2份置纱布包内，以一包置脐上用热熨斗烫之，30分钟一换，治癃闭。

另外，浴身还有泥浴、沙浴等其他方法。泥浴系指用海泥、湖泥等泥类物质敷于身体，或在特制的泥浆里浸泡的方法（传统泥浴利用如白土、黄土、灶心土、田泥、井底泥等天然泥土）；沙浴指将全身或身体局部埋入砂中，利用其温热和机械按摩等作用，以达健身祛病的一种方法（医用砂是清洁的干海砂、河砂或沙漠砂，其中不应混有小石块、贝壳等杂质。沙浴作用于人体，表现为热疗、磁疗和日光浴的综合效应。它可促进血液循环，增强新陈代谢，有明显排汗作用，有利于渗出液的吸收和疤痕的软化，还可加快胃肠蠕动和骨组织的生长）；空气浴系指裸体或半裸体直接接触空气，利用其理化特性健身防病的一种方法（空气浴主要利用空气的温度、湿度、气流及所含化学成分，对人体产生综合作用。空气浴时，气温通常低于体温，对机体形成寒冷刺激，引起大脑皮层、体温调节中枢、血管运动中枢等发生一系列变化，使皮肤血管收缩，排汗减少。另外，新鲜空气中含有大量负氧离子，能调节中枢神经系统功能，刺激造血机能，促进新陈代谢，增强肺功能和机体免疫力）；日光浴系指通过晒太阳以健身治病的一种方法，我国古代又称"晒疗"，《黄庭经》指出："日月之华救老残"，宋代《云笈七笺》载有"采日精法"，嵇康《养生论》也提出了"晞以朝阳"之说；森林浴系指在树林中裸露肢体，呼吸林木散发出的新鲜空气，以锻炼身体的方法（森林中树木可散发出有杀菌作用的芳香性物质，白桦树、柏树、雪松、樟树、白皮松等均具杀菌能力。另外，森林中的空气不仅芳香、清新，且富含负氧离子，能增强肺功能，改善心肌营养，促进新陈代谢）；海水浴系指在天然海水中浸泡、冲洗或游泳的健身防病方法（由于海水盐的浓度高，浮力大，有助于肢体活动，可加速运动功能障碍的恢复）。

第六节　娱乐活动，兼养身心

娱乐活动既可调养心神，又能活动筋骨，因而具有形神兼养、身心兼养之功。在娱乐养生过程中，要注意以下三点：一是因人而异，要根据不同的年龄、职业、生活环境、性格，选择不同的娱乐形式；二是保持轻松愉快的心情；三是和谐适度。娱乐切莫过度，娱乐太过，就会"务快其心，逆于生乐"（《素问·上古天真论》），背离养生之道。娱乐养生的方法很多，现从琴棋书画、花木、旅游、垂钓等方面，简述如下。

一、音乐养生，陶冶性情

音乐可以表达思想感情，抒发内心情怀，《礼记·乐记》说："诗言其志也，歌咏其声也，舞动其容也，三者本于心，然后乐器从之，是故情深而文明气盛，而化神和神，积中而英华发外。"音乐养生好处多多：①抒发情感，调节情志。音乐用其特殊的表现形式，满足人们宣泄情绪、表达愿望的需求，而情感的适当抒发，对人的健康十分有利。音乐还能通过旋律的起伏和节奏的强弱，调节人的情志，《寿世全书》说："声音感人之道，其效力速于训话与身教，……况丝竹能陶冶性情，讴歌能发抒抑郁，故无论男女，当职业余之时，或按弦操漫，或铁板铜琶，或引吭高歌，或慢声徐度，于身心二者，交有裨益。"音乐家冼星海说："音乐，是人生最大的快乐；音乐，是生活中的一股清泉；是陶冶性情的熔炉。"②调和血脉，怡养五脏。《乐记》中说："音乐者，流通血脉，动荡精神，以和正心也。"音乐令人周身脉道通畅，气血调达，古人认为，五声音阶中的宫、商、角、徵、羽五音，分别对五脏有调节作用：宫音悠扬谐和，助脾健运，旺盛食欲；商音铿锵肃劲，善制躁怒，使人安宁；角音条畅平和，善消忧郁，助人入眠；徵音抑扬咏越，通调血脉，抖擞精神；羽音柔和透彻，发人遐思，启迪心灵。③动形健身。演奏乐器或伴随优美的乐曲而翩翩起舞，可使人动形健身。吹、拉、弹、拨各种不同的乐器，可以心、手并用，既舒发情感，也活动肢体。在音乐旋律的境界中，舒展身体，轻歌曼舞，使人畅情志而动筋骨。

现代医学研究表明，音乐能活跃人的中枢在大脑皮层右侧颞叶，轻松、欢快的音乐，能促使人体分泌有益于健康的激素、酶、乙酸胆碱等活性物质，调节血流量和兴奋神经细胞。音乐还可以改善人的神经系统、心血管系统、内分泌系统和消化系统的功能。

二、弈棋养生，善弈者寿

弈棋之时，弈者意守棋局，精神专一，杂念皆消，有利于身心健康，古人就有"善弈者长寿"之说。弈棋的意义如下：①养性益智。下棋是一种静中有动、外静内动的活动，需要凝神静气、全神贯注。神凝则心气平静，专注则杂念全消，而棋局的变化，可以锻炼人的应变能力。②锻炼思维。下棋是智力的角逐，是思维的较量，经常下棋，能锻炼思维，保持智力聪慧不衰。③身心舒畅。与棋友会棋，切磋技艺，能增进朋友之间的友谊。老年人下棋，可使精神有所寄托，身心愉快舒畅。当然，在弈棋过程中，要注意饭后不宜立即弈棋，下棋不可时间过长，下棋不要情绪波动，下棋不宜挑灯夜战。

三、书画养生，动静兼修

中国书画是具有浓郁民族特色的艺术表现形式，书指书法，画指绘画。以书画进行养生有两方面的内容：一是习书作画，二是书画欣赏。习书作画是指自己动手，或练字或作画，融学习、健身及艺术欣赏于一体。书画欣赏是指对古今名家的书画碑帖的欣赏，在艺术品美的享受之中养生健身。《老老恒言·消遣》中说："笔墨挥洒，最是乐事""书法名画，古人手迹所有，即古人精神所寄，窗明几净，展玩一过，……审其佳妙，到心领神会处，尽有默默自得之趣味在。"经常练字的人都有这样的感觉：随着自己在书法上的长进和增高，体力、精力也大有增益。书画养生的意义如下：①调血气，通经脉。写字作画者集中精力，心正气和，灵活自若地运用手、腕、肘、臂，调动全身的气和力，通融全身气血；②静心宁神。作画习书者用意念控制手中之笔，"用心不杂，乃是入神要路"。绝虑凝神，志趣高雅，便能以"静"制"动"。中国画重在丹青调配，浓淡布局，其本质在于追求意、气、神，讲究章法、布局，要求静息凝神，精神专注，全神贯注，气运于笔端。习书作画及观赏玩味，能够令人增加情趣，陶冶情操，神形统一，心气内敛；③舒筋健骨。习书作画不仅意在心中，还力在笔端，这又锻炼了筋骨，使气血通畅，筋坚骨硬。要特别注意，练习书法或作画，也十分强调情绪因素，情绪的好坏直接影响字画作品的质量。唐代著名书法家孙过庭曾说："一时而书，有乖有合，合则流媚，乖则雕疏"，精神愉快，心有所悟，雅兴勃发，自然就能在创作书画时尽兴发挥自己所长，反之，情绪不舒，即便写字作画，往往也难成优良之作。习书作画，要注意情绪及身体状况。劳累之时或病后体虚，不必强打精神；大怒、惊恐或心情不舒，不宜立刻写字作画；饭后不宜马上写字作画。

四、旅游养生，领略风光

旅游是娱乐养生的内容之一，旅游养生能够领略自然风光，呼吸新鲜空气，陶冶性情，获得精神享受，锻炼身体，增强体魄。《寿亲养老新书·古今嘉言》说："余家深山中，每春夏之交，苍藓盈阶，落花满径，门无剥啄，松影参差，禽声上下。……从容步山径，抚松竹，与麛犊共偃息于长林丰草间。坐弄流泉，漱齿濯足。"古人推崇远足郊游活动，特别是文人墨客，游山玩水之间，佳句诗作乃生。北宋大文学家苏轼在游览了西湖之后，写出了"水光潋滟晴方好，山色空蒙雨亦奇。欲把西湖比西子，淡妆浓抹总相宜"的优美诗句。

五、花木垂钓，修身养性

鲜花能美化环境，净化空气，有益于人们的身心健康。在花的香味中，含有一种既能净化空气，又能杀菌灭毒的物质——芳香油，当芳香油的气味和人的鼻腔内的嗅觉细胞接触时，立即通过嗅觉神经传递到大脑皮层，使人产生"沁人心脾"的快感。据研究，不同的花朵能产生不同的芳香油，且能治病，如萝卜花、南瓜花、百合花的香味可治疗糖尿病；天竺花香味可镇静安神、促进睡眠；豆蔻花的香能治胃病；苏合花香对高血压、冠心病很有疗效。另外，文竹、仙人掌、秋海棠、天竺葵等还可以分泌出植物杀菌素，能杀灭某些细菌，还有一些花草的气味具有驱散苍蝇、蛾子、蚊虫的作用。

花木的美丽和芳香能使人心情舒畅，种植花木可以活动筋骨，调畅情志。研究证明，每日到园林或绿色地带活动，可使耐力增加15%，使消除疲劳的时间缩短80%，在绿色的花园里，皮肤温度可降低1～2℃，脉搏每分钟可减少4～8次，呼吸慢而均匀，血流减慢，紧张的神经可以松弛下来，嗅觉、听觉和思维活动的灵敏性得到增强。

家庭养花，是一件富有情趣的活动，但也应注意一些问题，如室内养花，应根据居室条件，确定栽植品种和数量，有些花草分泌的香精油会伤害人体，对花粉过敏者，家庭室内不宜放花。另外，天竺葵、金盏花、报春花等花木，不可用手触摸，以免患过敏性皮炎或湿疹。

垂钓作为一种户外活动，很有意义。垂钓能锻炼身体，陶冶情操，磨炼意志。垂钓时思想集中，脑、手、眼并用，静、意、动相助，眼、脑专注于浮标，形体虽静，而内气实动，能锻炼身体和心志，并培养耐心和细心。当然，垂钓虽好，要注意安全，不要坐在潮湿处，垂钓时间要适度，不可时间太久或太过专注，最好多人结伴垂钓，并与野游、野炊等活动结合进行。

第十二章

善用医药手段的养生文化

医药养生是指采用针灸、推拿以及中药等方法进行养生保健活动。

第一节　针推按摩，通畅经络

针灸、按摩等不仅是中医治疗的重要手段，也是中医养生的重要方法。人的生长与健康，病的酿成与痊愈，都与人体经络有密切关系，《灵枢·经别篇》说："夫十二经脉者，人之所以生，病之所以成，人之所以治，病之所以起……。"用针灸、按摩方法养生，就是以调整经络、刺激俞穴为基本手段，以激发营卫气血的运行，谐和阴阳，调养脏腑。用针灸、按摩方法进行保健强身，是中医养生的特色。

一、针刺保健，疏通经脉

针刺保健，就是运用迎、随、补、泻的手法，使用毫针刺激穴位以激发经气，促使人体新陈代谢机能旺盛。针刺之所以能够养生，是由于其刺激了具有强壮效用的穴位，推动了体内的气血运行，使正气充盛，阴阳谐调。概括起来，针刺保健的作用如下：第一，通经络。《灵枢·九针十二原》指出："欲以微针，通其经脉，调其血气"，针刺前的"催气""候气"，刺后的"得气"，都是在调整经络气血。第二，调虚实。人体总会出现偏盛偏衰的不同状况，针刺可根据具体情况，虚则补之，实则泻之，纠正偏差。第三，和阴阳。人体阴阳总在不断地调整之中，针刺可使机体内外阴阳和谐。现代研究证明，针刺某些强壮穴位，可以提高机体新陈代谢能力和抗病能力，如针刺正常人的"足三里"穴，白细胞总数明显增加，吞噬功能加强，还可以引起硫氢基酶系含量增高（硫氢基为机体进行正常营养代谢所必需，对机体抗病防卫的生理功能有直接作用）。

针刺保健与针刺疗疾的方法相同。保健施针刺更着眼于强壮身体，增进机体代谢能力。因而，针刺用于保健，在选穴、施针方面有其特点，选穴则多以具有强壮功效的穴位为主，既可选单穴，也可组穴。欲增强某一方面机能者，可用单穴，以突出其效用；欲调理整体机能者，可选组穴，以增强其效果。施针不宜过大，而宜和缓，施针的刺激强度应适中。一般说来，留针不宜过久，得气后即可出针，针刺深度也应因人而异，年老体弱或小儿，进针不宜过深；形盛体胖之人，则可酌情适当深刺；遇过饥、过饱、酒醉、大怒、大惊、劳累过度等情况时，不宜针刺；孕妇及身体虚弱者，不宜针刺。现将一些常用的、可针刺的养生保健穴位介绍如下：①足三里。位于膝下三寸，胫骨外大筋内，为全身性强壮要穴，可健脾胃、助消化、益气增力，提高人体免疫机能和抗病机能。用毫针直刺1～1.5寸，可单侧取穴，亦可双侧同时取穴，一般人针刺得气后，即可出针，对年老体弱者，则可适当留针5～10分钟。隔日一次，或每日一次。②曲池。位于肘外辅骨，曲肘，肘横纹尽头便是。此穴具有调整血压、防止老人视力衰退的功效。用毫针直刺0.5～1寸，针刺得气后，即出针，体弱者可留针5～10分钟，每日一次或隔日一次。③三阴交。位于足内踝高点上3寸，胫骨内侧面后缘。此穴对增强腹腔诸脏器，特别是生殖系统的健康，有重要作用。用毫针直刺1～1.5寸，针刺得气后，即出针，体弱者，可留针5～10分钟，每日一次或隔日一次。④关元。本穴为保健要穴，位于脐下3寸，有强壮作用。斜刺0.5寸，得气后出针，每周针1～2次，可起到强壮身体的作用。⑤气海。此穴为保健要穴，位于脐下1.5寸，常针此穴，有强壮作用。斜刺0.5寸，得气后，即出针，可与足三里穴配合施针，每周1～2次，具有强壮作用。

二、保健灸法，防治兼顾

保健灸法，流传已久，《扁鹊心书》中即指出："人于无病时，常灸关元、气海、命门、中脘，虽未得长生，亦可得百余岁矣。"所谓保健灸法是在身体特定穴位上施灸，以达到和气血、调经络、养脏腑。保健灸法的主要作用是温通经脉、行气活血、培补先天后天，和调阴阳，强身、防病、抗衰老。

灸法一般多用艾灸。艾是多年生菊科草本植物，其味苦、微温、无毒，主治百病。艾条点燃后，热度持久而深入，温热感直透机体深层，这是其他药物所不及的。因而，艾是灸法理想的原料。艾灸从形式上分，可分为艾炷灸、艾条灸、温针灸三种；从方法上分，又可分为直接灸、间接灸和悬灸三种。保健灸则多以艾条灸为常见，而直接灸、间接灸和悬灸均可采用。

艾灸的具体做法是：将点燃的艾条或艾炷对准选好的穴位，使局部有热感，艾灸时间在5～15分钟为宜。一般来说，健身灸时间可略短，病后康复灸时间可略长；春、夏二季，施灸时间宜短，秋、冬二季，施灸时间宜长；四肢、胸部施灸时间宜短，腹、背部位施灸时间宜长；老人、妇女、儿童施灸时间宜短，青壮年施灸时间可略长。关于施灸的时间，传统上多以艾炷的大小和施灸壮数的多少来计算。艾炷是用艾绒捏成的圆锥形的用量单位，分大、中、小三种。其中，如蚕豆大者为大炷，如黄豆大者为中炷，如麦粒大者为小炷，每燃烧一个艾炷为一壮。实际应用时，可根据体质状况而选择，体质强者，宜用大炷，体质弱者，宜用小炷。

一般来说，保健灸法常用穴位，除针刺保健所用穴位外，还包括一些不宜针刺的穴位。特别适合保健灸法的穴位如下：①足三里。常灸足三里5～10分钟，可健脾益胃，促进消化吸收，强壮身体，中老年人常灸足三里还可预防中风。古代养生家主张在此穴施疤痕灸，使灸疮延久不愈，可以强身益寿。"若要身体安，三里常不干"，即指这种灸法。②神阙。位于当脐正中处。神阙为任脉之要穴，用间接灸法，常灸七至十五壮，具有益气、温肾、健脾的作用，如将盐填脐心上，置艾炷灸之，更有益寿延年之功。《扁鹊心书》指出："依法熏蒸，则荣卫调和，安魂定魄，寒暑不侵，身体开健，其中有神妙也，……凡用此灸，百病顿除，益气延年。"③膏肓。位于第四胸椎棘突下旁开3寸处。艾条灸15～30分钟，艾炷灸7～15壮。常灸膏肓穴，有强壮作用。④中脘。位于脐上四寸处，为强壮要穴，具有健脾益胃，培补后天的作用。一般可灸7～15壮。⑤涌泉。脚趾卷屈，在前脚掌中心凹陷处取穴。此穴有补肾壮阳，养心安神的作用。常灸此穴，可健身强心，有益寿延年之功效。一般可灸3～7壮。其他如针刺保健中所列曲池、三阴交、关元、气海等穴，均可施灸，用以强身保健。

三、推拿按摩，术简用佳

按摩，古称"按蹻"，是我国传统的摄生保健方法。"……经络不通，病生于不仁，治之以按摩"（《素问·血气形志篇》），"神不足者，视其虚络，按而致之"（《素问·调经论》）。明代养生家罗洪在《万寿仙书》中说："按摩法能疏通毛窍，能运旋荣卫。"按摩就是依据中医经络理论，结合具体情况而分别运用不同手法，以柔软、轻和之力，循经络、按穴位，施术于人体，通过经络的传导来调节全身，借以调和营卫气血，增强机体健康。保健按摩主要是通过对身体局部刺激，促进整体新陈代谢，调整人体功能，保持机体阴阳平衡，增强机体的自然抗病能力。

保健按摩法多以自我按摩为主，简便易行，行之有效。①熨目。《诸病源候论》云："鸡鸣以两手相摩令热，以熨目，三行，以指抑目。左右有神光，令目明，不病痛"。具体做法：黎明时分，两手相摩擦，搓热后，将手掌放于两眼之上，这就是熨眼，如此反复熨眼三次，然后，用食指、中指、无名指轻轻按压眼球，稍停片刻。功用：养睛明目，眼睛明亮有神，而不生病痛。②摩耳。具体做法：两手掌按压耳孔，再骤然放开，连续做十次。然后，用双手拇指、食指循耳郭自上而下按摩20次。再用同样方法按摩耳垂20次，以耳部感觉发热为度。功用：增强听力，清脑醒神。③按双眉。具体做法：用双手拇指关节背侧按摩双眉，自眉头至眉廓，经攒竹、鱼腰、鱼尾、丝竹空等穴，用力以自己感觉略有酸痛为度，可连续按摩5～10次。功用：明目、醒神。④摩腹。具体做法：饭后或临睡前，用手掌面按在腹上，先以顺时针方向，再以逆时针方向，各摩腹20次，立、卧均可。功用：饭后摩腹，有助于消化吸收；临睡前摩腹，可健脾胃、助消化，并有安眠作用。⑤捶背。捶背分自己锤打及他人捶打两种。自己捶打：两腿开立，全身放松，双手半握拳，自然下垂。捶打时，先转腰，两拳随腰部的转动，前后交替叩击背部及小腹。左右转腰一次，可连续做30～50次，叩击部位，先下后上，再自上而下。他人锤打：坐、卧均可，坐时，身体稍前倾；卧时，取俯卧位，两臂相抱，枕于头下。捶打者用双拳沿脊背上下轻轻锤打，用力大小以捶击身体，震而不痛为度，从上而下为一次，可连续打5～10次。功用：背部为督脉和足太阳膀胱经循行之处，按摩、捶打背部，可促进气血运行，和调五脏六腑，舒筋通络，益肾强腰。⑥摩涌泉。具体做法：临睡前或醒后，用左手拇指按摩右足涌泉穴；用右手按摩左足涌泉穴。按摩时，可反复摩搓30～50次，以足心感觉发热为度。功用：调肝、健脾、安眠、强身。

第二节　药物养生，功助人体

药物养生就是运用药物来达到延缓衰老，健身强体的目的。我国人民运用传统中药保健，历史悠久，成效卓著。

一、药物养生，机理同医

（1）固护先天、后天。先天禀赋好，后天营养充足是健康长寿的前提和保证。肾为先天之本，元阴元阳之所在，是生命之根。脾胃为后天之本，气血生化之源。肾气充盛，脾胃健运，机体功能旺盛，衰老的速度也缓慢。正因为如此，益寿方药多立足于固护先天、后天，即以护脾、肾为重点。

（2）着眼补虚、泻实。《中藏经》指出："其本实者，得宣通之性必延其寿；其本虚者，得补益之精必长其年。"用方药延年益寿，主要在于运用药物补偏救弊，调整机体阴阳平衡，协调脏腑功能，疏通经络血脉。而机体的偏颇，不外虚实两大类，应本着"虚则补之，实则泻之"的原则，予以辨证施药。虚者，多以气血阴阳的不足为其主要表现。中医学认为，导致人类死亡的直接原因主要是疾病，疾病的发生是"正不胜邪"的结果，这里的"正"，即指正气，当正气虚弱时，即是邪气侵犯人体而产生疾病之时，因此，保持人体正气之充盛，是健康长寿的根本。那么，又如何保持正气的充盛呢？在方药养生中，重要的方法是要不断地补充人体消耗掉的正气，即用能够补气、补血、补阴、补阳的药物进行补养。目前，随着人们生活水平的提高，以及医疗模式由治疗型向预防型的转变，保健已逐步深入到人们的日常生活中去，举凡吃、穿、用等物，人们认定以取自天然者好，因而越来越多的补养中药用于保健食品、保健饮料、美容化妆、天然香料、天然色素、天然甜味剂与苦味剂、药膳、药浴、药枕等物品之中。中医益寿延年之药甚多，然而皆有针对性，补药并非人人都可吃。自古道："是药三分毒"，所以在进行药补的时候，要十分慎重。我们还应特别注意，补益并不是养生的唯一方法，对于实证，必须泻之，在这里泻就是补，该泻的时候必须泻，若该泻误补，则不但无益，反而有害。

（3）意在燮理阴阳。中医认为，人之所以长寿，全赖阴阳平衡。阴与阳是互根的，也就是互相依赖，各以对方的存在为自己存在的条件。人体中的气和血，前者是无形的、动态的，属阳；后者是有形的、静态的，属阴。血只有在气的推动下，才能遍流全身。另一方面，气只有依附在血上面，才能发挥它的功能，失去血，气本身也不可能存在。我们的祖先充分发挥了自己的聪明才智，把阴阳学说的理论用于养生修身。方药养生的基本点即在于燮理阴阳，调整阴阳的偏盛偏衰，使其复归于"阴平阳秘"的动态平衡状态。

二、药物养生，原则须知

（1）辨证进补，补泻得当。进补时应根据四季阴阳盛衰消长的变化规律，分清脏腑气血的阴阳、寒热、虚实、表里，辨证施补。要注意补勿过偏，过偏则反而成害，导致阴阳新的失衡，使机体遭受又一次损伤，例如，气虚者一味大剂补气，补之太过，反而导致气机壅滞，升降失调，出现胸腹胀满等症状。盛者应泻，泻实也是抗衰延年的一个重要原则，《中藏经》所说"其本实者，得宣通之性必延其寿"。当今之人，往往重补而轻泻，在养生调摄中，要特别注意攻泻之法的恰当运用，既要泻，又不可过分攻泻，攻泻太过，则易导致人体正气虚乏。药物养生中的泻实之法，以不伤其正为原则，力求达到汗毋大泄、清毋过寒、下毋峻猛。

（2）不盲目进补。清代医家程国彭指出："补之为义，大矣哉！然有当补不补误人者；有不当补而补误人者；亦有当补而不分气血、不辨寒热、不识开合、不知缓急、不分五脏、不明根本、不深求调摄之方以误人者，是不可不讲也"，体健无病之人一般不需服用补药，老人、孩子、素体虚弱之人或病人应在辨明虚实、确认虚证的情况下，有针对性地服用补药，绝不可盲目进补。

（3）用药缓图。任何益寿延年的方法，都不是一朝一夕即能见效的，药物养生也不例外，不可能指望在短时期内，依靠药物达到养生益寿的目的。用药宜缓图其功，不应急于求成。

三、用药养生，效法前贤

（一）益寿延年中药举例

具有延年益寿作用的中药有很多，历代本草及医家著述多有记载。一般来说，这类药物能起到有病祛病，无病强身延年的作用。兹根据药物功用，按补气、养血、滋阴、补阳四大类，择要介绍如下。

1. 补气类

（1）人参。味甘微苦，性温。《神农本草经》谓其"主补五脏，安精神""明目开心益智，久服轻身延年"。本品可大补元气，生津止渴，对年老气虚，久病虚脱者，尤为适宜。人参一味煎汤，名独参汤，具有益气固脱之功效，年老体弱之人，常服此汤，可强身体，抗衰老。人参切成薄片，每日噙化，可补益身体，防御疾病，增强机体抵抗能力。近代研究证明，人参可调节网状内皮系统功能，其所含人参皂苷，具有确切的抗衰老作用。

（2）黄芪。味甘，性微温。本品可补气升阳，益卫固表，利水消肿，补益五脏。久服可壮骨强身，治诸气虚。单味黄芪480克，用水煎透，炼蜜成膏，以白开水冲服，补中气，益五脏。近代研究表明，黄芪可增强机体抵抗力，具有调节血压及免疫功能，有性激素样作用，可改善冠状循环和心脏功能，同时证明，黄芪具有延长某些原代细胞和某些二倍体细胞株寿命的能力，这都是对黄芪具有抗衰老作用的很好说明。

（3）茯苓。味甘淡、性平。《神农本草经》谓其"久服安魂养神，不饥，延年"。本品具有健脾和胃，宁心安神，渗湿利水之功用。《普济方》载有茯苓久服令人长生之法，历代医家均将其视为常用的延年益寿之品。因其药性缓和，可益心脾，利水湿，补而不峻，利而不猛，既可扶正，又可祛邪，故为平补之佳品。将白茯苓15克磨成细粉与粳米煮粥，名为茯苓粥，李时珍谓"茯苓粉粥清上实下"，常吃茯苓粥，对老年性浮肿、肥胖症以及预防癌肿，均有好处。清代宫廷中曾把茯苓制成茯苓饼，作为经常服用的滋补佳品。近代研究证明，茯苓的有效成分90%以上为茯苓多糖，可以提高机体的抗病能力，而且具有较强的抗癌作用，确实是延年益寿的佳品。

（4）山药。味甘，性平，《神农本草经》谓其"补中益气力，长肌肉，久服耳目聪明"。本品具有健脾补肺，固肾益精之作用，因此，体弱多病的中老年人，经常食用山药，好处颇多。《萨谦斋经验方》载有山药粥，即用干山药片45～60克（或鲜山药100～120克，洗净切片），粳米60～90克同煮粥。常食此粥，可健脾益气、止泻痢，对老年性糖尿病、慢性肾炎等患者，均有益处。近代研究证明，山药营养丰富，内含淀粉酶、胆碱、黏液质、糖蛋白和自由氨基酸、脂肪、碳水化合物，维生素C等。山药中所含的淀粉酶，可分解成蛋白质和碳水化合物，有滋补效果。

（5）薏苡仁。味甘淡，性凉。《神农本草经》将其列为上品，谓其"主筋急拘挛、不可屈伸、风湿痹，久服轻身益气"。本品具有健脾、补肺、利尿之效用。薏苡仁是一味可作杂粮食用的中药，用薏苡仁煮饭，历代均有记载，沿用至今。将薏苡仁洗净，与粳米同煮成粥，也可单味薏苡仁煮粥，具有健脾胃、利水湿、抗癌肿之作用。中老年人经常服用，很有益处。近代研究证明，薏苡仁含有丰富的碳水化合物、蛋白质、脂肪、维生素B_1、薏苡素、薏苡醇，以及各种氨基酸。药理试验发现其对癌细胞有阻止生长和伤害作用。由于其药性缓和，味甘淡而无毒，故成为大众喜爱的保健佳品。

2．养血类

（1）熟地。味甘、性微温。《本草纲目》谓其"填骨髓，长肌肉，生精血，补五脏内伤不足，通血脉，利耳目，黑须发"，本品有补血滋阴之功。《千金要方》载有熟地膏，即将熟地300克，煎熬三次，分次过滤去渣，合并滤液，兑白蜜适量，熬炼成膏，装瓶藏之。每服两汤匙（约9～15克），日服1～2次，白开水送服，可起到养血滋阴、益肾填精的作用。近代研究，本品有很好的强心、利尿、降血糖作用。

（2）何首乌。味苦甘涩，性温。《开宝本草》谓其"益气血，黑髭鬓，悦颜色。久服长筋骨，益精髓，延年不老"，本品具有补益精血，涩精止遗，补益肝肾的作用。明代医家李中梓云："何首乌老年尤为要药，久服令人延年。"何首乌可水煎、酒浸，亦可熬膏，与其他药物配伍合使用居多。近代研究认为，何首乌含有蒽醇类、卵磷脂、淀粉、粗脂肪等，而卵磷脂对人体的生长发育，特别是对中枢神经系统的营养，有重要作用，且可起到强心的作用。另外，据报道，何首乌能降低血脂，缓解动脉粥样硬化的形成。

（3）龙眼肉。味甘，性温。《神农本草经》谓其"久服强魂聪明，轻身不老"，本品具有补心脾，益气血之功。清代养生家曹庭栋在其所著的《老老恒言》中记有龙眼肉粥，即龙眼肉15克、红枣10克、粳米60克一并煮粥，具有养心、安神、健脾、补血之效用，每日早晚可服一二碗，《老老恒言》云："龙眼肉粥开胃悦脾，养心益智，通神明，安五脏，其效甚大"，然而"内有火者禁用"。

（4）阿胶。味甘，性平，《神农本草经》谓其"久服轻身益气"，本品具有补血滋阴，止血安胎，利小便，润大肠之功效，为补血佳品。本品单服，可用开水，或热黄酒烊化，或隔水炖化，每次3～6克，适用于血虚诸证。近代研究证明，本品含有胶原、多种氨基酸、钙、硫等成分，具有加速生成红细胞和红蛋白作用，促进血液凝固作用，故善于补血、止血。

（5）紫河车。味甘咸，性微温。《本草经疏》谓"人胞乃补阴阳两虚之药，有返本还元之功"，本品具有养血、补气、益精等功效。紫河车可单味服用，也可配方服用，单味服用，可炖食，亦可研末服。近代实验证明，紫河车有激素样作用，可促进乳腺和子宫的发育。由于胎盘γ-球蛋白含抗体及干扰素，故能增强人体的抵抗能力，具有免疫和抗过敏作用。

3．滋阴类

（1）枸杞子。味甘，性平。《神农本草经》谓其"久服坚筋骨，轻身不老"，《本草经疏》曰："枸杞子，润血滋补，兼能退热，而专于补肾、润肺、生津、益气，为肝肾真阴不足、劳乏内热补益之要药"，本品具有滋肾润肺，平肝明目之功效。《太平圣惠方》载有枸杞粥，用枸杞子30克、粳米60克，煮粥食用，对中老年因肝肾阴虚所致之头晕目眩，腰膝疲软，久视昏暗及糖尿病等，有一定效用。《本草纲目》云："枸杞子粥，补精血，益肾气"，对血虚肾亏之老年人最为相宜。近代研究证明，枸杞子含有甜菜碱、胡萝卜素、维生素B_1、核黄素、烟酸、抗坏血酸、钙、磷、铁等成分，具有抑制脂肪在肝细胞内沉积，防止脂肪肝，促进肝细胞新生的作用。

（2）玉竹。味甘、性平。《本草拾遗》谓其"主聪明，调气血，令人强壮"。本品可养阴润肺、除烦止渴，对老年阴虚之人尤为适宜。《太平圣惠方》载有服萎蕤（即玉竹）法："二月九日，采萎蕤根切碎一石，以水二石煮之，从旦至夕，以手揉烂，布囊榨取汁熬稠，其渣晒，为末，同熬至可丸，丸如鸡头子大，每服一丸，白汤下，日三服，导气脉，强筋骨，治中风湿毒，去面皱，益颜色，久服延年。"近代研究证明，本品有降血糖及强心作用，对于糖尿病患者、心悸患者，有一定作用。本品补而不腻，凡津液不足之证，皆可应用，但胃部胀满，湿痰盛者，应慎用或忌用。

（3）黄精。味甘，性平。《本经逢原》云："宽中益气，使五脏调和，肌肉充盛，骨髓坚强，皆是补阴之功。"本品有益脾胃，润心肺，填精髓之作用。《太平圣惠方》载有食用黄精法：将黄精根茎（不限多少），洗净，细切，用流水去掉苦汁，经九蒸九晒后，食之。此对气阴两虚，身倦乏力，口干津少者有益。近代研究证明，黄精具有降压作用，对防止动脉粥样硬化及肝脏脂肪浸润也有一定效果，所以，常吃黄精，对肺气虚患者有益，还能防止一些心血管系统疾病的发生。

（4）桑葚。味甘酸，性寒。《本草拾遗》云："利五脏、关节，通血气。久服不饥……变白不老。"《滇南本草》谓其"益肾脏而固精，久服黑发明目"。本品可补益肝肾，有滋阴养血之功。将桑葚水煎，过滤去滓，装于陶瓷器皿中，文火熬成膏，兑适量白蜜，贮存于瓶中，日服二次，每次9～15克，温开水调服，具有滋补肝肾，聪耳明目之功效。近代药理研究证明，桑葚的成分含有葡萄糖、果糖、鞣酸、苹果酸（丁二酸）、钙质、无机盐，维生素A、维生素D等。临床上用于贫血、神经衰弱、糖尿病及阴虚型高血压。

（5）女贞子。味甘微苦，性平。《神农本草经》谓其"主补中，安五脏，养精神，除百疾，久服肥健，轻身不老"，《本草纲目》云："强阴健腰膝，变白发，明目。"本品可滋补肝肾，强阴明目。其补而不腻，但性质偏凉，脾胃虚寒泄泻及阳虚者慎用。近代研究证明，女贞子的果皮中含三萜类物质，如齐墩果醇酸、右旋甘露醇、葡萄糖，种子含脂肪油，其中有软脂酸、油酸及亚麻酸等成分。本品有强心、利尿作用，还可用于淋巴结核及肺结核潮热等。

4．补阳类

（1）菟丝子。味甘、辛，微温。《神农本草经》谓其"补不足，益气力"，

《名区别录》云："久服明目，轻身延年"，本品具有补肝肾、益精髓、坚筋骨、益气力之功效。《太平圣惠方》云："服之令人光泽。唯服多甚好，三年后变老为少。……久服延年"，具体服用菟丝子方法是"用酒一斗浸，曝干再浸，又曝，令酒尽乃止，捣筛"，每次酒服6克，日服二次。此药禀气和中，既可补阳，又可补阴，具有温而不燥，补而不滞的特点。现代研究证明，菟丝子含树脂样的糖体、淀粉酶、维生素A类物质等。

（2）鹿茸。味甘咸，性温。《神农本草经》谓其"益气强志，生齿不老"，《本草纲目》云："生精补髓，养血益阳，强筋健骨"。本品具有补肾阳，益精血，强筋骨之功效。单味鹿茸可冲服，亦可炖服，冲服时，鹿茸研细末，每服0.5～1克；炖服时，鹿茸1.5～4.5克，放杯内加水，隔水炖，但要注意，阴虚火旺患者及肺热、肝阳上亢者忌用。近代研究证明，鹿茸含鹿茸精，系雄性激素，又含磷酸钙、碳酸钙的胶质，软骨及氯化物等，能减轻疲劳、提高工作效率，改善饮食和睡眠，可促进红细胞、血红蛋白、网状红细胞的新生，促进创伤骨折和溃疡的愈合，是优质的全身强壮药物。

（3）肉苁蓉。味甘、咸，性温。《神农本草经》谓其"养五脏，益精气"，《药性论》云："益髓，悦颜色，延年。"本品有补肾助阳，润肠通便之功效。单味服用，可以水煎，每次6～15克内服，亦可煮粥食用，《本经逢原》云："肉苁蓉，老人燥结，宜煮粥食之"，即肉苁蓉加大米、羊肉煮粥，有补肝肾、强身体之功用。近代研究证明，肉苁蓉含有列当素、微量生物碱、苷类、有机酸类物质，具有激素样作用、性激素样作用，还有降压、强心、强壮、增强机体抵抗力等作用。

（4）杜仲。味甘，性温。《神农本草经》谓其"补中，益精气，坚筋骨，强志……久服轻身耐老"。本品有补肝肾、强筋骨、安胎之功效。近代研究证明，杜仲含有杜仲酸，为异戊己烯的聚合体，还含有树脂，动物实验证明，杜仲有镇静和降血压作用。

（5）淫羊藿。味辛、甘，性温。李时珍谓其"手足阳明、三焦、命门药。益精气，坚筋骨，利小便。治绝阳不兴，绝阴不产，冷风痨气，四肢不仁，手足麻木"。本品有补命门、助肾阳、祛风湿之功效。临床研究证明，本品能治疗肾阳虚所致的阳痿、肝硬化、遗精、遗尿、尿频、腰膝酸痛、不孕等，并能健筋骨、祛风湿，治疗风湿痹痛、四肢麻木或拘挛以及风湿所致筋骨痿软，小儿麻痹等，还常用于治疗冠心病、高血压、神经衰弱等。另外，祛痰止咳平喘亦有良效，治久咳、哮喘（包括老年哮喘），以阳虚者为宜。

（二）益寿延年方的组方原则

（1）相辅相成，辨证组方。传统的益寿延年方，往往立足于辨证，着眼于机体全局，以补益为重点，辅以其他手段，有补有泻，有升有降，有塞有通，有开有阖，有寒有热。开、阖、补、泻合用，则补而不滞，滋而不腻，守而不呆，流通畅达；升、降、通、塞并用，则清浊运行有序，出入得宜，各循其常；寒热并用，可纠太过与不及之偏弊。

（2）动静结合，亦养亦行。补益之品，多壅滞凝重，守而不走，如补脾用甘，但甘味过浓，则易壅气，即所谓"甘能令人中满"；养血用阴柔之味，然阴柔者易黏腻凝重，如熟地、大枣之类。补益之要在于补其所需，药入机体，需借气血之循行方可布散。血流则通，气理则散，故行气、活血之味，乃药之动者。动静结合，亦补亦理，亦养亦行，方可发挥补益之功效，补而不滞，补而无弊，补得其所。动静结合乃是延年益寿补益方剂的重要组方原则。

（3）补泻结合。用药物养生，无论是补、是泻，目的都是调节人体的阴阳气血平衡，使之归于阴平阳秘的状态，故在实际应用中，应视机体情况而定。例如老年人群体，既有脏腑气血衰弱的一面，也有火、气、痰、食及感受外邪实的一面，应根据具体情况，补虚泻实结合应用，补中有泻，泻中有补。

（4）寒热适中。药有寒、热、温、凉之别，益寿延年方药应注意药性问题。明代医家万全在他所著的《养生四要》中指出："凡养生却邪之剂，必热无偏热，寒无偏寒，温无聚温，温多成热，凉无聚凉，凉多成寒。阴则奇之，阳则偶之，得其中和，此制方之大旨也。"使用药物，不宜过偏，过寒则伤阳，过热则伤阴，凉药过多则成寒，温药过多则成热。为防止过偏，在组方时，多寒、热相伍而用，如在一派寒凉药中，配以少许热药，或在一派温热药中，加少许寒凉之品，使整个方剂寒而无过，热而无燥，寒热适中，而无寒热过偏之害。

（三）益寿延年名方举例

1．健脾益气方

脾居中央，以溉四旁，脾胃健旺，斡旋之力充实，则周身皆得其养，气血充盛，便可延缓衰老。

（1）人参固本丸（《养生必用方》）。

【成分】人参、天门冬、麦门冬、生地黄、熟地黄、白蜜。

【功效】益气养阴。

【主治】气阴两虚，气短乏力，口渴心烦，头昏腰酸。

（2）大茯苓丸（《圣济总录》）。

【成分】白茯苓、茯神、大枣、肉桂、人参、白术、细辛、远志、石菖蒲、干姜、甘草、白蜜。

【功效】补中益气，健脾散寒。原书云："服之去万病，令人长生不老。"

【主治】五脏积聚气逆，心腹切痛，结气腹胀，吐逆食不下（姜汤下）；羸瘦，饮食无味（酒下）。

（3）神仙饵茯苓延年不老方（《普济方》）。

【成分】白茯苓、白菊花、松脂。

【功效】健脾利湿，清热明目。原书云：服此药"百日颜色异，肌肤光泽，延年不老"。

【主治】脾虚便溏，头昏眼花。

（4）仙术汤（《和剂局方》）。

【成分】苍术、枣肉、杏仁、干姜、甘草、白盐。

【功效】温中健脾。原书云："常服延年，明目，驻颜，轻身不老。"

【主治】脾胃虚寒，痰湿内停。

（5）资生丸（《兰台轨范》）。

【成分】人参、白术、茯苓、山药、莲子肉、陈皮、麦芽、神曲、薏仁、白扁豆、山楂、砂仁、芡实、桔梗、甘草、藿香、白豆蔻、川黄连、白蜜。

【功效】健脾益胃，固肠止泻。

【主治】老年脾虚呕吐，脾胃不调，大便溏泄，纳食不振。

（6）八珍糕（《外科正宗》）。

【成分】茯苓、莲子、芡实、扁豆、薏米、藕粉、党参、白术、白糖。

【功效】健脾养胃，益气和中。

【主治】年迈体衰，脏腑虚损，脾胃虚弱，食少腹胀，面黄肌瘦，腹痛便溏等。

2．益肾方

历代方书所载之延年益寿方剂，以补肾者居多，其法有补阴、补阳、阴阳双补等。盖肾为先天之本，元阴元阳所居，肾气旺盛，则延缓衰老而增寿。

（1）彭祖延年柏子仁丸（《千金翼方》）。

【成分】柏子仁、蛇床子、菟丝子、覆盆子、石斛、巴戟天、杜仲、天门冬、远志、天雄、续断、桂心、菖蒲、泽泻、薯蓣、人参、干地黄、山茱萸、五味子、钟乳、肉苁蓉、白蜜。

【功效】益肾填精。

【主治】体虚、肾衰、记忆力减退等。

（2）乌麻散（《千金翼方》）。

【成分】纯黑乌麻，量不拘多少。

【功效】补肾润燥。原书云："久服百病不生；常服延年不老，耐寒暑。"

【主治】老年肾虚津亏，肌肤干燥，大便秘结。

（3）琥珀散（《千金要方》）。

【成分】琥珀、松子、柏子、荏子（白苏子）、芜菁子、胡麻子、车前子、蛇床子、菟丝子、枸杞子、菴蕳子、麦冬、橘皮、松脂、牡蛎、肉苁蓉、桂心、石苇、石斛、滑石、茯苓、川芎、人参、杜仲、续断、远志、当归、牛膝、牡丹皮、通草。

【功效】补肾益气养血。原书云："长服令人志性强，轻体，益气，消谷，能食，耐寒暑，百病除愈。"

【主治】老年人五脏虚损，身倦乏力，气短痞闷，饮食无味，腰脊酸痛，四肢沉重，阳痿精泄，二便不利。

（4）胡桃丸（《御药院方》）。

【成分】胡桃仁捣膏、破故纸、杜仲、草薢。

【功效】补肾气，壮筋骨。

【主治】老年人肾气虚衰，腰膝酸软无力。

（5）补天大造丸（《体仁汇编》）。

【成分】侧柏叶、熟地、生地、牛膝、杜仲、天冬、麦冬、陈皮、干姜、白术、五味子、黄柏、当归身、小茴香、枸杞子、紫河车。加减法：如骨蒸，加地骨皮、知母、牡丹皮；如血虚，加当归，倍地黄；如气虚，加人参、炙黄芪；如肾虚，加覆盆子、炒小茴香、巴戟天、山茱萸；如腰脚疼痛，加苍术、草薢、锁阳酒、续断；如妇人，去黄柏，加川芎、香附、黄芩。

【功效】大补肾元。《古今图书集成·医部全录》云："此方专滋养元气，延年益寿。……若虚劳之人，房事过度，五心烦热，取之神效。"

【主治】老人肾阴肾阳俱虚，腰膝无力，口渴烦热。

（6）何首乌丸（《太平圣惠方》）。

【成分】何首乌、熟地黄、地骨皮、牛膝、桂心、菟丝子、肉苁蓉、制附子、桑葚子、柏子仁、薯蓣、鹿茸、芸苔子、五味子、白蜜。

【功效】滋补肝肾。原书云："补益下元，黑鬓发，驻颜容。"

【主治】老年人肾之阴阳俱虚，腰膝无力，心烦难寐。

（7）巴戟丸（《太平圣惠方》）。

【成分】巴戟天、天门冬、五味子、肉苁蓉、柏子仁、牛膝、菟丝子、远志、石斛、薯蓣、防风、白茯苓、人参、熟地黄、覆盆子、芮石龙、草薢、五加皮、天雄、续断、石南、杜仲、沉香、蛇床子、白蜜。

【功效】补肾、健脾、散寒。原书云："治肾劳，腰脚酸疼，肢节苦痛，目暗瞄瞄，心中恍惚，夜卧多梦，……心腹胀满，四肢痹疼，多吐酸水，小腹冷痛，尿有余沥，大便不利，悉皆主之。久服延年不老，万病除愈。"

【主治】老年脾肾两虚，腰腿酸痛，腹胀冷痛。

（8）延寿丹（《丹溪心法》）。

【成分】天门冬、远志、山药、巴戟天、柏子仁、泽泻、熟地、炒川椒、生地、枸杞、茯苓、覆盆子、赤石脂、车前子、炒杜仲、菟丝子、牛膝、肉苁蓉、当归、地骨皮、人参、五味子、白蜜。

【功效】滋肾阴、补肾阳。(《医学正传》所载之延寿丹出自《千金方》，无车前子、赤石脂，有鹿茸、菖蒲、大茴香。并云："治诸虚百损，怯弱欲成痨瘵，及大病后虚损不复，凡人于中年后常服，可以却疾延年。")

【主治】治疗老年人腰酸腿软，头晕乏力，阳痿尿频。

（9）八仙长寿丸（《寿世保元》）。

【成分】生地黄、山茱萸、白茯神、牡丹皮、五味子、麦门冬、干山药、益智仁、白蜜。

【功效】滋补肾阴。原书云："年高之人，阴虚筋骨萎弱无力。……并治形体瘦弱无力，多因肾气久虚，憔悴盗汗。发热作渴。"

【主治】老年人肾亏肺燥，喘嗽口干，腰膝无力。

（10）十全大补汤（《寿世保元》）。

【成分】人参、白术、白茯苓、当归、川芎、白芍、熟地黄、黄芪、肉桂、麦门冬、五味子、炙甘草、生姜、大枣。

【功效】健脾益肾。

【主治】治老年气血衰少，倦怠乏力，能养气益肾，制火导水，使机关利而脾土健。

（11）阳春白雪糕（《寿世保元》）。

【成分】白茯苓、怀山药、芡实仁、莲肉、陈仓米、糯米、白砂糖。

【功效】健脾益气。

【主治】年老之人元气不足，脾胃虚衰。

（12）神仙巨胜子丸（《奇效良方》）。

【成分】巨胜子、生地、熟地、何首乌、枸杞子、菟丝子、五味子、枣仁、炒破故纸、柏子仁、覆盆子、芡实、广木香、莲花蕊、巴戟天（去心）、肉苁蓉、牛膝、天门冬、韭子、官桂、人参、茯苓、楮实子、天雄、莲肉、川续断、山药、白蜜或大枣。

【功效】滋肾填精，温补肾阳。原书云："安魂定魄，延长寿命，填髓驻精，补虚益气，壮筋骨，润肌肤"，"耳聋复聪，眼昏再明。服一月元脏强盛；六十日发白变黑；一百日容颜改变，目明可黑处穿针，冬月单衣不寒"。

【主治】肾阴阳虚衰，腰痛腿软，畏寒肢冷，尿频便溏。

（13）还少丸（《奇妙良方》）。

【成分】山药、远志（去心）、山萸肉、楮实、五味子、巴戟天、石菖蒲、肉苁蓉、杜仲、舶茴香、枸杞子、熟地、白蜜、大枣。

【功效】补益肾气。

【主治】可大补真气虚损，肌体瘦，目暗耳鸣，气血凝滞，脾胃怯弱，饮食无味等。

（14）双芝丸（《奇效良方》）。

【成分】熟地、石斛、肉苁蓉、菟丝子、牛膝、黄芪、沉香、杜仲、五味子、薏苡仁、麝香、鹿角霜、白茯苓、天麻、干山药、覆盆子、人参、木瓜、秦艽、白蜜。

【功效】填精补髓，调和脏腑。原书云："治诸虚，补精气，填骨髓，壮筋骨，助五脏，调六腑，久服驻颜不老。"

【主治】年高体弱，腰膝酸软，阳虚畏寒。

（15）延生护宝丹（《奇效良方》）。

【成分】菟丝子、肉苁蓉、晚蚕蛾、家韭子、大枣、葫芦巴、莲实、桑螵蛸、蛇床子、白龙骨、莲花蕊、乳香、鹿茸、丁香、木香、麝香、荞麦面。

【功效】温补肾阳。原书云："补元气，壮筋骨，固精健阳，通和血脉，润泽肌肤，延年益寿。"

【主治】肾虚阳痿，滑精早泄，夜尿频多，腰背酸痛。

（16）二精丸（《圣济总录》）。

【成分】黄精、枸杞子、白蜜。

【功效】滋阴补肾。原书云："常服助气益精，补填丹田，活血驻颜，长生不老。"

【主治】老年人虚阴不足，头晕耳鸣，口舌干燥。

（17）益寿地仙丸（《圣济总录》）。

【成分】甘菊、枸杞、巴戟天、肉苁蓉、白蜜（春秋枸杞、菊花加一倍，冬夏苁蓉、巴戟加一倍）。

【功效】补肾清肝。原书云："久服清头目，补益丹田，驻颜润发。"

【主治】老年人肾虚，目花耳鸣，大便秘结。

（18）仙茅丸（《圣济总录》）。

【成分】仙茅、羌活、白术、狗脊、防风、白茯苓、姜黄、菖蒲、白牵牛、威灵仙、何首乌、苍术、白蜜。

【功效】散风通络，补肾健脾。原书云："治风顺气，调利三焦，明耳目，益真元，壮筋骨，驻颜色，保生延年。"

【主治】年老体弱，脾肾虚弱，腰膝酸痛。

（19）枸杞子丸（《圣济总录》）。

【成分】枸杞子、菊花、肉苁蓉、远志、山萸肉、柏子仁、人参、白茯苓、肉桂、黄芪、牛膝、生地黄。

【功效】补肾养心。原书云："平补心肾，延年驻颜。"

【主治】老年人肾虚腿软，夜寐不佳。

（20）苁蓉丸（《圣济总录》）。

【成分】肉苁蓉、山萸肉、五味子、菟丝子、赤石脂、白茯苓、泽泻、干地黄、山茱萸、巴戟天、覆盆子、石斛。

【功效】补肾和胃。原书云："治肾脏虚损，补真藏气，去丹田风冷，调顺阴阳，和胃气，进饮食，却老。"

【主治】老年脾肾虚弱，食欲不振，二便不调。

（21）补骨脂丸（《圣济总录》）。

【成分】补骨脂、白蜜、胡桃肉。

【功效】温润补肾。原书云："暖下元，补筋骨，久服令人强健，悦泽颜色"，《奇效良方》云："久服延年益气。"

【主治】老年肾虚，腰膝酸痛。原书云："治因感湿阳气衰绝。"

（22）养血返精丸（《集验方》）。

【成分】补骨脂、白茯苓、没药。

【功效】补肾活血。《古今图书集成·医部全录》记载："昔有人服此，至老不衰；盖破故纸补肾，茯苓补心，没药养血，三者既壮，自然身安。"

【主治】肾气不足，气血瘀滞。

（23）延龄固本丹（《万病回春》）。

【成分】菟丝子、肉苁蓉、天门冬、麦门冬、生地黄、熟地黄、山药、牛膝、杜仲、巴戟、枸杞、山茱肉、人参、白茯苓、五味子、木香、柏子仁、覆盆子、车前子、地骨皮、石菖蒲、川椒、远志肉、泽泻。

【功效】益肾壮阳。

【主治】诸虚百损，中年阳事不举，未至五十须发先白。

（24）不老丸（《寿亲养老新书》）。

【成分】人参、川牛膝、当归、菟丝子、巴戟天、杜仲、生地、熟地、柏子仁、石菖蒲、枸杞子、地骨皮、白蜜。

【功效】补肾充元，益气安神。《奇效良方》名神仙不老丸，并云："此方非特乌髭发，大能安养荣卫，补益五脏，和调六腑，滋充百脉，润泽三焦，活血助气，填精实体。"

【主治】老年头昏头痛，烦躁不安，精神疲惫，倦怠乏力。

（25）全鹿丸（《景岳全书》）。

【成分】鹿角胶、青毛鹿茸、鹿肾、鲜鹿肉、鹿尾、熟地、黄芪、人参、当归、生地、肉苁蓉、补骨脂、巴戟天、锁阳、杜仲、菟丝子、山药、五味子、秋石、茯苓、续断、葫芦巴、甘草、覆盆子、于术、川芎、橘皮、楮实子、川椒、小茴香、沉香、大青盐。

【功效】固精益气，滋补强壮。原书云："此药能补诸虚百损，五劳七伤，功效不尽述。人制一料服之，可以延寿一纪。"

【主治】老年体衰。头晕目眩，耳鸣耳聋，腰膝无力，形寒肢冷，小溲余沥。

（26）斑龙丸（《医学正传》）。

【成分】白茯苓、补骨脂、鹿角胶、鹿角霜、菟丝子、熟地黄。

【功效】补肾气，滋肾阴。原书云："老人虚人常服，延年益寿。"

【主治】老年人肾阴肾阳俱虚，腰酸、阳痿、难寐。

（27）龟龄集（《集验良方》）。

【成分】鹿茸、穿山甲、石燕子、小雀脑、海马、紫梢花、旱莲草、当归、槐角子、枸杞子、杜仲、肉苁蓉、锁阳、牛膝、补骨脂、茯苓、熟地、生地、菊花等三十三种。

【功效】温肾助阳，补益气血。

【主治】阳痿遗精，头昏眼花，步履维艰，腰腿酸软，神倦乏力等。

（28）大造丸（《红炉点雪》）。

【成分】紫河车、黄柏、杜仲、牛膝、生地黄、砂仁、白茯苓、天门冬、麦门冬、人参。

【功效】滋阴补肾。

【主治】治虚损痨瘵，神志失守，内热水亏，男子遗精，女子带下，又能乌须黑发，聪耳明目。

第三节 延老药物，现代研究

一、单味药物，延缓衰老

兹将我国抗衰老药物现代化研究的概况简述如下。

（一）调节机体免疫功能的中药

调节与改善机体的免疫功能是延缓衰老的重要手段。研究表明，不少中药具有促进、抑制和调节免疫功能的作用。例如，海参、大蒜、沙苑蒺藜、猪苓、黄柏等，可激活包括脾脏和胸腺在内的中枢性免疫器官。黄精、枸杞、百合、香菇、棉花子等，可提高外周淋巴细胞的百分率。黄芪、人参、刺五加、女贞子、旱莲草、白术、桑葚、猕猴桃、蒲公英等，能提高外周血淋巴母细胞的转化率，激活T淋巴细胞。西洋参、人乳、柴胡等，能改善B淋巴细胞的功能状态，促进抗体产生。灵芝、茯苓、牛黄、仙茅等，可提高巨噬细胞和网状内皮细胞的吞噬能力。黄芪、山药、玉竹、人胞等，可促进体内干扰素生成。冬虫夏草、茶叶、生地、黑木耳等，具有抗辐射作用。石决明、青蒿、肉桂、桂枝、蒲黄、川芎、大枣等具有抑制免疫应答作用。大黄、当归、参三七、杜仲、棉花子等具有免疫调节效应作用。

（二）提高细胞传代能力的中药

细胞传代是生命延续的主要标志。在生存实验中，通过药物对生物体生存过程的影响，特别是对生物（果蝇、家蚕、家蝇、小白鼠、豚鼠、鹌鹑等）平均寿命和最高寿命影响的观察和研究，目前初步认定具有延缓衰老效能的药物有：人参、黄芪、何首乌、党参、银耳、玉竹、黄精、菟丝子、肉苁蓉、补骨脂、珍珠、乌骨鸡、蚂蚁、牛乳、蜂蜜、蜂王浆、人胞、罗布麻、茶叶、麦饭石等。以人参为例，在含有合适浓度的人参提取物的培养介质中，人胚肺二倍体细胞的密度显著高于对照组。它还可以促进人血液淋巴细胞体外的有丝分裂，延长人羊膜细胞的生存期。再以银耳、灵芝为例，它们可延长果蝇的生存时限。很多抗衰老的药物对细胞DNA的合成有促进作用，对以增殖能力下降为表征之一的衰老现象有延缓作用。

（三）改善机体代谢的中药

这些中药能改善机体的新陈代谢，有效地调节机体内环境，增强机体生理功能。实验表明，黄精、漏芦、当归、玉竹、人参、薤白、山茱萸、棉花子等，有降低过氧化脂的效能，对机体相关酶类有积极影响。冬虫夏草、参三七、人参、麦冬等，有改进核酸代谢的作用。蜂王浆、蜂花粉、阿胶、鹿茸、人胞等，能促进细胞再生。灵芝、参三七、仙茅、枸杞子等，能提高血浆和心肌cAMP含量，降低cGMP含量。生地、龟板、香附能降低血浆cAMP含量。人参芦、杜仲可使cAMP和cGMP含量均升高。这些药物各从一个侧面对腺苷环化酶系统起到调整作用。研究证明，有些药物对机体氧代谢有良好影响。例如，灵芝、天麻、冬虫夏草、生地等，具有提高耐缺氧能力的效果。黄芪、参三七、当归、鹿茸、五味子、白术、苡仁、茶叶、牛黄、大黄等，具有改善因组织低氧与代谢障碍所引起的疲劳的效能。人参、蜂制剂（蜂蜜、蜂乳、蜂花粉）、女贞子等，具有提高耐缺氧、抗疲劳能力的双重作用，使老年人易疲劳的症状显著改善。在传统的抗衰老的药物中，有些药物对脂质、糖、蛋白质代谢有明显效果。例如，何首乌、女贞子、金樱子、胡桃、大蒜、蒲黄、香附、泽泻等，有降脂作用。玉竹、麦冬、石斛、天花粉、细辛等，有调节糖代谢作用。银耳、牛膝、蜂王浆、黑木耳、冬虫夏草等，有促进蛋白质合成代谢作用。上述这些药物中，不少药物具有双向调节作用。

（四）提高内脏器官生理功能的中药

作用于脑的药物可以明显改善人脑的功能，使感觉、运动、思维、记忆、锥体外路功能明显提高。例如，人参、西洋参、参三七、刺五加可调节大脑皮层的兴奋抑制过程。苍术、石菖蒲、茯苓、灵芝、香附、冬虫夏草等，具有镇静作用。珍珠、牛黄、羚羊角、天麻等，具有抗惊厥作用，这些药物能有效地消除神经系统的失衡状态。作用于心血管系统的药物，如丹参、赤芍、川芎、瓜蒌、薤白、人参、灵芝、山楂、麝香、生地等，有扩张冠状动脉，降低外周血管阻力，降低心肌耗氧量，增加心搏出量，抑制血小板聚集的显著作用。作用于泌尿系统的药物，如人胞、杜仲、猪苓、人参、车前子等，可有效地改善和调节肾脏功能。作用于内分泌系统的药物的作用表现在不同方面：增强垂体——性腺轴功能的药物，如枸杞子、人参果、淫羊藿、蜀椒、冬虫夏草等，具有雄性激素样作用；仙茅、菟丝子、五味子、覆盆子、百合、香附、黑大豆、大黄等，具有雌性激素样作用；海马、蜂乳、蛇床子等则两性激素作用兼而有之。增加垂体——肾上腺皮质轴功能的药物，如西洋参、人参果、灵芝、猪苓、五味子、巴戟天等，可改善肾上腺皮质激素的分泌；人参、参三七、杜仲、生地、刺五加等，可改善垂体促肾上腺皮质激素的分泌。作用于呼吸系统的药物，如补骨脂、冬虫夏草、杏仁、茶叶、细辛、蟾酥、蜂蜜等，防治老年慢性支气管炎和肺气肿等病有显著效果。作用于消化系统的药物，如白术、龙胆草、麝香、五味子、茵陈、山楂、柴胡等，均有助于老人消化道和消化腺疾病的缓解和功能康复。作用于造血系统的药物，如鹿茸、阿胶、紫河车、当归、熟地、龙眼肉等，有促进骨髓代谢、促进红细胞和血红蛋白增生，改善血凝状况的显著功效。

（五）抗感染及含有丰富的微量元素的中药

预防感染性疾病对延缓衰老有很重要的作用。抗感染的药物的种类很多，近年来研究的就有百余种。例如，银花、连翘、大青叶、板蓝根、夏枯草、鱼腥草、丹参、金樱子、黄芩、黄连、黄柏、旱莲草、女贞子、马齿苋、白头翁、虎杖、玄参、穿心莲、五味子等。这些药物分别具有显著的抗细菌、抗病毒、抗真菌等作用。很多古代延寿方剂都采用了这类药物。例如，清代著名养阴抗老方剂"延寿丹方"，采用了对球菌、杆菌、病毒等作用很强的女贞子、旱莲草、金樱子、忍冬花等，此方对预防老年人感染性疾病，延缓衰老有良好效果。

传统抗衰老药物中含有丰富的对延缓衰老有益的微量元素，如人参、白术、黄连、诃子、山药、牡蛎、羚羊角、牛黄等含有大量的锌，当归、肉桂、大黄、白术、山药等含有大量的铜，黄芪、人乳含有大量的硒，鹿茸、地黄、细辛、人参、柴胡等含有丰富的铁，白术、泽泻、肉桂等含有较丰富的锰，人参根、当归等含有对老年骨质疏松有保护作用的锶，蜂蜜中含有47种微量元素，是延年益寿的佳品。上述药物中所含有的微量元素，具有健身、防病、延寿之功效。

延缓衰老药物研究方兴未艾，但研究的发展还不平衡，目前的研究，多侧重名贵药物之研究，而对服之有效的普通药物的研究还不够，很多药物需要进一步开发和深化研究。

二、中药方剂，延缓衰老

下面仅对延缓衰老的部分方剂举例简述。

（1）益肾方剂研究举例。①龟龄集。本方为明代方士邵元节献给嘉靖皇帝的方剂，后传入民间。本方由鹿茸、人参、熟地、海马、杜仲、肉苁蓉、补骨脂、菟丝子、枸杞子、麻雀脑、淫羊藿、丁香、大青盐、砂仁、茯苓、蚕蛾、天冬、当归等三十三种药物组成。实验表明，本品具有增强免疫功能，增强调节中枢神经系统，有中枢兴奋和抑制双向作用，有强心作用，并以直接兴奋心肌为主，有促进性激素性作用和保护、增强皮层功能作用，还有保护肝脏作用。动物实验证明，可增加正常及四氯化碳中毒后小鼠肝脏内蛋白质和RNA的含量，并能抑制中毒后小鼠血清GPT的升高。老年人常服本品，可促进业已衰退的蛋白质及细胞内重要物质——核酸的代谢，从而延缓衰老。②清宫寿桃丸（清代宫廷方）。本方由益智仁、生地、人参、枸杞子、胡桃肉、天冬、肉桂、酸枣仁、当归等十余种药物组成。北京西苑医院临床观察157例与维生素E组对比，服药8周一疗程，药后疲倦、畏寒、头晕、耳鸣、不寐、腰膝酸软、性欲减退、夜尿多等衰老症状改善显著，优于维生素E组。实验证明，寿桃丸组给药后血浆过氧化脂（LPO）显著降低。男性血清E_2及T水平均明显上升，E_2/T比值无变化。头发微量元素Zn、Cu均下降，Zn/Cu值增高，记忆力增强，肺功能增强。③春回胶囊（经验方）。本品由补骨脂、仙灵脾、蛇床子、人参、鹿茸、玉竹、山楂等十余味中药精制成胶囊。广安门医院等临床观察50～84岁基本健康的人493例（包括服安慰剂对照组136例）的近期（6个月）和54例（对照组19例）的远期疗效。药后"春回"组肾虚症状显著减轻，头晕、耳鸣、多梦、健忘、胸闷、畏寒、夜尿多、食欲减退等症状，均有明显改善，疲劳感及感冒显著减少，少数人黑发新生，老年斑消失。以上症状改善均优于对照组。实验证明，药后，心肾功能、听力、智能、精细动作显著高于药前。本品可促使男性血清T、女性血清E_2水平和女性E_2／T显著升高，男性E_2／T显著降低，尤以肾阳虚组更为显著。又可显著增进血浆cAMP水平，cAMP/cGMP比值，淋巴细胞转化率和对PHA诱导的应答能力。还可显著降低血清LPO的生长和MAO活力。④康宝口服液。本品由山东医学院附院根据《奇效良方》的枸杞丸加减制作而成。由蜂王浆、刺五加、淫羊藿、黄精、枸杞子、熟地、黄芪、山楂等药组成。北京西苑医院等单位临床观察用于老年虚证，6～8周为一疗程。服药后，眩晕失眠、疲劳、食欲减退、脑功能及性功能等均有改善，体力增加、精力充沛。实验证明，肺通气功能流速高峰显著增加，血浆黏度比值高者显著下降，体外淋巴细胞摄取3H–TdR显著增加。动物实验证明，本品可显著增加大鼠血清睾酮T（雄性）和雌二醇E_2（雌性）水平，促进并能调节小鼠机体免疫功能。调节中枢神经系统，提高机体适应力，促进骨髓造血功能。⑤活力苏。本品由成都中医学院附院根据《何首乌丸》和《枸杞丸》加减化裁而成。由何首乌、黄芪、丹参等药组成。成都中医学院附院等临床观察45岁以上507例（包括对照组220例）基本健康人。服药后，精神、体力、睡眠、食欲等均有改善。实验证明，淋巴细胞转化率显著增高，总玫瑰花结数量下降，活玫瑰花结数量显著升高，血超氧化物歧化酶、过氧化氢酶、铜蓝蛋白均明显升高，血清脂褐质显著少于对照组。⑥还精煎（经验方）。本品由地黄、潼蒺藜、锁阳、菟丝子、首乌、牛膝、菊花、菖蒲等十余味中药精制而成。上海龙华医院等临床观察45～76岁的中老年人，疗程一年，药后免疫功能增强，肺活量的最大通气量有所增加。老年前期血清肌酐稍下降，肌酐清除率稍增加，部分抗核抗体，类风湿因子转阴，近视力、远视力、骨皮质数稍高于前。动物实验证明，可显著延长雄性小鼠平均生存期和雄性家蚕的平均生存率。还可显著提高体外淋巴细胞存活率、淋转率、T细胞酯酶百分率，减少自身花环率。本品可使老年雄性小鼠的睾丸曲细精管内各级生精细胞不发生衰老退化现象，细胞亚微结构与青年组相近，脂褐素不增加。可使雌性老年小鼠卵巢、子宫延缓衰老，使子宫肥大或正常，子宫上皮AKP阳性反应，卵巢仍有卵泡和黄体。本品还可延缓老年小鼠股骨的骨质变薄，髓腔扩大等衰老变化，可能是通过提高性激素，改善机体能量代谢而促进骨胶原蛋白的形成。⑦金匮肾气丸。本品由熟地、山茱萸、山药、茯苓、泽泻、丹皮、肉桂、附子精制而成。临床使用证明，本品可减少疲劳感、腰膝酸痛、手足发凉、夜尿频繁、大便秘结等症状。日本千叶大学用本品治疗老年性白内障而眼底无变化者，视力提高者为60.2%，可恢复水晶体的弹性和功能，有某种程度恢复机体血管、骨骼、肌肉和大脑的功能，说明本品有延缓衰老的作用。⑧至宝三鞭丸（经验方）。本品由山东中医学院附院应用人参、鹿茸、海狗鞭、鹿鞭、广狗鞭、海马、蛤蚧、肉桂、沉香、黄芪、淫羊藿等40余味中药精制而成。临床观察证明，本品可增强机体免疫功能，改善性功能，改善消化吸收功能，并具有抗疲劳和类似双向调节作用。尤其对于改善肾虚症状，延缓衰老，有明显效果。

大量研究证明，补肾中成药中含有较多的微量元素，如锌（Zn）、锰（Mn）、硒（Se）、铜（Cu）、锗（Ge）等，微量元素有促进新陈代谢、延缓衰老作用。补肾药物有明显提高细胞免疫或抑制自身抗体功效，因之可避免患肿瘤和感染等疾患。总之，补肾方药可以有效地提高精力、体力、智力、耐寒力、免疫抗病力，改善脏腑生理功能，使皮肤光泽、弹性改善、脱发减轻等。对于防治冠心病、糖尿病、高血压病、高血脂、慢性支气管炎等有关的老年病有良好效果。

（2）健脾益气方剂研究举例。①四君子汤。本方由人参、白术、茯苓、炙甘草组成。实验证明，本方有调节神经系统，升高肝糖原，调整血液循环，促进骨髓造血，增强免疫功能和内分泌等作用，是常用的益寿延年方剂。②清宫八仙糕（清代宫廷方）。本品由人参、山药、莲子、苡仁、茯苓、扁豆等加白糖制作而成。本品原为宫中食品，男女老幼皆喜用，并视为补益增寿之妙品。临床用于中老年脾虚者，可有效地改善消化道症状，又可改善衰老症状，增强体质。实验表明，本品可提高老年人之木糖排泄率及血清胡萝卜素含量，增强小肠吸收功能，改善脾胃功能。③生脉饮（生脉液）。本品由人参、麦冬、五味子制成口服液或针剂。现代研究证明，生脉液（针剂）有强心作用，能改善心脏功能，增加心输出量，对抗休克有良好作用。用于年老体弱者，可增强免疫功能，降血脂，调整血液循环，还能改善老年人的智能。实验表明，本品可减低心肌耗氧量，改善心肌代谢，显著提高心肌RNA、DNA、蛋白质和糖原等的合成，保持心肌ATP量在较高水平，延长动物在常压低温缺氧时的存活时间。还具有升压、抗休克、抗感染的作用，可增强机体非特异性抵抗力。还有降低高脂血动物的胆固醇和升高HDL水平等作用。临床证明，健脾益气药物人参、黄芪、党参与补肾药物附子、锁阳、生地、龟板等相配，可促进老年人业已衰退的蛋白质及细胞内重要物质——核酸的代谢，从而延缓衰老。人参配黄芪、灵芝、维生素E和维生素A（"维尔康"）可有效地改善神经衰弱三大症状（眩晕、失眠、疲劳）及脑功能。健脾益气药物还可改善性功能状态和提高免疫抗病能力。

三、活血化瘀，药有专攻

老年人除五脏本虚外，常伴有血瘀标实之证。据调查，约有50%以上的老年人伴有血瘀症状，并且很多老年病直接与血瘀相关。活血化瘀药物用于保健治疗，对于血瘀症者有良好作用，同时对中老年防病保健也是很有价值的。马王堆三号墓出土的帛书中，就有应用活血化瘀药物的记载。早在唐代的一些著名医家如张文中、崔知悌等人在补益延年方中，已开始应用活血化瘀药物相配伍。清代乾隆皇帝的长寿方中，常配红花、郁金、穿山甲等药物。有人认为，老年人每日服用活血药大黄3克，可有延年益寿之功。实验已证明，活血化瘀药物有调节免疫功能，增强抗病能力，改善新陈代谢，降低胆固醇的作用。活血化瘀药物不仅对血管性疾病、结缔组织疾病、出血性疾病和免疫性疾病等都有一定疗效，而防病保健的作用体现在很多方面。特别在改善微循环障碍、改善心肌供血供氧、防止血栓、溶解血栓、防止动脉粥样硬化、除低血凝、减少纤维蛋白原沉积、消炎、抗感染等方面的作用更为显著。

第四篇／中医养生实践的三因制宜理念

第十三章

顺应时节变化的养生方法

因时养生要求人们按照时令节气的变化规律，开展有针对性的养生活动，因时养生法强调"天人合一""顺应自然"，在中国养生方法中，它颇具代表性。

五运六气学说始终是因时养生的理论指导。五运，是木运、火运、土运、金运、水运的简称，是探索一年五个季节变化的运行规律的理论。六气，是风、热、火、湿、燥、寒六种不同的气候总称，是从我国的气候区划、气候特征来研究气旋活动的规律的理论。五运六气是《素问·七篇大论》的主要内容。它以阴阳五行为构架，按五行相生规律排列。五运六气学说在医学上的应用有以下两个方面：①分析和推测气候的变化及其对疾病发生的影响。②根据某一时期，如年份、年分布、月分布等气候变化特点，估计某些疾病发病和流行的大致情况，并根据其流行趋势采用相应的防治方法。五运六气的核心思想是：天气决定地气，天地合气又决定人的健康和疾病特征。这是中医理论中最为玄妙的部分，许多研究者认为，它是有关灾变的时空预测学。总之，中国的"天人合一"之学相信有一种普遍存在的宇宙法则，统一支配着天体的运行、季节的变化、人间事物及人体生命。

第一节　因时养生，循天之序

一、春夏养阳，秋冬养阴

《易经》说："变通莫大乎四时"，四时阴阳的变化，直接影响万物的荣枯生死。人们顺从天气的变化，就能保全"生气"，延年益寿，否则就会生病或早衰。《素问·四气调神大论》说："所以圣人春夏养阳，秋冬养阴，以从其根，故与万物沉浮于生长之门。逆其根，则伐其本，坏其真矣，故阴阳四时者，万物之始终也，死生之本也，逆之则灾害生，从之则苛疾不起，是谓得道。"春夏秋冬，四季更替，生长收藏，化育万物，为万物之根本。四季不同，阴阳之气各异，养生重点和方法有别，春夏应注重养阳，秋冬应注重养阴，这是顺应四季变化的养生之道。

春夏两季，天气由寒转暖，由暖转暑，是人体阳气生长上升之时，故应以调养阳气为主。秋冬两季，气候逐渐转凉变寒，是人体阳气收敛、阴精潜藏的时段，故应以保养阴精为主。春夏养阳，秋冬养阴，是建立在阴阳互根理论基础之上的中医养生实践，正如张景岳所说："阴根于阳，阳根于阴，阴以阳生，阳以阴长，所以，古人春夏养阳以为秋冬之地，秋冬养阴以为春夏之地，皆所以从其根也。今人有春夏不能养阳者，每因风凉生冷伤其阳，以致秋冬多患病泄，此阴脱之为病也。有秋冬不能养阴者，每因纵欲过度伤此阴气，以及春夏多患火症，此阳盛之为病也。"所以，春夏养阳，秋冬养阴，寓防于养，是一个顺应自然、平衡阴阳、防患未然，具有战略意义的养生思想。

二、春捂秋冻，顺乎自然

春季，阳气初生而未盛，阴气始减而未衰，故春时人体肌表虽因气候转暖而开始疏泄，但其抗寒能力相对较差，人在此时，为防春寒，必须注意保暖御寒，有如保护初生的幼芽，需细心呵护，遮风防寒，勿使阳气受到伤害，这就是"春捂"的道理。秋天，阴气初生而未盛，阳气始减而未衰，人体肌表处于疏泄与致密交替状态，人体阳气开始收敛。在此时，人不宜猛然添衣过多。人在秋季适当接受一些冷空气的刺激，不但有利于肌表之致密和阳气之潜藏，而且对人体的机体功能和耐寒能力也很有帮助。这就是"秋冻"的道理。

三、虚邪贼风，避之有时

第一，要"避之"。人类生活在自然界，正常人体是能够适应气候变化的，但是，这种适应能力是有一定限度的，尤其在气候剧烈变化时，人更易感邪发病。因此，人们在养护正气，强壮自身的同时，应特别注意对外邪的避忌。第二，要"有时"。虚邪、贼风都是健康的大敌，那怎样才能做到"避之有时"呢？虚邪贼风侵袭人体是有时间规律的，古代人认为，虚邪是五运六气变化而来的。它是通过一套计算方法，来计算风、寒、暑、湿、燥、火中的哪种现象，在什么时候，会突然剧烈变化，这就叫"有时"。所以，我们经常要算"初之气""二之气""三之气"，要从大寒开始算，开始预测。最起码大家应该根据四季的变化知道：春天多风，而且风是往上走的；秋风扫落叶，秋天的风具有肃杀之气，还要知道夏天暑热，而秋天多燥，冬天多寒。大家要根据时令的变化去避开每个季节盛行的邪气。

在这里，我们要重点介绍一下十二时辰养生法。中医医理讲"因天之序"，就是要因循春夏秋冬、昼夜晨昏的自然变化状况，顺应生发、生长、收敛、收藏的规律而生活。违背了这个顺序，就要生病，顺应这个顺序，就健康长寿。因此，中医时间医学将十二地支作为日节律的指称，日节律就是指人体一昼夜中阴阳消长、盛衰的情况。

子时，指夜里11点～次日凌晨1点，又称"人时"。这一时刻本是阳气发动、万物滋生之时，而人为万物之灵，故假借人之称。中医气机理论认为，人身之气机，日日俱从子时生发，"子后则气生，午后则气降"（张介宾）。子时气血流注于胆经，这也是《黄帝内经》"凡十一藏取决于胆"一说的根本由来。在日常生活中，人们常有这样的体会：一般夜里九十点钟会有困倦的感觉，但熬到11点时又精神了，这就是胆经生发的缘故。但子时阳气的生发之力尚小，因此，在十二生肖中，"子"为"鼠"，这时阳气虽小如老鼠，但异常活跃。因此，保证夜里11点前睡觉，则能通过睡眠保养这个生机。"子"在月份中又代表十一月，强调的是用冬天的收藏来养生机。

丑时，指凌晨1~3点，丑时气血流注于肝经。肝主血，因此，保证这时的睡眠就是在养肝胆，在养血。而血相较于气则属于阴，主敛藏，所以，十二生肖中，"丑"为"牛"，就是说此时生发之气虽然更大些了，但不能只升不降，有约束收敛才可以有更大的作为，这就是中国文化的深刻之处。

寅时，指凌晨3~5点，寅时气血流注于肺经。中国古代正月建寅和十二经脉流注起于肺经都是代表开端的意思，是阳气的开端，也是人的开端。一日之中寅时也是人身体各部开始由静转动，各部分对血、气的需求量都开始增加，这时肺作为"相傅之官"就一定要担当起均衡天下（身体）的职责，一旦"宣发""肃降"失职，就会造成严重的后果，比如身体各部对血、气的需求量的增加，会加重心脏的负担，这就是许多心脏病患者死于凌晨三四点钟的原因。这时，健康的人应该是深睡状态，即通过深度睡眠，来完成生命由静而动的转化。可是，这时，身体虚弱的人或老人会出现失眠或醒来，这是因为身体各部位对血的需求量增加，相应的大脑得到的血减少了，用中医的话说，就是只有"宣发"没有"肃降"了，生命自然就危险了。

卯时，指早晨5~7点，卯时气血流注于大肠经。中医认为，"肺与大肠相表里"，寅时肺气实了，卯时应有正常的大便，卯时在天地之象代表天门开，代表二月，万物因阳气的生发而冒地而出。

辰时，又名食时、早食等，指上午7~9点，辰时气血流注于胃经。这时太阳已经升起，是天地阳气最旺的时候，所以说吃早饭是最容易消化的时候。早饭吃多了是不会发胖的，因为有脾经和胃经在运动，所以早饭一定要吃多、吃好。吃早饭就如同"春雨贵如油"一样宝贵。另外，人体经过一夜的睡眠和休息，由于排尿、呼吸等原因，水分排泄的比较多，致使血液的黏稠度比较高，所以，辰时起来时脑梗死与心肌梗死这些疾病发病比较高。因此健康饮水，从辰时就应该开始了。辰时饮一杯水，可以改变人体经过一夜睡眠之后所产生的许多问题。

巳时，指上午9~11点，巳时气血流注于脾经。中医认为脾主运化，这也是吃早餐不会令人发胖的原因，如果人体脾的运化功能好的话，就可以顺利地消化和吸收。"巳"在月份应四月，阳气已出，阴气已藏，山川万物一片葱茏。

午时，指上午11～下午1点，午时气血流注于心经。中医认为，心为"君主之官，神明出焉"，而午时正是一阴生，阴气忤逆阳气之时，正所谓"阴阳相搏谓之神"，对练功者而言，正是练"子午功"的大好时机，而对我们无力主宰自己气血的人，只有睡眠最接近所谓的"心肾相交"了，所以，子时一定要睡觉，午时一定要小憩，这是最能养精气神的时机。"午"在月份应五月。

未时，指下午1～3点，未时气血流注于小肠经。《说文解字》云："未，味也。六月，滋味也。"而事物的滋味就是精华，中医小肠的功能就在于吸收精华。

申时，指下午3～5点，申时气血流注于膀胱经。膀胱经为足太阳之脉，上额头而至巅顶，气虚、气实都容易引起头痛或两目外鼓等症，这时，健康的人则是学习和读书的好时光，所以，古人主张"朝而受业，夕而习复"，这时由于气血容易上输于脑部，学习效率就会很高。另外，太阳主管气化，这时多喝水，吃些水果，对养生很好。"申"在月份应七月。

酉时，指下午5～7点，酉时气血流注于肾经。"酉"是成就的意思，在月份应八月。如果说早晨5～7点的卯时，代表一天或一年的开门，那么晚上5～7点的酉时，则代表一天或一年的关门。自然天地与人体这个小天地，从这一时刻起开始进入秋冬的收敛收藏时节，此时身体所表现出来的病变，都是肾的收藏功能出现了问题，而酉时发低热则是肾气大伤所致，尤其是青春期或新婚后的男子要注意这一点。

戌时，指晚上7～9点，戌时气血流注于心包经。中医认为，这时人体的阳气应该进入了阴的界面，而此时阴气正盛，阳气将尽，而心包经之"膻中"又主喜乐，通常人们会在这时进行晚间的娱乐活动。

亥时，指晚上9～11点，亥时气血流注于三焦经。三焦在中医里是个不容易说清楚的概念，"焦"字的意思是用小火烤小鸟，因此，三焦无论是指人体上中下，还是里中外，都是指生命处于一团融融温暖气息中，中国人形容它为"氤氲"，中医把这氤氲交融的状态归属于少阳……故而"亥"这个字非常有意思，像一男子搂抱一怀孕女子，而《说文解字》的第一个字是"一"，最后一个字就是"亥"，如果说"一"在古代文化中代表先天的混沌，那么"亥"字则表示又回到初始的混沌状态，生命的轮回重又开始。因此，在中国传统文化中，我们始终能看到其精神内核的统一性，无论是医道，还是文字学，你始终能看到古人对宇宙自然生命的理解与态度，并不是只有太阳每日照常升起，人类的生命与生活也会沿着其本来的秩序而运动和发展，都可以在结束的时刻一切又重新开始……这个时刻人们应该安眠，让整个身体（三焦）都得到休息和休整，并从这种彻底的休整中孕育新的生机。

第二节　季节养生，各有当令

一、春季养生，当令者肝

春天包括立春、雨水、惊蛰、春分、清明、谷雨六个节气。春为四时之首，万象更新之始。《素问·四气调神大论》指出"春三月，此谓发陈。天地俱生，万物以荣"，春归大地，阳气生发，冰雪消融，蛰虫苏醒，自然界生机勃发，一派欣欣向荣的景象。所以，春季养生，须顺应春天阳气生发，抓住万物始生的特点，着眼于一个"生"字。

一要调摄精神，听命将军。春属木，与肝相应，肝主疏泄，在志为怒，恶抑郁而喜调达。故春季养生，既要力戒暴怒，更忌情怀忧郁，要做到心胸开阔，乐观愉快，对于自然万物要"生而勿杀，予而勿夺，赏而勿罚"（《素问·四气调神大论》），在保护生态环境的同时，培养热爱大自然的情怀和品德。历代养生家一致认为，在春光明媚，风和日丽，鸟语花香的春天，可踏青问柳，登山赏花，陶冶性情，使自己的精神情志与春季的大自然融合。二要夜卧早起，助阳生发。春回大地，人体的阳气开始趋向于表，皮肤腠理逐渐舒展，肌表气血供应增多而身体易觉困倦，往往日高三丈，睡意仍浓，故有"春眠不觉晓，处处闻啼鸟"之说，然而，睡懒觉不利阳气生发，人应夜卧早起，舒展形体，信步慢行，融入自然，以助阳气生发。三要宜食辛甘，少纳酸涩。春季阳气初生，宜食辛甘发散之品，少食酸收之味，《素问·脏气法时论》说："肝主春……肝苦急，急食甘以缓之，……肝欲散，急食辛以散之，用辛补之，酸泻之"，酸味入肝，具收敛之性，不利于阳气的生发和肝气的疏泄，且常影响脾胃的运化功能，故《摄生消息论》说："当春之时，食味宜减酸增甘，以养脾气。"另外，春时木旺，与肝相应，肝木不及固当用补，然肝木太过则克脾土，故《金匮要略》有"春不食肝"之说。由此可见，实际应用时，饮食调养之法，还应观其虚实，灵活掌握，切忌生搬硬套。一般来说，为适应春季阳气生发的特点，扶助阳气，应适当食用麦、枣、豉、花生、葱、香菜等辛温升散的食品，少食生冷黏杂及酸收之物。四要融入自然，宜呼多动。在冬季，人体各脏腑器官的阳气都有不同程度的下降，藏精多于化气，这是人的机体功能特点决定的，所以入春后，人应到公园、树林、河边、山坡等空气清新之地，进行不拘形式的活动，加强锻炼，以使春气生发有序，阳气增长有路。五要预防温病，防在病先。初春，由寒转暖，温热毒邪开始活动，风湿、春温以及现代医学所说的流感、肺炎、麻疹、流血、猩红热等疾病多有发生或流行，要加强预防工作。要多开窗户，流通室内空气。要加强保健锻炼，提高机体的防御能力。

二、夏季养生，心脾当令

夏季包括立夏、小满、芒种、夏至、小暑、大暑六个节气。夏天烈日炎炎，雨水充沛，万物竞长，日新月异，万物成实，正如《素问·四气调神大论》所言："夏三月，此谓蕃秀，天地气交，万物华实"，人在气交之中，故亦应之。在夏季，人要顺应自然界阳盛于外的特点，养护阳气，效法万物竞长之象，着眼于一个"长"字。

一是精神调养，心静勿躁。夏属火，与心相应，在赤日炎炎的夏季，要格外重视心神的调养。《素问·四气调神大论》指出："使志无怒，使华英成秀，使气得泄，若所爱在外，此夏气之应，养长之道也"，就是说，夏季要神清气和，快乐欢畅，胸怀宽阔，精神饱满，如同含苞待放的花朵需要阳光那样，对外界事物要有浓厚兴趣，培养乐观向上的性格，以利于气机的通畅，与此相反，举凡懈怠厌倦，恼怒忧郁，则有碍气机，皆非所宜，嵇康《养生论》说，夏季炎热，"更宜调息静心，常如冰雪在心，炎热亦于吾心少减，不可以热为热，更生热矣"，这里指出了"心静自然凉"的夏季养生法。二是晚睡早起，避暑护气。为顺应自然界阳盛阴衰的特点，夏季作息宜晚睡早起，若条件许可，应安排午睡，一则避炎热之势，二则可消除疲劳。夏日炎热，腠理开泄，易受风寒湿邪侵袭，不宜夜晚出宿。空调房间，室温不宜过低，以25℃为宜。"暑易伤气"，炎热可致人汗泄太过，头昏胸闷，心悸口渴，恶心呕吐，甚至昏迷，所以，安排劳动或体育锻炼时，要避开烈日炽热之时，注意加强防护。三是食宜清爽，可补酸咸。夏季气候炎热，人体功能活力受到影响，饮食宜清爽，不宜肥甘厚味，《素问·脏气法时论》说："心苦缓，急食酸以收之"，"心欲软，急食咸以软之，用咸补之，甘泻之"，夏季宜多食酸味以固表，多食咸味以助心。阴阳学说则认为，夏月伏阴在内，饮食不可过寒，如《颐身集》指出："夏季心旺肾衰，虽大热不宜吃冷淘冰雪、蜜水、凉粉、冷粥，饱腹受寒，必起霍乱"，心主表，肾主里，心旺肾衰，即外热内寒之意，唯其外热内寒，故冷食不宜多吃，食多定会寒伤脾胃，令人吐泻。西瓜、绿豆汤，乌梅、小豆汤，为解渴消暑之佳品，但不宜冰镇。还有，《金匮要略》有"夏不食心"之说，孙思邈则主张："夏七十二日，以养肺气。"另外，夏季致病微生物极易繁殖，食物极易腐败、变质，肠道疾病多有发生，要讲究饮食卫生，谨防"病从口入"。四是动不宜剧，量不宜大。夏天炎热，空气湿度大，若剧烈运动则会大汗淋漓，汗泄过多。大量出汗后，可饮用盐开水或绿豆盐汤，不可大量饮用凉水，不可立即冷水冲头、淋浴，以免引起寒湿痹证、"黄汗"等疾病。夏天锻炼，时间最好在清晨或傍晚，场地最好选择空气新鲜处，锻炼项目以散步、慢跑、太极拳、气功等为好，有条件者，可到高山森林、海滨地区疗养。五是适应时令，防暑保健。夏季酷热多雨，暑湿之气作用人体，易致疰夏、中暑等病。疰夏主要表现为胸闷，胃纳欠佳，四肢无力，精神萎靡，大便稀薄，微热嗜睡，出汗增多，日渐消瘦。预防疰夏，在夏季之前，可服健脾补肺益气之品，强化脾胃功能；在夏季，可服芳香化浊、清热祛湿之方。在此，推荐一方：鲜藿香叶、佩兰叶各10克，飞滑石、炒麦芽各30克，甘草3克，水煎代茶饮。预防中暑的方法是合理安排工作，注意劳逸结合，保证充足睡眠，避免在烈日下过度曝晒，讲究饮食卫生，服用绿豆汤、酸梅汁、仁丹、十滴水、清凉油等防暑饮料和药物。

三、秋季养生，当令者肺

秋季包括立秋、处暑、白露、秋分、寒露、霜降六个节气。秋季阳气渐收，阴气渐长，气候由热转寒，人体的脏腑功能也开始阳消阴长。秋季养生以"收"为原则。

一是宜喜勿忧，收敛神气。秋内应于肺，肺在志为忧，悲忧易伤肺。秋天日照渐少，气温渐降，气候渐干燥，花木凋零，草枯叶落，人们心中常有凄凉、垂慕之感，产生忧郁、烦躁等情绪变化，所以，应该"使志安宁，以缓秋刑，收敛神气，使秋气平；无外其志，使肺气清，此秋气之应，养收之道也"（《素问·四气调神大论》）。秋季养生首先要培养乐观情绪，保持神志安宁，以避肃杀之气。二是早卧早起，收敛肺气。《素问·四气调神大论》说："秋三月，早卧早起，与鸡俱兴。"秋季，自然界的阳气由疏泄趋向收敛，起居作息要作相应调整，做到早卧以顺应肺之肃降；早起，以利阳气之收。三是滋阴润燥，少食辛辣。秋季总的气候特点是干燥，燥邪伤人，易耗津液，常见口干、唇干、鼻干、咽干，舌上少津，大便干结，皮肤皲裂等现象。预防秋燥可服用滋阴、润肺、益气的中药，如西洋参、沙参、人参、川贝、百合、杏仁等。在饮食上，可适当食用如芝麻、糯米、粳米、蜂蜜、枇杷、菠萝、乳品等柔润食物，以益胃生津。"秋气燥，宜食麻以润其燥，禁寒饮"（《饮膳正要》），《瞿仙神隐书》主张入秋食生地粥。《素问·脏气法时论》说："肺主秋……肺欲收，急食酸以收之，用酸补之，辛泻之"，酸味收敛补肺，辛味发散泻肺，秋天宜收不宜散，所以，在秋季，人们要适当控制食用葱、姜、蒜等辛味之品，适当多食酸味果蔬。秋时肺金当令，肺金太旺则克肝木，故《金匮要略》又有"秋不食肺"之说。四是吐纳健身，昂首仰天。秋季锻炼时，应特别注意仰首观天，调畅气息，既锻炼身体，又不浪费"天高气爽""金秋时节"的大好景象。秋天还可练习《道藏·玉轴经》所载的秋季养生功法：每日清晨洗漱后，于室内闭目静坐，先叩齿36次，再用舌在口中搅动，待口里液满，漱炼几遍，分3次咽下，并意送至丹田，稍停片刻，缓缓做腹式深呼吸，吸气时，舌舔上腭，用鼻吸气，用意将气送至丹田，再将气慢慢从口呼出，如此反复30次。坚持练习此功，可保肺强身。

四、冬季养生，当令者肾

冬季包括立冬、小雪、大雪、冬至、小寒、大寒六个节气，是一年中气候最寒冷的季节。冬天，阳气潜藏，阴气盛极，严寒凝野，朔风凛冽，草木凋零，蛰虫伏藏，人的机体功能也是阳消阴长。冬季养生之道，应着眼于一个"藏"字。

一是潜藏情志，志若伏匿。为了保证冬令阳气伏藏的正常生理不受干扰，首先要精神安静，《素问·四气调神大论》有"冬三月，此为闭藏……使志若伏若匿。若有私意，若已有得"之说。在冬季，人欲求精神安静，必须以像对待他人隐私那样秘而不宣，像获得了珍宝那样感到满足的态度，来控制情志活动，这样，就"无扰乎阳"，能养精蓄锐，有利于来春的阳气萌生。二是早卧晚起，无扰乎阳。冬季要早睡晚起，保证充足的睡眠时间，以利于阳气潜藏、阴精积蓄，《素问·四气调神大论》主张，冬季要"早卧晚起，必待日光。……去寒就温，无泄皮肤，使气亟夺，此冬气之应，养藏之道也"。至于防寒保暖，必须坚持"无扰乎阳"的养藏原则，力求恰到好处。三是滋阴潜阳，食热少盐。冬季饮食也应遵循"秋冬养阴""无扰乎阳"的原则，做到不过食生冷寒凉，最宜食用滋阴潜阳、热量较高的膳食。《素问·脏气法时论》说："肾主冬……肾欲坚，急食苦以坚之，用苦补之，咸泻之。"冬季应相应减少食盐摄入量，这样可以减轻肾脏的负担，也顺应了冬季阳气衰微，腠理闭塞，汗出不多，食盐较少的特点。冬季应增加苦味的摄入量，这样可以坚肾养心。具体来说，冬季为了保阴潜阳，宜食谷类、羊肉、鳖、龟、木耳等食品。四是冬练三九，健身防病。"冬练三九"是人们总结出来的宝贵经验，冬季锻炼有重大的意义。冬季体育锻炼，能使人体血液循环加速，热量增加，同时还增强了大脑皮层的兴奋性，使体温调节中枢灵敏，提高人们的御寒能力，所以坚持冬季锻炼的人抗寒能力比一般人增强8～10倍。冬季体育锻炼，接受阳光的照射，能促进身体对钙、磷的吸收作用，有助于骨骼的生长发育。据调查，青少年中，经常参加体育活动者的身高比不参加者要高4～8厘米。另外，冬季锻炼还可以加快血液循环，增加了大脑氧气的供应量，对消除大脑疲劳，增强记忆力，有积极的作用。五是进补强身，预防戾气。由于冬季重于养"藏"，所以，进补人体放在此季节最为恰当。进补的方法有食补和药补两类，两者相较，"药补不如食补"。不论食补还是药补，均需根据体质、年龄、性别等具体情况分别对待，强调针对性。冬季是麻疹、白喉、流感、腮腺炎等疾病的好发季节，除了注意精神、饮食、运动锻炼外，还应该用中药预防，如大青叶、板蓝根对流感、麻疹、腮腺炎等有预防作用；黄芩可以预防猩红热；兰花草、鱼腥草可预防百日咳；生牛膝能预防白喉。

第三节　交节前后，调养要点

《素问·八正神明论》说："四时者，所以分春秋冬夏之气所在，以时调之也，八正之虚邪而避之勿犯也"，这里所谓的"八正"，又称"八纪"，就是指二十四节气中的立春、立夏、立秋、立冬、春分、夏至、秋分、冬至八个节气，是季节气候变化的转折点。天有所变，人有所应，"八正"时段的气候变化对人体机能有比较特殊的影响。

经验告诉人们，一些急病重症患者，往往在节气日前后发病或死亡。重视交节前后的自我调护，对人们，特别是年老体弱者十分重要，尤须注意下列各点：①节气日前后两三天，要注意保证有充足的睡眠时间，不要熬夜，不要过度劳累，不可劳汗受风。②节气日前后，要保证情绪的稳定，尽量避免情绪冲动。③节气日前后，注意饮食适度，不吃过寒、过热及不易消化的食物，保持大便通畅。④节气日前后，要注意增减衣服，谨防外邪侵袭机体。⑤八正前后，年老体弱的人要特别慎重，可适当服些保健药物（如六味地黄丸、补中益气丸等）。特殊人群的救急药物，应随身携带，以防万一。

第十四章
因地制宜养生方法

　　人的生活环境包括空气、水源、阳光、土壤、植被、住宅、社会人文等因素。中国传统哲学认为，人与自然是一个有机整体，适宜的生活环境可促进人类的健康长寿。

第一节　环境养生，顺应自然

　　中国传统文化认为，自然环境的优劣，直接影响人的寿命的长短。人们除了主动地适应自然环境的变化外，还要积极主动地改造自然环境，减少疾病的发生。《黄帝内经》认为，居住在空气清新、气候寒冷的高山地区的人多长寿，居住在空气污浊、气候炎热的低洼地区的人多短命。孙思邈在他的《千金翼方》中也提到，只有住到背山邻水、气候清爽、土地肥沃、泉水清冽的地方，才能保证住户安宁。据史料记载，孙思邈在老年时，选择了山清水秀的环境，造屋植木，修池种花，至百余岁方驾鹤西去。自古僧侣庙宇、皇族行宫，多建在高山、海岛、多树林的风景优美地区，这从一个侧面反映了中国古人对于理想环境的取舍标准。

　　适宜人类的自然环境，既要满足人类物质生活需要，又要满足人类的心理要求，还要与民族风俗相协调。适宜人类的自然环境一般应具备以下条件：充足的水源、清新的空气、充沛的阳光、良好的植被、秀丽的景观等。

　　人要学会躲避不良的自然环境因素，一是躲避不良的地理条件影响。某些化学元素分布异常或辐射性是地理环境对人最明显的影响，某些地方病就是由地理条件影响造成的。要知道，与人体健康密切相关的化学元素，在地球上的分布是不同的，通常山区易发生活泼元素的缺乏症，平原、低洼地区易导致活泼元素的过多症，如缺碘引起地方性甲状腺肿，缺氟引起龋齿，氟过剩引起氟骨症等，而有些地区蕴藏的矿物，对人体是有害的，如铀矿、磷矿等有比较强烈的放射性，可能造成当地人患贫血、白血病以及癌症等病症。二是躲避大气污染的影响。大气污染对人体可造成急性中毒和慢性损害两类危害。急性中毒主要见于意外事故，如液氯钢瓶爆炸造成的氯气外溢，可引起人的急性中毒和死亡。慢性损害，是指低浓度的大气污染长期作用于人体，引起慢性心血管病、慢性呼吸系统疾病、肺癌等疾病。三是躲避水源污染的影响。水源污染对人体健康的影响是多方面的：含病原菌的人畜粪便污染水源，可引起肠道传染病流行；水体遭受有毒化学物质污染后，可使人群发生急慢性中毒，甚至死亡；有些污染物可使水质感官性状恶化，或使水中微生物的生长、繁殖受到抑制，影响水中有机物的氧化分解，损害水源的天然自净能力。我国人民历来重视水源问题，中国古代最早把水质划分等级的是唐代的陆羽，他在《茶经》里写道：煮茶"其水用山水上，江水中，井水下"。现代研究证明，山水含钠、镁离子较少，且很少污染，故最宜饮用。江河水则较复杂，宋代欧阳修《大明水论》明确指出：江河之水"众水杂聚，故次山水"，井水也有优劣之分，明初汪颖《食疗本草》指出，"凡井水有适从地脉来者为上，有从近处江湖渗来者次之，其城近沟渠污水杂入者成碱"。

第二节　居住环境，养生要素

　　人类理想的住宅环境，首先应考虑住宅选址问题，有条件的话，建筑住宅一般要选择依山傍水的地方。山体可减缓寒冷的气流，遮挡寒风。夏季，茂密的树林可减少阳光的辐射，避暑降温。水之质可用，水有德，"上善若水，水利万物而不争"，水之德可效，所以要傍水而居。其次应考虑住宅朝向问题。建房的坐向是地理位置所决定的。我国大部分地区，建房的最佳座向是坐北朝南，这样有利于房屋的采光和室温调节，我国地处北半球，太阳位置偏南。坐北朝南的房屋，能保证在一年四季获得足够的阳光和光线。在冬季，可使房屋保暖，在夏季，可使房屋通风散热。三是应考虑因地制宜设计问题。我国地域广阔，地理环境各异，在居室建筑上，要考虑到各地区的具体情况，设计不同风格的房屋结构。

　　室内环境对人体有直接影响。《吕氏春秋·重已》说："室大则多阴，台高则多阳。多阴则蹷，多阳则痿，此阴阳不适之患也。"居室不宜太高太大，也不宜太低太小，否则会使人体内外阴阳偏颇，导致疾病。要注意室内小气候，居室内小气候的标准是：夏季室内适宜温度21～32℃，最适范围为24～26℃，湿度为30%～65%，气流速度为0.2～0.5m/s，最大不宜超过3m/s。冬季室内温度的适宜范围是：16～20℃，湿度为30%～45%，气流速度为0.1～0.5m/s。居室的自然通风可使房间内的空气清洁，排除室内的湿热秽浊之气，这主要取决于门窗的开设和人们的生活习惯。在冬季，我国北方为抵御寒风，紧闭门窗，室内污染物较多，应注意每天定时开窗换气。居室采光要明暗适中，注意调节，《遵生八笺》说："吾所居座，前帘后屏，太明即下帘以和其内映，太暗即卷帘以通其外耀。内以安心，外以安目。心目皆安，则身安矣。"室内光线包括自然光线和人工光线的照明，一般认为，北方较冷的地区冬季南向居室，每天至少应有3小时日照时间，其他朝向的居室日照时间还需多些。夏季则应尽量减少日照时间，防止室温过高。夜间或白天自然光线不足时，要利用人工光线照明，人工照明要保证照度足够、稳定、分布均匀，避免刺眼，光源组成接近日光为佳。

要高度重视室内空气污染问题。据监测，室内空气污染比室外更严重，从一天来看，早晚尤甚。从超标幅度来看，平房污染最重，楼房次之，办公室最轻。室内空气污染的来源主要有：①人的呼吸可使室内空气中的二氧化碳含量增多。②人体及室中物品，能发散出某些不良气体。③地面、墙面上的微生物及灰尘播散到空气中。④生活燃烧产生的二氧化硫、一氧化碳、二氧化碳和悬浮颗粒物等有害气体。⑤吸烟带来的一氧化碳、尼古丁等多种有害物。⑥室外污染物进入室内。室内空气污染对人体健康危害严重：当二氧化碳的含量达0.07%时，敏感者就会感到不舒服；当二氧化碳含量达0.1%时，人们会普通地感到不愉悦；空气中的大量污染物，可致呼吸道疾病，甚至引起肺癌。

第三节　区域方位，扬长避短

中医养生要求我们，根据不同区域的特点，选择相应的保健措施。区域，指一定的地理范围，区域的划分方法是多样的，从社会形态的角度看，可分为行政区域、经济区域、文化区域等；从生活模式和居住特点而论，区域可分为城市和乡村两类；从气候的影响来看，可分为海洋性气候、山地气候、大陆性和平原气候以及森林气候等区域。还可分为寒带、温带、亚热带、热带等区域。在我国，从南到北，又有赤道带、热带、亚热带、暖温带、中温带和高寒带六个温度带。本节为叙述方便，将区域分为山地和高原环境、平原和盆地环境及滨海地区三部分，就其与人体健康的关系和相对应的养生保健措施，分别作一介绍。

一、山地和高原环境的养生方略

山地，由山岭和山谷组成，一般指海拔在500m以上，相对高度较大，顶部高耸、坡陡、沟谷幽深的地区。山地环境对人体健康的促进作用，主要表现在旅游效应、疗养效应和长寿因素等方面。山地峰峦起伏，景色壮观，负氧离子充沛，空气清新，人们可利用山地的自然条件，作疗养、避暑、爬山、游览。山上年平均气温较低，传染病少，山区人以低脂的自然食物为主，经常爬山劳作，有利于健康长寿。

二、平原和盆地环境的养生方略

平原，指陆地上海拔在200m以下，地面宽广、平坦的地区。盆地为四周高（山地或高原）、中间低（平原或丘陵）的盆状地形。平原和盆地区域对人体健康的促进作用是多方面的，新鲜的瓜果蔬菜，丰富的水产食品，各种粮油作物，开放的经济、发达的交通、悠久的传统，从不同角度满足人们的物质和精神生活需求。另外，平原或丘陵地带的矿泉疗养地对人的养生保健大有益处，我国著名的矿泉疗养地大都分布在内陆平原或丘陵地带，如陕西临潼华清池、北京小汤山、辽宁汤岗子、兴城和黑龙江五大连池、安徽半汤、南京汤山、四川攀枝花、新疆沙湾金钩河、江西庐山星子温泉等地。

当然，平原和盆地区域也有一些特有疾病需要防治，如氟中毒、肝癌及某些传染病。我国是亚洲地方性氟中毒的重点流行病区之一，地方性氟中毒的主要原因是饮水中含氟高。肝癌是恶性度很高的肿瘤，在地域分布上与平原低地有明显的相关性，我国肝癌的发病主要集中在华北、华南地区，如长江中下游平原、淮河下游平原、东南沿海平原、珠江三角洲一带以及松嫩平原、三江平原、宁夏平原、华北平原北部。国内大量肝癌流行病学的调查表明，低洼环境对肝癌的发病确有一定影响。血吸虫病是热带、亚热带环境中由血吸虫所致的、经皮肤传染的地方性寄生虫病。在我国，华中、华南和西南各省区，以长江中下游平原地势低洼平坦的洞庭湖、鄱阳湖及太湖等湖盆周围地区较为严重。肝癌以及疟疾、血吸虫病的预防措施，包括开展环境卫生运动，消灭蚊虫、钉螺，搞好粪便和水源管理；注意饮食卫生，做好粮食的保管和防霉去毒工作；尽量避免与疫水接触，做好普查工作等。

三、海滨环境的养生方略

浩瀚的海洋是生命的发源地，与人类之间有着密切的关系。我们这里讲的海滨环境主要是指海滨气候，海滨气候又称海洋气候。海洋气候与陆地气候是不一样的，首先，海水中阳光穿透深，太阳既能使海水表面加热变暖，又能使海水较深层加热变暖。其次，随着水流，海水能把热量从一个地方带到另一个地方。水面受阳光照射得到的热量，能在水中快速传播。再者，水的热容约是土壤的7000倍，在接受同样多太阳能的情况下，海水升温比陆地慢，同样，夜晚和冬季海水的冷却速度也比陆地土壤慢得多，也就是说，通过海洋这个巨大水体的调节，海滨地区的气候变化比内陆缓慢得多，昼夜和各季度之间温差比内陆小，而且"冬暖夏凉"，冬季气温相对温暖，夏季气温相对凉爽。

我国海滨地区日照充足，即使在雨季，日照率也在50%左右。另外，我国绵延曲折的海岸线多为沙质结构，适合做天然海水浴场，我国著名的海滨疗养地有大连、北戴河、青岛、烟台、鼓浪屿等。由于海滨气候温润清新，阳光充沛，沙滩宽广松软，为人们进行日光浴和海水浴提供了天然场所和适宜的气候条件，所以，每逢夏季，人们纷纷涌向海滨，旅游观光，养生保健。特别应指出的是，海洋是一切生物的故乡，海水中有毒元素的含量很低，海洋性食物最有利于满足人体对各种必需元素的需要。

第十五章

着眼人体自身要素的养生方略

完整的中医养生文化包括理论和实践两个部分，是二者的统一。研究中医养生文化，必须在掌握其理论的基础上，学懂、学通、学会中医养生方技。

第一节　因人而异的养生方法

早在《黄帝内经》里，传统中医已经阐述过生命过程，《素问·上古天真论》对人的生长、发育、衰老、死亡过程作了论述："女子七岁，肾气盛，齿更发长；二七而天癸至，任脉通，太冲脉盛，月事以时下，故有子；三七肾气平均，故真牙生而长极；四七筋骨坚，发长极，身体盛壮；五七阳明脉衰，面始焦，发始堕；六七三阳脉衰于上，面皆焦，发始白；七七任脉虚，太冲脉衰少，天癸竭，地道不通，故形坏而无子也。丈夫八岁，肾气实，发长齿更；二八肾气盛，天癸至，精气溢泻，阴阳和，故能有子；三八肾气平均，筋骨劲强，故真牙生而长极；四八筋骨隆盛，肌肉满壮；五八肾气衰，发堕齿槁；六八阳气衰竭于上，面焦，发鬓斑白；七八肝气衰，筋不能动，天癸竭，精少，肾脏衰，形体皆极；八八则齿发去。肾者，主水，受五脏六腑之精而藏之，故五藏盛，乃能泻。今五脏皆衰，筋骨皆堕，天癸尽矣，故发鬓白，身体重，行步不止，而无子耳。"

文中指出人的生长、发育、衰老过程，受肾中精气的调节，生命活动即是肾中精气盛衰变化的过程。肾藏先天之精，是构成人体的基本物质，肾精随同生命发展而逐渐消耗，导致脏腑、四肢、百骸退化，而出现衰老表现。至于因衰老而引起的内脏及功能改变，《天年篇》有如下记载：人生十岁，五脏始定，血气已通，其气在下，故好走。二十岁，血气始盛，肌肉方长，故好趋。三十岁，五脏大定，肌肉坚固，血脉盛满，故好步。四十岁，五脏六腑十二经脉，皆大盛以平定，腠理始疏，荣华颓落，发颇斑白，平盛不摇，故好坐。五十岁，肝气始衰，肝叶始薄，胆汁始减，目始不明。六十岁，心气始衰，苦忧悲，血气懈惰，故好卧。七十岁，脾气虚，皮肤枯。八十岁，肺气衰，魄离，故言善误。九十岁，肾气焦，四脏经脉空虚。百岁，五脏皆虚，神气皆去，形骸独居而终矣。这些记载既是中医史上最早的对人类生命周期的划分，又为以后中医养生学提供了借鉴。

一、胎孕时期，母子共养

胎孕保健是指从受孕至分娩这段时间，为促进胎儿智力和体质的发育所采取的一系列有利于孕妇和胎儿健康的保健措施。《妇女秘科》说："妇女受胎之后最宜调饮食，淡滋味，避寒暑，常得清纯和平之气，以养其胎，则胎元完固，生子无疾。"胎儿在腹中依赖母体精血营养而生长发育，孕妇的健康状况直接影响胎儿的发育，如若保养不慎，可致胎痿不长、流产或胎儿禀赋异常，也会使孕妇自身多病。

（一）实施胎教，教在起点

在胎孕过程中，孕妇或他人采取讲解、交流、暗示等方式，用行为习惯、道德修养以及知识、音乐等内容，对腹中胎儿施加影响，促进胎儿智力和身体的发育，这个过程就叫作胎教。严格地讲，胎教不同于养胎护胎，而是以益智养神为务。

首先，"宁静即是胎教"（《叶氏竹林女科》）。对孕妇来说，情绪安定比什么都重要，中医养生要求孕妇遇事冷静，不急躁冲动，做到"无悲哀思虑惊动"，不为七情所伤，始终保持稳定的情绪。其次，孕妇要加强思想修养和行为规范，做有道德、有理想的人；要爱事业，爱工作；要宽待人、严律己，胸怀开阔，乐观豁达；要举止端庄，真正做到"坐无邪席，立无偏倚，行无邪径，目无邪机，口无邪言"（《诸病源候论·妇人妊娠病诸候上》）。《诸病源候论》还提出，孕妇宜"数视白璧美玉着孔雀"，多接触美好的事物，使秀气入胎，勿"令见伛偻侏儒丑恶形人及猿猴之类"，回避淫邪、行凶、丑陋等不良刺激。孕妇应在胎儿感觉系统机能发展的关键时期，对其进行有计划、有步骤的感觉功能训练，以促进各种感官与脑的信息渠道形成较好的联系，这有助于胎儿出生后智力与行为的发展。要进行听觉训练，从妊娠的第13周开始，孕妇可以有计划地对胎儿说话、诵读诗歌、唱歌或放录音，唤起胎儿的注意力。此外，母亲与别人的谈笑声、林间鸟语、昆虫啼鸣及潺潺的流水声，都是促进胎儿听觉和神经系统发展的渠道。研究发现，孕妇多听轻松悦耳的音乐，胎儿躁动减少，生长发育良好；如果孕妇经常听嘈杂震耳的摇滚乐，则会使胎儿躁动增加。再次，孕妇应适当参加文体活动，丰富自己的生活，也可通过琴棋书画、旅游观光等途径陶冶性情，培养兴趣和爱好。还可进行抚摩动作训练：孕妇躺在床上，双手放在腹部，用手指轻轻地压抚胎儿，该法睡前施行较好，怀孕末期尤为必要，可激发胎儿运动的积极性。

（二）饮食调摄，养母护子

调节孕妇饮食，目的在于滋生气血，并为分娩、哺乳打下坚实基础。孕妇的饮食当以富有营养、新鲜清淡、易于消化为准则。孕早期（妊娠3月内），胎儿发育缓慢，加之妊娠反应，饮食宜少而精，此时，孕妇可选择适合口味的食品及略带酸味的开胃之品，以新鲜蔬菜瓜果为佳。孕中期（妊娠4～7月），胎儿生长加快，孕妇宜摄食富有蛋白质、钙、磷的食品（稻谷、豆类及肉鱼蛋类含有丰富的蛋白质，蛋黄、乳类、虾皮、动物骨骼及绿叶蔬菜中含有丰富的钙，黄豆、鸡肉、羊肉中含有丰富的磷。食用这些食品，可以生肌壮骨、益髓补脑，有助于胎儿发育）。中晚期（妊娠8～10月），胎儿生长发育迅速，特别是大脑发育处于关键时期，孕妇应多吃优质蛋白，注意动物蛋白与植物蛋白的搭配，少吃盐和碱性食物。

孕妇在整个孕期当忌食辣椒、胡椒、螃蟹等刺激性食物和易过敏的食物，应戒烟酒，勿饮浓茶。现代研究证明，孕妇嗜好烟酒，有可能造成流产、早产、死胎、出生婴儿智力低下和发育不良等后果。

（三）谨慎起居，护胎防病

胎损常起于动作不慎。《产孕集》提出：孕妇"毋登高，毋用力，毋疾行，毋侧坐，毋曲腰，毋跛倚，毋高处取物，毋在非常处大小便，毋久立久坐，毋久卧，毋犯寒热。"妇女怀孕以后，卫外功能降低，易为外邪侵袭，因此要顺应四时气候的变化，增减衣衫，以避寒暑，谨慎起居，早睡晚起。此外，还应有规律地工作、学习与生活，谨防碰撞腹部，避免接触铅、汞、苯、砷等有害物质，不宜经常往来于公共场所。孕妇还应多喝水，多吃含纤维素多的新鲜蔬菜及瓜果，养成定时排便的习惯，保持二便通畅，若便秘仍不得缓解或排尿困难，应及时去医院治疗。

（四）劳逸适度，动静有节

《产孕集》提出，孕妇应劳逸适度，"不可过逸，逸则气滞；不可过劳，劳则气衰"。在妊娠的不同阶段，劳逸的安排有所不同，孕早期，应"不为力事""无太疲劳"（《逐月养胎法》），切勿搬抬、举重，只可做一般的家务劳动。妊娠中期，不可过于安逸，应从事一定的体力劳动和太极拳、气功等适量的运动，但应避免剧烈运动。妊娠后期，应当以逸为主，辅以适当活动。孕妇每晚应保证8小时的睡眠时间，到了妊娠后期，每日中午应卧床休息1小时，临产前数周，应再增加睡眠时间。

（五）讲究卫生，宽衣松带

孕妇应常淋浴洗澡，避免盆浴或池浴，以免脏水灌入阴道，引起感染；应该勤换衣裤，特别是内裤；每日须清洗外阴；怀孕六个月后要经常擦洗乳头；每日早晚及每餐后都要刷牙；居室应保持清洁和空气流通。孕妇的衣着宜宽大舒适，不可紧束身体，穿鞋应大小合适，鞋底软，宜厚而不宜薄硬，忌穿高跟鞋。

（六）务戒房事，分房静养

《幼幼集成·保产论》提出："古者妇人怀孕，即居侧室，与夫异寝，以淫欲最当所禁"，主张孕妇清心寡欲，分房静养。妊娠早期和产前三个月尤应谨戒房事。孕早期房事不节，可致胎毒、胎漏、流产；孕后期房事无度，会引起早产、难产。近几年研究证实，临产前一个月有性生活的孕妇，其羊水感染及胎儿死亡率较高，而羊水感染之胎儿，日后智商低者比对照组多68%。临产前一个月性生活频繁者，新生儿黄疸患者比通常多一倍。

（七）审慎用药，勿损胎儿

妊娠期如果用药不当，可能造成医源性疾病，还会损胎致畸，甚则引起流产。孕妇患病，应及早治疗，但须掌握"病去母安，胎亦无损"的原则。中医对孕期用药很讲究，也很有研究，孕妇患病，应提倡使用中药，有针对性地治疗。安定、阿司匹林、四环素、抗癫痫药等西药，对胎儿的损害较大，一般情况下不要使用，必须使用时，应按医嘱。另外，也不可乱服补药，过服补药，可引起胎大而出现难产的后果。

二、小儿时期，快乐为上

我国古人认为，人自出生后脐带结扎起至生后28天止，为新生儿期；出生后到满一周岁之前，为婴儿期；一岁以上不满6岁的，为幼儿期；6~13岁的，为儿童期。人从出生到13岁这个时期，统称为小儿时期。古人将不满周岁称为"襁褓"；2~3岁称为"孩提"；女孩7岁称为"髫年"；男孩8岁称为"龆年"；幼年泛称为"总角"；10岁以下称为"黄口"。小儿养生的特点是：养教并重，以保养元真，促其成才。

（一）分期保健，要点分明

（1）新生儿期以保温、合理喂养和预防感染为保健重点。新生儿还应保证充足睡眠及良好的睡眠姿势。

（2）婴儿期是人生中生长发育最迅速的阶段，被称作人生中第一个飞跃时期，此期的保健重点是合理喂养，注意寒温调护，按时进行各种预防接种。

（3）幼儿期要重视早期教育，促进智力增长。应有计划地进行幼儿园教育，开展符合幼儿特点的各种活动，防止意外事故发生，要注意培养幼童的优秀品德及初步的独立生活能力，还要培养良好卫生、生活习惯，继续做好预防保健工作。

（4）儿童期应重视德、智、体、美教育，使儿童体格和智慧全面发展，要特别注意预防近视、龋齿和脊柱变形，继续做好儿童保健。

（二）小儿养生，方向明确

1．早期教育

早期教育是指对儿童进行的适时而恰当的教育与训练，包括德育教育、心理培养、智力开发、健康教育、体育教育、劳动教育和美学教育等方面。早期教育应当注意以下几个问题：

（1）全面发展。德育、智育、体育、美育和劳动教育是相辅相成的，五者应兼顾，使孩子的身心得以和谐发展。健康的心理寓于健康的身体，身体不好势必影响智力的发展。良好的品德可以促使幼童正确世界观和人生观的形成，激发幼童生活和学习的自觉性。智力的发展有助于知识水平、思想品德和体质的提高，能增加幼童的自信心。美育能培养儿童的审美观，促进其智力发展和身心健康。

（2）适时恰当。"人生小幼，精神专利，长成已后，思虑散逸，固须早教，勿失机也"（《颜氏家训·勉学》），明代医家徐春圃于《古今医统·婴幼论》提出："凡婴儿六十日后……便当诱其正性。"一般认为，在孩子3岁以前进行智力开发最为重要。一是要抓关键期教育。据研究，2～3岁是儿童口头语言及计数能力发展的关键期；出生到4岁是形状知觉发展的关键期；4～5岁是开始学习书面语言的关键期；5～6岁掌握词汇能力发展最快，又是数概念发展的关键年龄。教育与训练的内容，应与儿童成熟的程度速度相适应，5岁以前的孩子，一般不宜进行大量的识字与计算活动。在关键期内，儿童的学习兴趣大、速度快、掌握牢固，可获得最佳学习效果。应该注意，教育过早、过深有损孩子的健康，亦不能取得理想的成效；教育过晚、过浅，会推迟、耽误甚至阻碍儿童的成长。

（3）方法合理。早期教育的方法必须适合儿童特点。一要坚持正面教育为主的原则。正面教育、积极引导，可以让热爱祖国、热爱集体、热爱劳动、遵守纪律、团结互助的思想品质以及勇敢正义的精神在他们心中扎根发芽；可以使孩子的体力、智力、情感、意志与道德向健康方向发展。工作中，无论哪方面的教育，都要注意摆事实、讲道理，循循善诱，以鼓励表扬为主，切忌强迫威吓、讥讽挖苦、滥用体罚。要有意识地启发孩子提问，耐心回答孩子的问题。要引导孩子正确认识和使用网络，对网瘾要防患于未然。二要坚持直观教育为主的原则。儿童模仿力强，抽象思维能力差，追求趣味情境和形象的活动，因此在教育中，应避免抽象理论的灌注和道德的枯燥说教，应采用形象具体的直观教育方式，力求生动活泼，富于直观性、趣味性和生活性。教育内容要新颖，结合实物、实事进行教育，《育婴家秘·鞠养以慎其疾》强调："遇物则教之，使其知之也。"三要予以爱抚与期望。心理学的研究表明，对孩子持什么样的态度是影响其身心发展的重要因素。实验证明，成人对于孩子具有高于一般儿童平均智力的期望值，可以感染儿童，增强他们的自信心，提高他们的学习成绩和智力水平。小儿富有感情，对大人有极大的依赖性，父母对孩子既不能溺爱、百般迁就，也不应冷漠无情，而应给予足够的爱抚。爱抚是一种宽严相济、恩威并施的意识和行为，表现为和蔼的态度、无微不至的关注以及始终如一的严格要求。

2. 精心护养

小儿的生活不能自立，父母当精心护养，防止发生疾病与意外事故。《素问·病机气宜保命集》指出，小儿"内无思想之患，外无爱慕之劳"，少有七情损伤为病，然而不能调寒暑、节饮食，易患肺与脾胃之疾，因此，小儿养育当以"节饮食，适寒暑，宜防微杜渐"为主。

（1）合理喂养，节饮食。小儿不同阶段的食品应以营养充足为原则，母乳是六个月以下婴儿最理想的食品，"盖儿初生，借乳为命"（《幼幼集成·初生护持》），在母乳喂养的过程中，要逐渐添加辅食，逐渐向成人膳食过渡。若无母乳，可用牛奶、羊奶、奶糕、豆浆等代乳。在小儿期，要注意食物品种的多样化及粗细粮、荤素菜的合理搭配，要特别注重提高小儿膳食中优质蛋白质的比重，让孩子食用足量的鱼、肉、蛋及豆类食物。小儿的肾气未充，牙齿、骨骼、脑髓均处于发育中，不可忽视动物的肝、肾、脑髓及核桃仁、黑芝麻、桑葚、黑豆等补肾食品的供给。小儿为"纯阳之体"，应少食或忌食羊肉、鸡肉、火腿、海参等滋腻厚味的食品。小儿"肠胃脆弱""脾常不足"（《育婴家秘》），饮食又不能自节，喂养稍有不当，就会损伤脾胃，妨碍营养物质的消化吸收，影响生长发育，因而，小儿的喂养应着眼于保护脾胃。现代儿童还要防止出现营养过剩的问题，要注意节食，"忍三分饥，吃七分饱，频揉肚"（《幼幼集成·初生护持》）。宜食采用煮、煨、烧、蒸等方法烹调出的食物，不可多食油炸食品。

（2）寒温调适。要顺应四季气候变化，以小儿的手足暖而身体不出汗为标准，指导孩子合理增减衣服。小儿被褥忌厚热，也要防止夜间蹬被受凉。

（3）安全防护。小儿缺乏社会生活经验，对外界危险事物缺乏识别能力，容易发生意外事故，必须谨慎看护，事事留意。《育婴家秘》要求："小儿能坐能行则扶持之，勿使倾跌也"，又谓："小儿玩弄嬉戏，常在目前之物不可去之，但勿使之弄刀剑，啣铜钱，近水火。"此外，要防止水、电、火等意外事故和交通事故的发生，特别要看管好儿童，以防丢失或被拐卖。

3. 身体锻炼

要充分利用大自然的条件，鼓励孩子到户外进行体育锻炼，10岁以内儿童，每天至少保证2~3小时的户外活动时间，《千金要方·初生出腹论》指出："凡天和暖无风之日，令母将儿于日中嬉戏，数见风日，则血盈气刚，肌肉牢密，堪耐风寒，不致疾病。"

4. 培养良好习惯

要培养小儿的好思想、好品德，告诉他们什么是真善美，什么是假恶丑，什么应该做，什么不应该做。要让孩子懂文明，讲礼貌，遵守规则，尊重大人，爱护动植物。要让孩子从小养成按时睡觉、起床的习惯。婴儿期，应经常调换睡姿和侧卧的方向，以免颅骨畸形发育，其他时期，可多种姿势混用，以舒适为度。孩子六个月左右，应该培养其定时大小便的习惯，周岁左右，就要定期洗头洗澡、饭前便后洗手、晚上睡前洗脸、洗脚、勤洗勤换衣服。注意口腔卫生，不乱吃东西，养成饭后漱口和刷牙的习惯。孩子到了4岁，要逐渐培养自理能力，有意识地让他们自己独立做一些事情。

5. 免疫防病

新生儿期至幼童期的儿童要定期体检，特别是一岁以内的小儿更要做到这一点。婴儿期，1～3个月检查一次；幼儿期，3～6个月检查一次；幼童期，6～12个月检查一次。对疳证、双胞胎、出生低体重儿等应酌情增加检查次数。通过检查，可系统观察小儿体格与智能的发育情况，早期发现小儿生长发育过程中存在的问题，有针对性地改进护理方法，做到无病早防，有病早治，促进小儿生长发育。还有，定期足量做好预防接种，可提高儿童对传染病的免疫力，对保护儿童健康成长，降低传染病的发病率，减少并阻止传染病的流行有重要作用。

三、年少青春，教养并重

我国古代认为，人生14岁以上不满18周岁为青少年期（12～16岁为少年），18～35岁为青年期，其中，从14～18岁为青春发育期，从19～24岁为青春期。古称女13岁为"豆蔻年华"，13～15岁为"舞勺之年"；15～20岁为"舞象之年"；女15岁为"及笄之年"；女16岁为"碧玉年华"；女20岁为"桃李年华"；男20岁为"弱冠之年"；女24岁为"花信年华"，女30岁为"半老徐娘"。

（一）身体机能，迅速发育

青春期是人生中生长发育的高峰期。其特点是体重迅速增加，第二性征发育明显，生殖系统逐渐成熟，其他机能也逐渐成熟和健全，机体精气充实，气血调和。随着身体的迅速发育，心理也出现了一些变化，产生个体独立倾向，逆反心理强，感情易波动。

（二）思想教育，心理疏导

青少年的心理状态表现为半幼稚、半成熟以及独立性与依赖性相交错。我们应从以下三个方面着手培养和教育：

（1）加强思想道德教育。家长和教师等，要采用说服教育、谈心交流、积极诱导的方法，探知青少年的心理活动与情绪变化，启发他们的兴趣与爱好，激发他们积极进取、刻苦奋斗的精神，关心他们的学习与生活，使他们德智体美全面发展，引导他们树立正确的生活观。要教会他们慎重择友，避免与坏人接触。要向他们推荐优秀书刊，避开不健康的读物。要设法充实和丰富他们的业余生活，鼓励他们积极参加集体活动，锻炼坚强的意志和毅力。

（2）加强心理和性知识教育。现在的青年人，心理问题较多，我们要加强以疏导为主的心理教育。青少年心理方面的最大变化，则反映在性意识萌发的性心理领域，男女青年，肾气初盛，天癸始至，具备了生育能力。青少年常滋生不健康性心理，以致早恋早婚，荒废学业，有的甚至走上犯罪道路。青春期的性教育，包括性知识和性道德教育两个方面。要加强性知识教育，帮助青少年正确认识人体正常的机能变化，以解除其因性成熟造成的好奇、困惑、羞涩、焦虑、紧张等心理困惑，破除神秘感。要安排好他们的课余生活，鼓励他们把主要精力放在学习上，要多参加文体活动。另外，帮助他们熟知两性关系中的行为规范，正确处理友谊、恋爱、婚育的关系。要在青少年中大力开展预防艾滋病的教育活动。

（3）加强自身修养，养成良好的生活习惯。要指导青少年养成独立自觉、坚强刚毅、和谐友善、活泼开朗的个性。要有自知之明，正确对待别人，正确对待自己，文明礼貌，尊老爱幼。要养成良好的生活习惯，合理地安排作息时间，既保证工作、学习时间，又要有体育和娱乐时间，还要有充足的睡眠。注意口腔卫生，变声期要特别注意保护好嗓子，还应避免沾染吸烟、酗酒等恶习，读书、写字、站立时应保持正确姿势，衣着宜宽松、朴素、大方，女青年不可束胸紧腰，以免影响乳房发育，男青年不要穿紧身裤，以免影响睾丸发育。

（三）吃饱吃好，补充所需

青少年发育迅速，代谢旺盛，应全面合理地摄取营养。专家建议从以下方面关注青少年的饮食营养：第一，注意营养平衡。要保证每天吃四大类（谷薯类、肉蛋奶豆类、蔬菜水果类以及油脂类）15种以上的食物，并保持适宜的体重。第二，吃好早餐和午餐。不吃早餐容易使血糖降低，无法保证上午的能量需要，但如果早餐吃得太多、太油腻，同样会影响学习效率，早餐摄入的食物一般应达到全天食物量的1/3，最好能包含谷物类、蛋白质类和奶制品这三类食品。第三，充分摄入优质蛋白质，动物性蛋白与植物性蛋白对半摄入最好，可常喝牛奶、吃鸡蛋、豆制品、海鱼等。第四，注意维生素类以及各种无机盐的摄入，比如维生素A、维生素D、维生素B_1、维生素B_2、维生素C以及钙、磷、铁、锌等元素的摄入。第五，注意进餐环境。轻松愉快的进餐环境，有利于食物的消化吸收，家长尽量不要在进餐时盘问、训斥孩子。

要特别注意，彩色食品被列为青少年的"健康杀手"，彩色食品中的色素、糖精等添加剂是"健康杀手"。此外，专家还提醒说，有不少女孩子体重处于正常标准仍在继续减肥，这也很危险。体重过低说明身体的营养不良，可能影响未成年人身体和智力的正常发育，诱发各种疾病。

（四）体育锻炼，青年最爱

体育锻炼是保证青少年生长发育、提高身体素质、促进健康的重要手段，加强体育锻炼有益于青少年的身心健康，它不仅增强了青少年的体质，丰富了课外生活，而且锻炼了意志，陶冶了情操，有助于青少年个性品质的发展。

在体育活动中，要遵守体育锻炼的基本原则：一是身体素质全面发展的原则。身体素质包括力量、速度、耐力、灵敏、柔韧等。二是循序渐进的原则。按步骤、有计划地安排运动强度，合理安排运动量。三是坚持不懈原则。只有经常锻炼，才能实现提高身体素质的目的。要掌握体育锻炼的基本常识：①空腹和饭后半小时内不宜做剧烈运动。②运动前应补充一定水、盐和糖分，这在夏季尤为重要，否则会因出汗多而造成脱水。③剧烈运动后不要马上冲凉，或立即喝凉水、冷饮。④切忌边吃东西边运动。⑤锻炼时宜穿轻便服装。⑥避免过度运动。⑦在月经期间，女性体育锻炼应适当降低强度。

要预防体育锻炼中的意外损伤。跳高、跳远易发生踝关节损伤、足跟挫伤、膝关节扭伤等意外损伤，应做好运动前准备活动。球类运动易发生手指挫伤、踝关节、韧带及半月板损伤，甚至骨折，预防的关键在于，运动前充分进行这些关节部位的准备活动。游泳运动消耗体力较大，凡患有心脏病、高血压、活动性肺结核、传染性肝炎、癫痫病、有开放性伤口的青少年，均不宜下水游泳。预防腹痛的发生，应进行充分的准备活动，长跑时正确掌握呼吸节律和深度。

四、中年阶段，再振根基

我国古人认为，人生35～45岁为中年期，46～60岁为中老年期。30岁称"而立之年"，40岁称"不惑之年""强壮之年"。现代人一般认为，中年是指人从36～60岁这个年龄段。

（一）身体机能，特点鲜明

《灵枢·天年》云："人生……三十岁，五脏大定，肌肉坚固，血脉盛满，故好步。四十岁，五脏六腑十二经脉，皆大盛以平定，腠理始疏，荣华颓落，发鬓斑白，平盛不摇，故好坐。五十岁，肝气始衰，肝叶始薄，胆汁始减，目始不明。"中年是生命历程的转折点，生命活动由盛转衰。现代研究表明，人在30岁以后，每增加一岁，功能大约减退1%。中年又是"多事之秋"，要承受来自社会、家庭等多方面的压力，心理负担沉重。中年是承上启下的年龄段，防早衰是其养生的首要任务。《景岳全书·中兴论》强调："故人于中年左右，当大为修理一番，则再振根基，尚余强半。"如果调理得当，中年人是可以防止早衰的。

（二）注重养生，继往开来

（1）注重饮食。威胁人类健康和生命安全的主要疾病，如心脑血管疾病、糖尿病等，都与人类的不良生活方式密切相关。为了预防这些疾病，中年期必须建立健康的生活方式，养成良好的饮食习惯，科学地调配饮食结构，保持营养平衡，合理安排一日三餐。早餐要选择营养丰富易消化的食物，如牛奶、鸡蛋、豆浆、面条、稀粥等，应少食煎炸、干硬、油腻的食物。中年人的晚餐应科学进食。现代家庭中，白天工作繁忙，晚上全家团聚，晚餐丰盛，热量集中摄入，再加上夜晚入睡后，人的血流减缓，大量血脂容易沉积在血管壁上，这样会使血脂升高，造成血管粥样硬化，从而引发冠心病。另外，大部分热量集中在晚餐的这种进餐方式，还会加速糖耐量的降低，诱发糖尿病。

中年期的最佳饮食如下：护心食物首推鱼类，坚持每天吃鱼50克，可减少心脏病发生的危险。红葡萄酒有预防血栓形成和心肌梗死的功效。马齿苋能抑制人体内血浆胆固醇和甘油三酯的生成，而且能使血管内细胞合成的前列腺素增多，使血液黏度下降，防止血小板聚集、冠状动脉痉挛和血栓形成，从而有效地预防冠心病。菠菜、韭菜、南瓜、葱、椰菜、菜椒、豆角、番茄、胡萝卜、小青菜、蒜叶、芹菜、核桃、花生、开心果、松子、杏仁、大豆等是护脑食物。营养丰富的水果依次为番木瓜、甜瓜、草莓、柑橘、猕猴桃、芒果、西瓜。最佳蔬菜依次为芹菜、胡萝卜、萝卜、白菜、卷心菜、菠菜、韭菜、甜椒、番茄、大葱、蒜、黄瓜、茄子、豆角、冬瓜等。鸡肉为蛋白质的最佳来源，鹅肉、鸭肉有益于心脏，兔肉具有美容减肥的功效。

（2）精神少虑。《养性延命录》强调"壮不竞时""精神灭想"，要求中年人精神畅达乐观，不要强求名利、患得患失、为琐事过分劳神。中年人应振奋精神，注意合理用脑，使大脑得以充分休息，有意识地疏泄压力，使自己生活在愉悦舒缓的环境里。工作之余，可以听音乐、看电视、上网，也可以浇花、养鱼、作画、习字。

（3）切勿过劳。中年人要合理安排工作，学会休息。要避免长期超负荷工作，防止过度劳累。休息的方式多种多样，睡眠是重要的休息方式，中年人必须保证睡眠时间，不可因工作繁忙而经常开夜车，切忌通宵达旦工作。

（4）多运动锻炼。要利用各种机会进行体育运动，还可进行叩齿、咽津、提肛、太极拳、八段锦、五禽戏、游泳、登高、对弈、垂钓等锻炼。

（5）节制房事。"三十者，八日一施泄；四十者，十六日一施泄，其人弱者，又宜慎之""人年五十者，二十日一施泄。……能保持始终者，祛疾延年，老当益壮"（《泰定养生主论》）。人到中年应减少行房次数，如果房事频繁，势必使身体过分消耗，损伤肾气。

（三）中年人养生二十诀

中年人如果能认真研究和坚持做到养生要诀，就有利于延年益寿。

（1）测体重。要注意体重，过于肥胖会减少寿命。有一种简单的计算方法，用体重（千克）除以身高（米）的平方，所得数值如超过25即为超重。例如，你的身高是1.70米，用1.70×1.70，结果是2.89，如果你的体重是75千克，用75÷2.89，结果是25.95（正常指数是20~25），略超重。

（2）不抽烟。抽烟会使寿命平均减少10年。在40~50岁死亡的人中，30%是因患与抽烟有关的疾病而致命。因抽烟而患肺癌、支气管炎者，占总患病人数的9%；有20%的抽烟者患心力衰竭。但若在50岁以前戒烟，仍可恢复健康。

（3）少喝酒。对某些人来说，酒有着特殊的危险性。如果抽烟者酒又喝得很多，其患食道癌的危险可能增加44%；酒能增加患肝癌、口腔癌和喉头癌的可能性；酒可升高血压，从而导致心脏病和脑卒中。

（4）控脂肪。每天脂肪摄入量不得超过总热量的30%，也不可少于15%。高脂肪饮食可导致肥胖症、心脏病和高脂血症。

（5）多果蔬。果蔬中的维生素A、维生素C和维生素E有保护身体健康的作用，每天至少应食用400克水果和蔬菜。

（6）多纤维。含丰富纤维素的食品是维生素和矿物质的一个重要来源。膳食纤维有助于消化，免得胃肠道疾病。

（7）多进钙。中年人应注意补钙。鱼、杏仁、绿色蔬菜和奶制品都含丰富的钙，应多吃。

（8）重淀粉。淀粉能预防心脏病和癌症。食谱中必须有面食或米饭，也可每天吃80克小扁豆或土豆。

（9）常吃鱼。吃鱼能延年益寿。多吃鱼能增强人的免疫功能，提高防病抗病能力。

（10）少吃盐。每天食用比身体所需多10倍的盐，就有患高血压和心脏病的危险。多食盐对有慢性肾病、肝病的中年人更是不利。

（11）少咖啡。咖啡同心脏病的发病有直接关系，例如每天喝6杯咖啡的人，死于心力衰竭的风险可增加3倍。

（12）少吃糖。糖不仅会毁坏你的牙齿，而且会加大患肥胖症、糖尿病、高血压的危险。

（13）多运动。45岁左右常进行体育锻炼的男子比不锻炼的人患心脏病的比例要小3倍，每天应当至少锻炼30分钟。

（14）忌乱性。性生活不能乱。撇开有患艾滋病等性病的危险不谈，变换性伙伴会造成心理压力，并使生活失去节奏。

（15）淡名利。追求名利要有度，不能不顾健康、不惜代价地去追求升迁发迹。

（16）择居处。研究发现，生活在一个不适宜的环境里，会经常生病或烦恼，中年人应尽量改善居处条件。

（17）选职业。应从事喜欢做又能胜任的工作，否则职业对寿命将会有不良影响。

（18）避车祸。车祸是人类的第四大杀手，死亡率仅次于心脑血管病、癌症和呼吸道疾病。

（19）勿自扰。消极的情绪（紧张、焦虑、忧郁、沮丧）会使人生病，不要总想生活中那些悲哀和苦恼的事。

（20）应结婚。有配偶的人，早死率比独身者、丧偶、离异者明显要低。

五、老年时期，养而不怠

我国古人认为，人生46～60岁，为中老年期，60岁以上为老年期。50岁称"年逾半百""知非之年""知命之年""艾服之年""大衍之年"；60岁称"花甲""平头甲子""耳顺之年""杖乡之年"；70岁称"古稀""杖国之年""致事之年""致政之年"；80岁称"杖朝之年"；80～90岁称"耄耋之年"；90岁称"鲐背之年"；100岁称"期颐"。现代人认为，60～74岁算老年前期，75～90岁才算正式老年人。

（一）身体机能，伤惫疏漏

《素问·病机气宜保命集》说：老年人"精耗血衰，血气凝泣""形体伤惫……百骸疏漏，风邪易乘"。《灵枢·天年》早有"六十岁，心气始衰，苦忧悲，血气懈惰，故好卧；七十岁，脾气虚，皮肤枯；八十岁，肺气衰，魄离，故言善误，……"的说法。人到老年，机体会出现退行性变化，表现为脏腑气血等机能的自然衰退，常产生孤独垂暮、忧郁多疑、烦躁易怒等心理反应，其适应环境及自我调控能力降低。

（二）养生措施，审慎平稳

（1）情志调养。一是调节七情以养神。神是人体生命的根本，要重视七情的调节。喜、怒、忧、思、悲、恐、惊，勿使太过或不及，保持心态的平衡与情志的稳定，是养生防病的前提。二是心胸坦荡，恬淡虚无以守神。《黄帝内经》主张"恬淡虚无""精神内守"。老年人只有保持心胸坦荡、心境清静、精神守持于内，才能充实真气，远离疾患，健康长寿。三是积极进取，舒心宁神。中医认为"脑为元神之府"，多用脑，勤用手，可以保持思维的敏捷和动作的协调，延缓衰老。老年人要精神振作，不服老、不畏老，积极进取，寻找生活中的乐趣，开展一些有益于身心的活动。

（2）饮食调节。饮食五味能化生阴精，而为生命的本源之一。老年人脾胃运化、吸纳功能减弱，饮食调节尤为重要。首先，饮食五味要调和，忌饮食不洁、五味偏嗜。饮食五味偏嗜，可能造成营养失衡、阴阳失调，故老年人饮食配伍，品种要多样化，色味合理化，五味平和，辛甘酸苦咸得当，肉蛋鱼蔬果匀调，且宜食易于消化与吸收之食物。其次，饮食有节，忌饥饱失常。"早吃好，午吃饱，晚吃少"，做到"先饥而食，食不过饱，未饱先止；先渴而饮，饮不过多，并慎戒夜饮"，讲究"早食尚宜早，晚食不宜迟，夜食反多损"的法则。老年人饮食要因人而异，合理调整饮食。因"热食伤骨，冷食伤肺"（《千金翼方》），所以，老年人饮食冷热尤要适宜，饮食以"热无灼唇，冷无冰齿"（《千金翼方》）为宜。

（3）生活起居调节。要做到生活规律，生活节奏适宜，不松不紧，张弛有度，睡眠充足，合理安排饮食、起居和运动。"少寐乃老年人大患"（《老老恒言》），但并不是越多睡越好，忌贪睡，提倡早睡早起。老年人生机减退，气亏血弱，对冷热适应能力差，易感四时之邪气，应顺应四时气候的变化及时增减衣物。

（4）运动养生。老年人体质差，选择的运动当以轻柔为主。散步、"五禽戏"、太极拳、气功均适宜。不宜进行速度快、强度大的运动。

（5）适应环境养生。老年人要适应生活环境，有条件的可选择较好的居住环境。最适宜老年人养生保健的生活环境是：空气清新、无污染，环境安静，阳光充足。山区气候凉爽，景色秀丽，氧气充足，正具备这些条件，最是宜人，百岁长寿老人多出自山区农村。有条件的老人可根据自身的条件和兴趣爱好，选择疗养地，如高山、海岛、温泉、风景名胜等进行疗养。老年人的家庭环境要和睦，与子孙、邻里要融洽相处。

（三）养生格言，贵在实践

老年人的养生格言如下：

（1）多思考，常用脑。老年人要多用脑，如坚持读书看报，绘画下棋，培养多方面的兴趣爱好。研究表明，一个经常用脑的65岁老人，脑力并不比一个不爱动脑的35岁青年人差。勤用脑的人患老年痴呆症的比例明显少于不用脑或少用脑的人。

（2）多动手，延脑衰。俗话说心灵手巧，说明双手与大脑有着密切的关系。经常活动手指，比如做手臂交替运动及手掌握力活动等，可以刺激大脑两半球，有益智健脑、延缓大脑衰老的作用。

（3）多转换，胜疲劳。即转换不同性质的活动，比如较长时间的单调工作后，应及时转换另外性质的活动，使大脑神经松弛而不过分疲劳，保持最佳状态。散步、做体操、旅游等，都是较好的转换活动方式。

（4）重参与，情绪好。尽量参与一些社交活动和体育活动，结交朋友，特别是年轻朋友，可以接受青春活力的感染，保持愉快的情绪。积极有趣的体育活动，可使精神欢愉，消除疲劳，增强体质。

（5）睡眠足，免疫好。老年人要学会有规律地生活，合理安排作息时间，努力做到按时就寝，按时起床，每天保证8小时的睡眠时间。

（6）调饮食，重营养。做到粗细混杂，荤素搭配，提倡多吃维生素和矿物质丰富的食物，少吃动物脂肪和含糖类食物。

（7）听乐曲，多欣赏。优美的旋律可以增进大脑活力，调节中枢神经系统的功能，使人产生心旷神怡的感觉，对身心健康十分有益。

六、女性阴柔，以血为本

妇女在机体功能上有月经、胎孕、产育、哺乳等特点。《千金要方》说："妇人之别有方者，以其始妊生产崩伤之异故也"，又说："女人嗜欲多于丈夫，感病倍于男子，加以慈恋、爱憎、嫉妒、忧恚……所以为病根深，疗之难瘥。"妇女群体的养生保健尤为重要。

（一）妇人经期，谨慎调摄

经期应当于饮食、精神、生活起居各方面谨慎调摄。

（1）保持清洁。行经期间，血室正开，邪毒易于入侵致病，应该保持外阴、内裤的清洁，使用合格的卫生巾，洗浴宜淋浴，严禁房事。

（2）寒温适宜。《女科经论》说："寒温乖适，经脉则虚，如有风冷，虚则乘之。邪搏于血，或寒或温，寒则血结，温则血消，故月经乍多乍少，为不调也。"经期应加强寒温调摄，尤当注意保暖，避免受寒，切勿涉水、淋雨、冒雪、坐卧湿地、下水田劳动，严禁冷水浴，忌在烈日、高温下劳动。

（3）饮食宜忌。月经期间，妇人经血溢泄，多有乳房胀痛，少腹坠胀，纳少便溏等肝强脾弱现象，应摄取清淡而富有营养之食品，酸辣辛热香燥及生冷食品不宜食。酸辣辛热香燥食品易助阳耗阴，致血分蕴热，迫血妄行，令月经量多；生冷食品则易致经脉凝涩，血行受阻，经行不畅或痛经或闭经。也不宜饮酒，以免刺激胞宫，扰动气血，影响经血的正常运行。

（4）调和情志。情志因素对月经有较大影响。《校注妇人良方》指出："积想在心，思虑过度，多致劳损。……盖忧愁思虑则伤心，而血逆竭，神色失散，月经先闭。……若五脏伤遍则死。自能改易心志，用药扶持，庶可保生。"妇人经期，经血下泄，阴血偏虚，肝失濡养，疏泄功能受到影响，每产生紧张忧郁、烦闷易怒之情绪，出现乳房胀痛、腰酸疲乏、少腹坠胀等症，因此，在经前和经期都应保持心情舒畅，避免七情损伤，否则，会导致脏腑功能失调，气血运行逆乱，可能引起月经失调、闭经、癥瘕等症。

（5）活动适量。妇人经期溢泻经血，需要调补气血。适当活动，有利于行气通经，减少腹痛等症状。但要避免过度紧张、疲劳、剧烈运动及重体力劳动，劳倦过度则耗气动血，可致月经过多、经期延长或崩漏等证。

（二）产后保健，休养并举

妇人产后6~8周时间内，属产褥期。《千金要方·求子》指出："妇人产讫，五脏虚羸""所以妇人产后百日以来，极须殷勤、忧畏，勿纵心犯触，及即便行房，若有所犯，必身反强直，犹如角弓反张，名曰蓐风"。产后调养对于产妇的身体恢复和婴儿的哺乳十分重要。

（1）休息养护。产后充分休养，有利于机体功能的恢复。产妇的休息环境应清洁安静，室内要温暖舒适、空气流通。产后24小时以内必须卧床休息，以消除疲劳及盆底肌肉的张力，不宜过早操劳负重，避免发生产后血崩、阴挺下脱等症。睡眠要充足，要经常变换卧位，不宜长期仰卧，以免子宫后倾。冬季注意保暖，预防感冒或传染病。夏季不可卧于当风之处，以免邪风侵袭；也不应紧闭门窗、厚着衣装，以免中暑。然而，静养并非完全卧床，除难产或手术产外，一般顺产可在产后24小时后起床活动，并且逐渐增加活动范围，以促进恶露畅流、子宫复原，恢复肠蠕动，通畅二便。

（2）增加营养。产妇分娩，身体耗损，产后又需哺乳，加强营养，实属必要。产妇的饮食在摄入足够的营养及热量的前提下，宜清淡，要忌食油腻和生冷，以防损伤脾胃和恶露留滞不下。也不宜吃辛热伤津之食，预防大便不通和恶露过多。产后1~3天的新产妇可食小米粥、炖蛋和瘦肉汤等。此后，凡蛋、奶、肉、骨头汤、豆制品、粗粮、蔬菜均可食用。另外，可辅佐食疗进补，以助机体恢复，如脾胃虚弱者，可服山药扁豆粳米粥；肾虚腰疼者，可食用猪腰子菜末粥；产后恶露不畅者，可服当归生姜羊肉汤等。饮食宜少量多餐，每日可进餐4~5次，不可过饥或过饱。

（3）保持清洁。产妇产后血室正开，易感邪毒，故宜经常擦洗淋浴，更需特别注意外阴清洁。每晚可用温开水洗涤外阴，勤换内裤，如有伤口，应使用消毒敷料，亦可用药液熏洗，产后百日之内严禁房事，产后四周不能盆浴。应注意二便通畅，分娩后应设法使产妇于产后4~6小时排尿，以防胀大的膀胱影响子宫收缩，如若产后4~8小时仍不能自解小便，应采取医疗措施。

（三）哺乳时段，孩童为重

（1）注意哺乳卫生。产妇产后8~12小时即可开奶，每次哺乳前，要用温开水清洗乳头，避免婴儿吸入不洁之物，哺乳后也要保持乳头清洁和干燥，不要让婴儿含着乳头入睡，如有余乳，可将乳汁挤出，以防乳汁淤积而影响乳汁分泌或发生乳痈，出现蒸乳反应。乳房胀硬疼痛时，可作局部热敷，使乳络通畅，若出现乳头皲裂成乳痈，应及时医治。哺乳要定时，一般每隔3~4小时一次，哺乳时间为15~20分钟。哺乳至婴儿十个月左右时，可考虑断奶。

（2）注意饮食营养。产妇的乳汁充足与否，质量如何，与脾胃盛衰及饮食营养密切相关，《类证治裁》说："乳汁为气血所化，而源出于胃，实水谷之精华也。"乳母应加强饮食营养，多喝汤水，保证乳汁的质量和分泌量，如乳汁不足，可多喝鱼汤、鸡汤、猪蹄汤等，忌食刺激性食品，勿滥用补品。若乳汁自出或过少，需求医诊治。

（3）注意劳逸适度。在哺乳期，妇人要有规律地生活，按时起居，适当劳作，保持心情舒畅，否则，可能影响乳汁的正常分泌。还要注意避孕，慎服避孕药，最好使用避孕工具，要注意，用延长哺乳期作为避孕的措施，是不可靠的。

（4）注意慎服药物。许多药物可以经过乳母的血液循环进入乳汁，如长期或大量服用阿托品、四环素、红霉素、苯巴比妥及磺胺类等药物，可致婴儿中毒。

（四）更年期间，尊重爱护

更年期是女性机体功能从成熟到衰退的一个转变时期。一般来说，妇女在

45～50岁进入更年期。由于肾气渐衰，冲任二脉虚惫，导致阴阳失调，出现头晕目眩、头痛耳鸣、心悸失眠、烦躁易怒或忧郁、月经紊乱、烘热汗出等症，这些症状称为更年期综合征，如果调摄适当，可避免或减轻更年期综合征。更年期的妇女应注意以下几个问题：

（1）定期做好身体检查。在更年期阶段，最好每半年至一年做一次体检。更年期也是女性生殖器官肿瘤的好发年龄，若出现月经来潮持续10天以上仍不停止，或月经过多而引起贫血趋势时，则需就医诊治。若绝经后阴道出血或白带增多，应及时就诊，做有关检查。

（2）要设法稳定情绪。更年期妇女应当正确认识自己的机体功能变化，排除紧张恐惧的心理。若心中有不快，可与亲朋倾诉宣泄；可根据自己的爱好选择适当的方式参加体育活动；要树立信心，保持乐观情绪。

（3）要加强饮食调养。饮食营养的重点是顾护脾胃、充养肾气。更年期妇女肾气衰，天癸将竭，可选食鸡蛋、动物内脏、瘦肉、牛奶等高蛋白食物以及菠菜、油菜、西红柿，桃、橘等绿叶蔬菜和水果食用。患有阴虚阳亢型高血压的患者，可摄食杂粮、菌类、芹菜、苹果、山楂、酸枣、桑葚、绿叶茶等以降压安神。

（4）要做到劳逸结合。更年期妇女应保证睡眠和休息。只要身体状况好，还应从事正常的工作并参加运动量不大的体育活动，避免体重过度增加。

七、劳力人群，体勿过耗

体力劳动是指主要靠体力进行的生产劳动。体力劳动者是指工人、农民和一切靠体力进行生产劳动的人。体力劳动者的健康，与劳动条件、劳动环境有着密切的联系。体力劳动的特点是以肌肉、骨骼的活动为主，体内物质代谢旺盛，需氧量多，能量消耗大。以男性为例，一个从事中等强度体力劳动的青壮年，每天要消耗2700千卡的能量，重体力劳动者每天约消耗3200千卡以上，比从事脑力劳动者多出300～800千卡。

（一）补充劳动消耗的热量

体力劳动者每天消耗的能量多，物质代谢频率高，这就需要有足够的营养和热量供应。以体重65千克的成年男子为例，在劳动日，根据不同的劳动情况，约需热量3000～4000千卡。热量是由饮食中的碳水化合物、脂肪和蛋白质提供的，但劳动时提供热能物质主要是碳水化合物和脂肪。碳水化合物的消化吸收快、氧化分解耗氧少、产能速率高，因此碳水化合物能适应人体劳动时对能量的急迫需求。脂肪的消化吸收速度则较慢，氧化分解时耗氧多，但脂肪贮存的热量较大，1克脂肪在体内产生的热量要比1克碳水化合物产生的热量高一倍多，所以，在长时间劳动时，适当吃点脂肪，对维持人体劳动耐力是较为重要的。

（二）补充丢失元素，保持代谢平衡

劳动时，由于机体出汗或分解代谢的加强，还会增加水、无机盐及维生素的消耗，夏天更是如此。在高温环境中，人体为了散热而大量出汗，如果机体失水超过体重的2%，这时劳动效率就会明显下降。出汗除丢失水分外，还会丢失钠、钾、钙等无机盐和B族维生素、维生素C等水溶性维生素。无机盐有调节骨骼肌的兴奋性和维持体液酸碱平衡的作用，维生素C有抗疲劳和解毒作用，B族维生素有促进体内物质代谢的作用。蛋白质是劳动者不可缺少的一个非常重要的营养素，对集中注意力、维持组织成分的相对恒定以及保证体内其他许多重要功能的完成都十分有益。

（三）适当的运动和锻炼

不同体力劳动者的固定姿势，使某一部分肌肉持续运动，而其他部分肌肉处于相对静止状态，身体的肌肉得不到均衡的活动，这样就需要根据自己的工作情况选择相应的体育运动项目，有目的地进行锻炼，缓解部分肌肉的疲劳，活动没有经常运动的肌肉，使全身处于良好的状态。

（四）科学地休息和睡眠

体力劳动者下班后，应保证充足的睡眠，可以放松精神，解除筋骨肌肉的紧张和疲劳；除此，不同的劳动工种可以选择不同的休息方式，如不同的劳动形式的人互相定时轮换，缓解一种姿势的疲劳。也可以在劳动期间做保健操、按摩，每天安排自我松弛的时间，参加一些娱乐活动。

（五）合理用脑健身

长期的体力劳动，重复的劳动形式，使用脑的机会较少，合理的用脑可以保健身体。古代养生家说："神强必多寿"，强调脑力活动是保证人体健康长寿不可缺少的一个方面。人体的各器官都是用进废退，所以，要保证大脑健康，健康长寿，体力劳动必须也要勤用脑。如经常参加一些动脑筋的游艺活动，下棋、猜谜等，都是健脑的好方法。

八、劳心群体，脑勿过用

人的大脑约占人体总重量的2%，大脑神经细胞的耗氧量则为体重的总耗氧量的20%，给脑每分钟的供血量占心脏排出量的20%；大脑每分钟消耗葡萄糖约50克，占全身葡萄糖消耗量的1/4。对既持久又紧张的用脑者来说，若补充给脑的营养物质不足，势必导致脑血流量减少，诱发"脑供血不全"或"低血糖症"，常感头晕目眩、疲惫，以及视力下降或视觉疲劳。脑力劳动者要做好如下几点。

（一）结合工作，养生保健

（1）注意用脑卫生。要防"五劳"伤身，《素问·宣明五气篇》中即有"久视伤血，久卧伤气，久坐伤肉，久立伤骨，久行伤筋"的记载。久视，眨眼次数减少，眼睛睁大，睑裂度大，均易致眼肌疲劳，久视则劳神伤血。久坐伤脾，脾虚则水谷运化失调，精微物质不足以润养肌肉，久坐使痔静脉血流不畅，日久则淤滞成痔疾。长久伏案，头颈前倾，颈神经根受压，日久形成颈椎病。久站伤肾，肾虚则骨伤，精亏，髓少。长久、紧张用脑，脑细胞耗氧量则多，其他部位血氧供应不足，肌肉组织代谢废物如乳酸、二氧化碳等得不到及时排泄，身体则疲惫、酸疼、麻胀，称为"肌肉饥饿综合征"。

（2）改善工作环境。首先须有流通的新鲜空气，其次要有良好的采光。明暗适中的自然光不仅有助于注意力集中，还可帮助恢复身体疲劳，而强光或弱光都会对视力产生损害，破坏大脑兴奋抑制过程，降低工作效率。要保持办公室环境安静，实验表明，当噪声小于10dB时，大脑可以正常工作，当噪声超过60dB时，人脑就停止了思考。

（3）正确选择工作用具。写字台高度应与工作性质、工作者身高相适应，一般以肘部自然下垂稍高的水平为好。座椅不可太高或太低，也不可无靠背，以免造成脊柱疲劳。要合理使用电脑等现代化设施，避免一次使用时间过长。

（二）药物饮食，共助大脑

中医有"以脑补脑"的理论，牛脑、猪脑、羊脑等可以食用。鱼、虾、瘦肉、奶、乳制品、豆制品、鸡蛋、果蔬和水果等食物，可以多食，其中，鱼脑内含有较多的鱼油，鱼油能加强脑的生理活性及抗动脉粥样硬化；大豆含40%的优质蛋白质，脂肪中85.5%是不饱和脂肪酸，可预防高脂血症和高胆固醇，并含有丰富的维生素B_2、钙、磷、铁等；鸡蛋含有的蛋黄卵磷脂，营养保健效果优于大豆卵磷脂，鸡蛋还含有丰富的钙、磷、铁、维生素A、维生素D、B族维生素等。

脑力劳动者可以服健脑药物。人参制剂对健忘、头晕、神经衰弱症等有显著疗效，它还可用于纠正用脑过度产生的低血压、低血糖、心肌营养不良、心绞痛等病症。此外健脑方亦有效：胡桃仁1000克，龙眼肉500克，蜂蜜2000克，前三味捣碎，与蜂蜜拌匀密封保存，每次服50克，每日两次。

（三）运动按摩，益体健脑

体育运动是脑力劳动者最佳的保健方式。跑步有助于改善血液循环状态和内脏功能，从而保证大脑充足的血氧供应；乒乓球、网球等运动，可以提高大脑信息传导、反馈的速度，从而增强大脑反应的敏捷性；倒立可以有效地增加脑血流量，迅速消除耳鸣、眼花及脑缺氧状态；倒行则活动背部的肌肉韧带，调节脊神经功能，可以有效地防治颈椎、腰腿关节、肩周炎等常见病。要常做脑部按摩：①头顶按摩：以两手搓头皮，从前发际到后发际作梳头动作。②头侧按摩：用两手拇指按住太阳穴，其余四指从头两侧由上至下做直线按摩。③按揉太阳穴：顺时针与逆时针方向各数次。④浴面摩眼：两手搓热后，从上至下，从内至外摩面数次，然后做眼部保健操，此法用于工作后大脑疲劳。

另外，还要节欲健脑。中医认为肾主骨生髓，肾脑相通。肾精充足，则脑力强健、思维敏捷，肾精亏损，则脑衰健忘，《灵枢·海论》说："脑为髓之海，髓海有余则轻劲多力，自过其度；髓海不足则脑转耳鸣"，节欲可以养精，精足才能全神，因此，脑力劳动者应当注意节制房事。还有，长期嗜烟饮酒，不仅对身体各器官造成危害，还能使脑细胞损伤，形成血氧含量降低，加速脑细胞衰老，所以烟酒也应当节制。

第二节　中医养"形"方略

一、体质养生，因人而异

体质，即机体素质，是指人体秉承先天（指父母）遗传、受后天因素影响，所形成的与自然、社会环境相适应的功能和形态上相对稳定的固有特性，它反映机体内阴阳运动形式的特殊性，这种特殊性由脏腑盛衰所决定，并以气血为基础。在中医理论指导下，根据不同的体质，采用相应的养生方法和措施，纠正相关人的体质之偏，就叫体质养生法。

（一）体质差异，各有成因

体质是机体内外环境复杂因素综合作用的结果。先天因素是体质形成的重要基础，后天的因素决定体质的差异性。

1. 先天因素

先天因素包括先天禀赋和母胎因素。先天禀赋是指父母的遗传状况，人类的遗传就是通过父母生殖细胞中的DNA，携带着遗传信息给子代的，子代继承了亲代的某些特征，加上变异后形成了自己的特征。很大程度上，人体的形态、结构、相貌、肤色等受着亲代遗传信息的影响。母胎因素主要是指胎儿在母体中的生长发育状况，如母亲的情志活动或疾病会影响胎儿未来的体质状况，药物因素可以影响胚胎发育的状态，从而导致新的个体体质特征发生改变，这种情况我们称为先天因素，而不是遗传因素，因为没有伴随遗传物质的改变。另外，《灵枢·五音五味篇》提出了"妇人之生，有余于气，不足于血"的论点，对妇女的体质特点作了概括说明。中医认为男子以气为重，女子以血为先，女子由于有经、带、胎、产的特点，其体质与男子不同。

2. 年龄因素

体质可随着年龄的增长而发生变化，《灵枢·逆顺肥瘦篇》指出："婴儿者，其肉脆血少气弱。"清代吴鞠通提出小儿为"稚阴稚阳"之体，言"小儿稚阳未充，稚阴未长者也"。青壮年则不同，《灵枢·营卫生会篇》说："壮者之气血盛，其肌肉滑、气道通、营卫之行不失其常。"老年人又不一样，《灵枢·营卫生会篇》云："老者之气血衰，其肌肉枯，气道涩。"老年人之所以容易发病，这是由于体质因素决定的。

3．精神因素

强烈的精神刺激可直接损伤人的机体结构，使健康体质的基础发生动摇，"人大怒破阴，大喜坠阳，大忧内崩，大怖生狂"（《淮南子·精神训》）。精神创伤可引起机体阴阳气血失调，改变体质。《素问·疏五过论》指出："暴乐暴苦，始乐后苦，皆伤精气，精气竭绝，形体毁沮。"由于长期处于悲悲戚戚的抑郁伤感情绪中，《红楼梦》中的林黛玉形成了"多愁多病的身"。国外精神病专家维兰特曾指出："人精神遭受痛苦，就意味着身体健康遭到至少长达五年的损害"，抑郁的精神状态不但对健康有害，还会促使某些疾病较早发生，衰老提前到来。现代医学证实了精神心理因素能影响机体的免疫状态，临床上常出现自知患癌症后，精神萎靡而加速死亡的病人。

4．饮食营养因素

体质不仅与先天禀赋有关，而且依赖于后天水谷的滋养，水谷是人体不断生长发育的物质基础，"人以水谷为本"。营养不当，也会引起人体发病，《素问·至真要大论》里就指出："久而增气，物化之常也，气增而久，夭之由也。"虽然五味本身不能致病，但一旦它们因为数量的积蓄，改变了机体的适应能力时，便可诱发疾病或改变机体效能，继而发生体质的变化，甚至危及生命。

5．地理环境因素

由于生活在不同地理环境条件下，受着不同水土性质、气候类型、生活条件的影响，从而形成了不同地区人的体质，徐徊溪《医学源流论》说："人禀天地之气以生，故其气体随地不同。西北之人，气深而厚，……东南之人，气浮而薄。"现代研究也表明，在历史的发展过程中，地质逐渐形成了地壳表面元素分布的不均一性，这在一定程度上影响和控制着世界各地区人类的生长发育，形成了人类明显的地区性差异。

此外，体质的差异，还与社会因素、体育锻炼因素、疾病因素有关。

（二）结合养生，多重分类

中医养生非常重视对人体特征进行分析，从多方面对体质进行分类。

1．阴阳五行分类

《灵枢·阴阳篇》根据人的体形、性格特征、对季节的适应能力等，将体质分为木、火、土、金、水五大类型，每个类型再比类于古代乐谱，分角、徵、宫、商、羽五小型，共二十五型。这种分类揭示了人体的不同生理特征，从而可以提高防治措施的针对性，如原文曰："火型之人……急心，不寿暴死。"体质对寿命的长短有一定的影响，这对进一步探讨体质与寿命的关系，研究衰老的原因，有一定的启发作用。

2．"阴、阳、太、少"分类

《灵枢·通天》认为，人体阴阳有盛阴、多阴少阳、多阳少阴、盛阳、阴阳和平之分，从而将人体分为太阴之人、少阴之人、太阳之人、少阳之人、阴阳和平之人五类，这种分类与巴甫洛夫根据高级神经类型的分类颇有相似之处，如太阳之人，相似巴氏的强而不均衡型；太阴之人，相似巴氏的弱型之人；少阳之人、阴阳和平之人相似巴氏的强而均衡型。

3. 体型肥瘦分类

这是以体型特征为主，结合气血状态进行体质分类的，《灵枢·逆顺肥瘦篇》，将人体分为肥人、瘦人、肥瘦适中人三型。《灵枢·卫气失常篇》则将肥胖之人又分为膏型、脂型、肉型。由于人到老年形肥体胖者较多，所以本法可以说是最早的关于老年人体质的分型方法。

4. 形志苦乐分类

形，指形体；志，指精神。如果形体与精神相互依存，统一协调，人体的生命活动就能正常进行，若劳逸失调，喜乐失宜，形体和神志遭受苦乐等致病因素的损伤，破坏了二者的协调，就会产生疾病，据此，《素问·血气形志篇》提出了形乐志苦、形乐志乐、形苦志乐、形苦志苦、形数惊恐"五形志"问题，原文曰："形乐志苦，病生于脉，治之以灸刺；形乐志乐，病生于肉，治之以针灸；形苦志乐，病生于筋，治之以熨引；形苦志苦，病生于咽嗌，治之以百药；形数惊恐，经络不通，病生于不仁，治之以按摩醪药，是谓五形志也。"

5. 禀性勇怯分类

人体脏气有强弱之分，禀性有勇怯之异，《灵枢·论勇篇》根据人之不同禀性，再结合体态、机体功能特征，将人体分为两类：心胆肝功能旺盛，形体健壮者，多为勇敢之体；心肝胆功能衰减，体质孱弱者，多系怯弱之人。这样分类有利于分析病机，诊断疾病。

（三）八类体质，分类养生

中医学认为，人群中的体质类型，不外乎阴虚体质、阳虚体质、气虚体质、血虚体质、阳盛本质、血瘀体质、痰湿体质、气郁体质八种。

1. 阴虚体质养生法

体质特点：形体消瘦，面色潮红，口燥咽干，心中时烦，手足心热，少眠，便干，尿黄，不耐炎夏，多喜冷饮，脉细数，舌红少苔。

养生方法：少生气，少上火。要做到"少些计较，放平心态，宽容别人，快乐自己"。夏应避暑，冬应少衣。居住环境力求清凉，尽量少去人多热闹之处。应多吃芝麻、糯米、蜂蜜、乳品、甘蔗、鱼类等清淡食物，少吃葱、姜、蒜、韭、薤、椒等辛味之品。

2. 阳虚体质养生法

体质特点：形体白胖或面色淡白无华，平素畏寒喜暖，四肢倦怠，小便清长，大便时稀，唇淡口和，常自汗出，脉沉乏力，舌淡胖。其人患病则易从寒化，可见畏寒蜷卧，四肢厥冷，或腹中绵绵作痛，喜温喜按；或身面浮肿，小便不利；或腰脊冷痛，下利清谷；或阳痿滑精，宫寒不孕；或胸背彻痛，咳喘心悸；或夜尿频多，小便失禁。

养生方法：中医认为，阳虚是气虚的进一步发展，故而阳气不足者常情绪不佳、易于悲哀，故必须调节自己的情感，去忧悲、防惊恐、和喜怒，消除不良情绪的影响。应提高人体抵抗力，多食羊肉、狗肉、鹿肉、鸡肉等有壮阳作用的食品。根据"春夏养阳"的法则，夏日三伏，每伏可食羊肉附子汤一次，配合天地阳旺之时，以壮人体之阳。

3. 气虚体质养生法

体质特点。体倦乏力，面色苍白，语声低怯，常自汗出，且动则尤甚，心悸食少，舌淡苔白，脉虚弱。若患病则诸症加重，或伴有气短懒言、咳喘无力；或食少腹胀、大便溏泄；或脱肛、子宫脱垂；或心悸怔忡、精神疲惫；或腰膝酸软、小便频多，男子滑精早泄，女子白带清稀。

养生方法如下：肾为元气之根，故气虚宜作养肾功，具体步骤是：屈肘上举，端坐，两腿自然分开，双手屈肘侧举，手指伸直向上，与两耳平，然后，双手上举，以两胁部感觉有所牵动为度，随即复原，可连做10次。可常食粳米、糯米、小米、黄米、大麦、山药、籼米、莜麦、马铃薯、大枣、胡萝卜、香菇、豆腐、鸡肉、鹅肉、兔肉、鹌鹑、牛肉、狗肉、青鱼、鲢鱼。若气虚甚，当选用"人参莲肉汤"补养。

4. 血虚体质养生法

体质特点：面色苍白无华或萎黄，唇色淡白，头晕眼花，心悸失眠，手足发麻，舌质淡，脉细无力。

养生方法：要谨防"久视伤血"，不可劳心过度。可常食桑葚、荔枝、松子、黑木耳、菠菜、胡萝卜、猪肉、羊肉、牛肝、羊肝、甲鱼、海参等补血养血的食物，可常服当归补血汤、四物汤或归脾汤。若气血两虚，则须气血双补，选八珍汤、十全大补汤或人参养荣汤，亦可改汤为丸长久服用。

5. 阳盛体质养生法

体质特点：形体壮实，面赤时烦，声高气粗，喜凉怕热，口渴喜冷饮，小便热赤，大便熏臭为其特点。若病则易从阳化热，而见高热，脉洪大，大渴，饮冷等症。

养生方法：阳盛之人好动易发怒，故平日要加强修养和意志锻炼，遇到可怒之事，用理性克服情感上的冲动。积极参加体育活动，让多余阳气散发出去（游泳锻炼是首选项目，此外，跑步、武术、球类等，也可选择进行）。忌辛辣燥烈食物，如辣椒、姜、葱等，对于牛肉、狗肉、鸡肉、鹿肉等温阳食物宜少食用。可多食水果、蔬菜，像香蕉、西瓜、柿子、苦瓜、番茄、莲藕，可常食之。可以常用菊花、苦丁茶沸水泡服。大便干燥者，用麻子仁丸，或润肠丸；

口干舌燥者，用麦门冬汤；心烦易怒者，宜服丹栀逍遥散。

6. 血瘀体质养生法

体质特点： 面色晦滞，口唇色暗，眼眶暗黑，肌肤甲错，易出血，舌紫暗或有瘀点，脉细涩或结代。若病则上述特征加重，可有头、胸、胁、少腹或四肢等处刺痛，口唇青紫或有出血倾向、吐血、便黑等，或腹内有症瘕积块，妇女痛经、经闭、崩漏等。

养生方法： 多做有益于心脏血脉的活动，如各种舞蹈、太极拳、"八段锦"、动桩功、长寿功、内养操、保健按摩术，均可实施。可常食桃仁、油菜、慈姑、黑豆等具有活血祛瘀作用的食物，酒可少量常饮，醋可多吃，山楂粥、花生粥亦颇相宜。可选用活血养血之品，如地黄、丹参、川芎、当归、五加皮、地榆、续断、茺蔚子等。血瘀体质在精神调养上，要培养乐观的情绪。精神愉快则气血和畅，营卫流通，有利血瘀体质的改善。

7. 痰湿体质养生法

体质特点： 形体肥胖，嗜食肥甘，神倦，懒动，嗜睡，身重如裹，口中黏腻或便溏，脉濡而滑，舌体胖，滑腻。若病则胸脘痞闷，咳喘痰多；或食少、恶心呕吐、大便溏泄；或四肢浮肿、按之凹陷，小便不利或浑浊；或头身重困、关节疼痛重着、肌肤麻木不仁；或妇女白带过多。

养生方法： 不宜居住在潮湿的环境里，在阴雨季节，要注意湿邪的侵袭。少食肥甘厚味，且勿过饱，酒类也不宜多饮。应多吃蔬菜、水果，尤其是具有健脾利湿、化痰祛痰的食物，如白萝卜、荸荠、紫菜、海蜇、洋葱、枇杷、白果、大枣、扁豆、薏苡仁、红小豆、蚕豆、包菜等。痰湿之体质，多形体肥胖，身重易倦，故应长期坚持散步、慢跑、球类、游泳、武术、"八段锦""五禽戏"等体育锻炼。气功方面，以动桩功、保健功、长寿功为宜，加强运气功法。痰湿之生，与肺脾肾三脏关系最为密切，故重点在于调补肺脾肾三脏。若因肺失宣降，津失输布，液聚生痰者，当宣肺化痰，方选二陈汤；若因脾不健运，湿聚成痰者，当健脾化痰，方选六君子汤，或香砂六君子汤；若肾虚不能制水，水泛为痰者，当温阳化痰，方选金匮肾气丸。

8. 气郁体质养生法

体质特点： 面色苍暗或萎黄，平素性情急躁易怒，易于激动，或忧郁寡欢，胸闷不舒，时欲太息，舌淡红，苔白，脉弦。若病则胸胁胀痛或窜痛；或乳房、小腹胀痛、月经不调、痛经；或咽中梗阻，如有异物；或颈项瘿瘤；或胃脘胀痛、泛吐酸水、呃逆嗳气；或腹痛肠鸣、大便不爽；或气上冲逆、头痛眩晕、昏仆吐衄。

养生方法： 此种人性格内向，神情常处于抑郁状态，根据《黄帝内经》"喜胜忧"的原则，应主动寻求快乐，多参加社会活动，多读积极的、富有乐趣的、展现美好生活前景的书籍，多参加体育锻炼及旅游活动。气功方面，以强壮功、保健功、动桩功为宜，着重锻炼呼吐纳功法，以开导郁滞。可少量饮酒，以活动血脉，提高情绪。多食行气的食物，如佛手、橙子、柑皮、荞麦、韭菜、茴香菜、大蒜、火腿、高粱皮、刀豆、香橼等。药物养生方面，可选用以香附、乌药、川楝子、小茴香、青皮、郁金等疏肝理气解郁的药为主组成的方剂，如越鞠丸等。若气郁引起血瘀，当配伍活血化瘀药。

二、脏乃体本，首当护养

（一）心脏保健法

心为"君主之官""五脏六腑之大主也"。心脏健康与否，直接影响到人的健康与寿命。心脏的功能主要有主血脉、主神志两个方面。

1."心主血脉"的保健

心主血脉包括主血和主脉两个方面。"心主血脉"保健的出发点有二：一是增强心脏功能，二是减轻心脏负担。

（1）配膳要营养丰富，清淡多样。《素问·五脏生成篇》云："心之合脉也……多食咸，则脉凝泣而变色"，《素问·生气通天论》指出："味过于咸，大骨气劳，短肌，心气抑"，饮食过咸会给心脏带来不利影响。心肌的发育和血脉运行都需要消耗高级蛋白质，要及时补充，宜适当食用植物蛋白、牛奶、瘦肉之类，并选用大豆、蘑菇、花生、生姜、大蒜、洋葱、茶叶、酸牛奶、甲鱼、海藻、玉米油、山楂、蜂王浆等能降血脂食物，少吃如蛋黄、猪脑、猪肝、蟹黄、鱼子、奶油等含胆固醇高的食物，脂肪食品食用过多，可能出现"脂肪心"，又易引起动脉硬化。提倡混合饮食，饮食中要适当多选食谷类、豆类、粗质米、面等，并多食绿叶蔬菜和水果。

（2）切忌暴饮。历代养生家都主张渴而后饮，缓进饮料，反对大饮、暴饮，因为一次喝大量的水或饮料，会迅速增加血容量，增加心脏负担。一般而言，每次喝饮料不要超过200mL，可采取少饮多次之法。

（3）戒过食刺激物。凡刺激性食物和兴奋性药物，都会给心脏带来一定的负担，故应戒烟少酒，不宜饮大量浓茶，辣椒、胡椒等物亦要适量，不可多食。

（4）适量减肥。体重超标会加重心脏负担，青春期以后应注意减少脂肪赘生，避免发胖。控制体重和减肥的方法较多，可因人而异选择，就饮食减肥法而言，即限制总热量的摄入和储存，尤其晚餐不要过量，晚餐时间宜稍早。

（5）卧具适当。一般而言，床头要比床尾适当高一些，枕头高低适度。心脏功能较弱者，休息时可采取半卧式，这样可减轻心脏的负担。

（6）运动锻炼。经常参加运动锻炼，可以增强冠状动脉的血流量，经常参加运动和体力劳动的人，心肌功能要比不活动的人强壮得多。一般认为，太极拳、导引功、气功、散步、中慢速度的跑步、体操、骑自行车、爬山、游泳等，都适用于心脏的保健锻炼。

2. "心主神志"的保健

第一，情志平和。中医认为"心在志为喜"，指心的生理功能与七情中的"喜"关系密切。喜即高兴愉快的情绪，对机体的精神状态是一种良好的刺激，有益于心脏，也有益于人体身心健康。现代研究也证明，性格开朗、精神愉快、对人生充满乐观情绪的人心血管病的发病率明显低；而情绪急躁、精神抑郁、对人生充满悲观情绪的人心血管病的发病率明显高。善于调整情绪，使自己总是处于乐观愉快的心态，是心脏养生保健的最好方法。第二，环境养生保健。生活和工作环境的安静与否，与心脏的养生保健关系密切。噪声对听觉系统和心血管系统的影响明显，如果突然听到强烈的声音，心跳就会加快，跳的力量也会加强，长期的噪声刺激，不但会造成听觉系统的损伤，更严重的是造成心血管系统的损害，如果长期生活或工作在噪声的环境中，其心血管病和高血压病的发病率明显升高，还会出现情绪激动、急躁的情况，所以生活和工作环境应选择在安静的地方。第三，顺时养生保健。中医认为"心与夏气相通应"，心的阳气在夏季最为旺盛，所以夏季更要注意心脏的养生保健。日常生活中要戒烟酒，不饮浓茶，保证睡眠充足，不要过劳或过逸，根据自己机体的状况选用合适的运动。

（二）肝脏保健法

肝主疏泄，主藏血，调畅全身气机，是气机升降出入的枢纽。现代医学认为，肝脏是人体最大的消化腺和腺体，是人体新陈代谢的枢纽，肝还有解毒和调节水液等作用。

肝脏功能的保健：肝主疏泄与肝藏血之间是相互联系、协调平衡的。如果肝的疏泄不及时，肝气郁结，可致各种瘀血之症；如果疏泄太过，影响藏血功能，则可导致各种出血之症，二者在保健上也是一致的。肝的疏泄功能促进脾胃运化，肝脏本身必需的蛋白质和糖类等，要从饮食中获得，人们宜食鱼类、蛋类、乳类、动物肝脏、豆制品等易消化的高蛋白食物。在食疗方面，有补法和清法，肝脏的补法如下：①猪肝粥：取猪肝（羊肝、牛肝、鹅肝亦可）50克，粳米100克，将猪肝洗净切碎，与粳米同煮成粥。猪肝粥有益气生血、养肝补虚的作用，适用于身体虚弱或患有慢性肝病者。②胡萝卜猪肝粥：胡萝卜50克，猪肝50克，粳米100克，胡萝卜、猪肝洗净切碎，与粳米同煮成粥。胡萝卜猪肝粥有补益肝肾、养血明目的作用，适用于肝肾阴血不足所致的视物昏花，两目干涩，夜盲症等。③生地猪肝羹：生地20克，猪肝100克，生地洗净，猪肝切片，加入葱姜醋盐调味，同煮40分钟，吃猪肝喝汤。其有滋阴补血、养肝明目的作用，适用于肝血不足所致的面色苍白或萎黄，两目干涩，视物模糊，肢体麻木等。④枸杞甲鱼羹：枸杞子30克，甲鱼500克，将枸杞子洗净切碎，甲鱼宰杀去内脏切块，同放入砂锅中，煮40～60分钟，再放葱姜盐醋少许调味。其有补益肝肾，滋阴强壮的作用，适用于躯体虚弱，肝肾不足所致的体弱无力，阴虚盗汗，视物不清，面色无华者。肝火清法如下：①罗布麻茶：罗布麻10克，用开水浸泡20分钟，代茶饮用。其有平肝潜阳，镇静降压的作用，适用于肝阳上亢所致的头痛、头胀，头晕目眩，烦躁易怒等。②菊花茶：菊花5克，开水浸泡半小时，代茶饮用。有清肝明目，清热降压的作用，适用于肝火上炎所致的目赤肿痛，头晕目眩及高血压症。③菊花决明茶：菊花3克，决明子10克，用开水浸泡半小时，代茶饮用。有清肝明目，润肠通便的作用，适用于肝火上炎所致头胀痛，头目眩晕，目赤肿痛及便秘等。④天麻鱼头汤：天麻10克，鱼头1个，天麻洗净，鱼头洗净劈开，加入葱姜醋盐调味，放入砂锅中煮半小时，食肉喝汤。其有平肝潜阳、息风止痉的作用，适用于肝阳上亢、肝风内动所致的头晕目眩、头痛眼花、肢体麻木等。人的情志调畅与肝的疏泄功能关系密切，肝喜调达，在志为怒，抑郁、暴怒最易导致肝气郁结或肝火旺盛的病理变化，因此，要重视培养控制过激情绪和疏导不良情绪的能力，保持情绪畅达平和。另外，日常生活中切忌过量饮酒，以免损伤肝脏。

　　肝脏防病保健应着眼于两个方面，一是预防传染性肝炎，二是强壮肝脏功能。预防肝炎是保护肝脏的一项积极、主动的措施，其有效的方法是搞好清洁卫生，把好饮食卫生关，也可服用预防药物：茵陈、板蓝根各20克，金钱草15克，甘草10克，焦三仙各10克，大枣5枚，水煎服，一日一剂，服用一周。此剂对预防甲肝有良效。肝脏锻炼的原则是动作舒展、流畅，符合肝气升发、畅达的特点，可选太极拳、"八段锦""易筋经"、气功、导引功等，亦可配合简易的养肝保健锻炼法：取右侧卧，略抬高臀部的体位，缓慢做腹式呼吸动作，连续作20～30分钟，每日作2～3次。此法有利于肝脏休息，还可防治肝脏下垂。

　　（三）脾胃保健法

　　脾胃为后天之本，气血生化之源。脾统血，主运化，主升清，胃主收纳，主降浊。脾胃的主要功能是对饮食物的消化吸收，保证水谷精微对机体的营养和濡润。所以，饮食调养对脾胃的养生保健最为重要，饮食营养成分的均衡，食物品种的丰富多样，进餐的定时定量有利于脾胃的保养，饮食失宜是造成脾胃损伤的主要原因。中医的"饮食所伤"包括三个方面：一是饮食不节，包括饥饱失常和饮食规律失常；二是饮食偏嗜，包括饮食有偏、寒热失宜、过食肥甘厚味、饮食五味偏嗜及嗜酒无度等；三是饮食不洁，包括食用酸腐过期或不卫生的食物。要防止暴饮暴食、过饥过饱、进餐不定时，偏食偏嗜、吸烟酗酒、饮食不讲卫生等不良习惯。

　　脾胃食疗方如下：①山药薏苡仁粥：山药50克，薏苡仁20克，粳米100克，同煮成粥，有益气健脾，涩肠止泻的作用，适用于中老年人脾胃虚弱所致食欲不振，脘腹胀满，大便溏泄等。②莲子芡实粥：莲子10克，芡实10克，补骨脂5克，粳米100克，同煮成粥，有健脾益气，补肾固精的作用，适用于脾肾两虚所致的食欲不振，脘腹胀满，形寒肢冷，腰膝酸软，五更泄泻等。③参枣粥：党参10克，大枣10枚，粳米100克，同煮成粥，有健脾益气的作用，适用于体虚气弱，食欲不振，脘腹胀满等。④茯苓糕：茯苓10克，面粉100克，将茯苓洗净粉碎成细粉，与面粉混合，加入白糖适量，发酵后蒸糕食用，有健脾燥湿，利水安神的作用，适用于脾虚有湿所致的脘腹满闷，食少纳呆，失眠多梦等。⑤莲子猪肚汤：莲子20克，猪肚1个，胡椒少许，同煮成汤，去胡椒后食用，有温胃健脾，益气补虚的作用，适用于脾胃虚弱所致的食欲不振，消化不良，饮食偏冷即胃痛者。⑥山楂麦芽粥：山楂10克，麦芽5克，粳米100克，同煮成粥，有健脾开胃，消食化积的作用，适用于肉食或米面食积不化所致的脘腹胀满，食欲不振，消化不良等。⑦薏米小豆粥：薏苡仁20克，赤小豆20克，粳米100克，同煮成粥，有渗湿利水，健脾益气的作用，适用于脾虚湿盛所致的食少纳差，脘腹胀闷，尿少浮肿者。⑧八宝粥：莲子、芡实、薏米、山药、桂圆、红枣、白扁豆各5克、粳米100克，同煮成粥，有益气养血，健脾强身的作用，适用于体虚乏力，食少纳呆，气血亏虚者。

如何运动养脾胃？

（1）运动锻炼。散步、慢跑、登山、游泳等体育运动，均可健脾胃，中老年人可根据自己的体质状况选择适合于自己的运动方式。

（2）保养脾胃的保健操。①揉隐白穴：盘腿端坐，赤足，用左手拇指按压右足隐白穴（足大趾甲根部内侧），左旋按压15次，右旋按压15次，然后用右手拇指按压左足隐白穴，手法同前。②揉公孙穴：盘腿端坐，用左手拇指按压右足公孙穴（足内侧，第一跖骨下缘），左旋按压15次，右旋按压15次，然后用右手拇指按压左足公孙穴，手法同前。③揉三阴交穴：盘腿端坐，用左手拇指按压右三阴交穴（内踝尖上3寸，胫骨后缘处），左旋按压15次，右旋按压15次，然后用右手按压左三阴交穴，手法同前。④揉阴陵泉穴：端坐位，双手扶于双膝，用拇指按压阴陵泉穴（胫骨内髁下缘）旋转按压30次。⑤按揉三脘穴：平卧位，将左手掌心放于中脘穴（腹部中线，剑突与脐中间，中脘穴上1寸为上脘穴，下1寸为下脘穴），覆盖上中下三脘穴，右手压于左手背，向左旋转按揉20次，向右旋转按揉20次。⑥按揉天枢穴：平卧位，两手放于腹部两侧，中指按压天枢穴（脐旁开2寸处），上下按揉30次。⑦推腹：平卧位，将左手掌心按于剑突下，右手压于左手背。自上向下推压至小腹耻骨联合处，推50次。⑧揉足三里穴：端坐位，两手拇指按压足三里穴（外膝眼下3寸，胫骨外侧），旋转按压30次。⑨推胃经：两手拇指按于足三里穴处，沿胫骨外侧自上向下推至踝关节处，推30次。做完以上保健操后，可做下蹲运动10次和扩胸运动10次，以促进全身气血的流通。

（四）肺脏保健法

肺的主要机体功能是主气，司呼吸，主宣发和肃降，通调水道。中医认为，肺为五脏之华盖，称为"娇脏"，是非常娇弱的脏器。肺在呼吸过程中，与外界直接相通，外界的冷暖变化和各种致病微生物、灰尘等有害物质，都时刻影响着肺脏。肺的养生保健有这样几项：一是环境养生保健。生活和工作环境应尽量选择自然条件好的地方，最好是居住在有湖泊、树木、绿地、阳光充足、空气新鲜的地方。清新的空气是肺养生保健的必要条件，也是保证人体健康的重要条件之一。在城市居住的中老年人，应该多到郊区有山有水有森林的地方活动，因为这些地方负氧离子含量高，既有益于肺的养生保健，也有益于身心健康。要防寒保暖，寒冷季节或气温突变时，要适应自然，防寒保暖，随气温变化而随时增减衣服，汗出之时要避风。室内温度、湿度要适宜，通风良好。吸烟可能引起肺癌，对机体有百害而无一利，要提倡戒烟。二是顺时养生保健。中医认为"肺为娇脏，不耐寒热"，即肺是清虚之体，性喜清润，不耐寒热，不容异物。肺通过口鼻与外界相通，自然界的寒热燥湿之邪气，易侵犯肺脏。顺时养肺就是要根据四季寒暑的情况，适当地增减衣服和被褥，使机体适应季节和气候的变化，保证肺脏不被寒热燥湿等外邪侵害。应选择适当的运动项目，积极参加运动锻炼，改善心肺功能。此外，还可以经常训练腹式呼吸以代替胸式呼吸，每次持续5～10分钟，这样可以增强膈肌、腹肌和下胸肌活动，加深呼吸幅度，增大通气量，减少残气量，从而改善肺功能。三是情志养生保健。中医认为："肺在志为忧"，指情志的异常变化对肺脏的功能将产生影响，特别是悲哀忧伤易损伤肺脏，引起肺脏功能的下降或产生疾病。除了用静神养生法调节自己的异常情绪外，还可以采用中医提出的"忧伤以喜胜之，以怒解之"的方法，用喜的情绪来战胜忧伤情绪，或者用怒的情绪来缓解忧伤情绪。四是注意饮食宜忌。饮食要少吃辛辣，宜淡食少盐，不可过寒过热，切勿贪食寒凉。《黄帝内经》早就有"大饮则气逆"和"形寒饮冷则伤肺"之明诫。五是预防疾病。在气温变化或节气交接前后，慢性支气管炎、哮喘等呼吸系统疾病患者，应做好预防工作，以免旧疾发作。此外，可用"冬病夏治"之法，在夏季采用方药或针灸固本扶正，增强体质，预防冬季可能发作之病。

（五）肾脏保健法

肾藏精，主命门之火，主生殖和生长发育，为"先天之本"，肾又主水，主纳气，调节水液代谢，故肾称为水火之脏，内寓元阴元阳。肾气盛衰决定着机体生、长、壮、老、已整个生命活动过程。增强肾脏功能，是强身抗老的重要一环。

（1）保护和加强"肾主藏精"的功能。肾中精气，是生命活动之本，是肾阴、肾阳的物质基础，也是人体生长发育及各种功能活动的物质基础。①饮食保健。饮食宜选择高蛋白、低脂肪、低胆固醇、低盐的食物。高脂肪和高胆固醇饮食易产生肾动脉硬化，使肾脏萎缩变性，高盐饮食影响水液代谢。宜选用瘦肉、鱼类、豆制品、蘑菇、水果、蔬菜、冬瓜、西瓜、绿豆、赤小豆等食品。另外，碱性食物可以缓和代谢酸性产物的刺激，有益肾脏保健，可适当配用。②节欲保精。保精是强身的重要环节。在未婚之前不要过度手淫，既婚不可放纵性欲。③药饵保健。体质虚弱者，可辅以药物保健。肾阳虚者，可选用金匮肾气丸、右归丸以及鹿茸、海马、紫河车、巴戟天、冬虫夏草、核桃肉、肉苁蓉等；肾阴虚者，可选用六味地黄丸、左归丸以及枸杞子、楮实子、龟、鳖等；阴阳两虚者，可选用全鹿丸、二仙汤以及何首乌、山药、黑芝麻等。

（2）保护和加强"肾主水液"的功能。在人体内的水液代谢中，肾的气化功能起着主导作用，特别是尿液的生成和排泄，与肾的蒸腾汽化直接相关，若"肾主水液"的功能发生障碍，则可引起多种病理变化：①保持小便通畅。小便通畅在维持体内水液代谢平衡中起着关键性的作用，小便代谢障碍，会增加肾盂和肾实质发炎的机会，还可发生尿中毒或其他疾病。②预防肾脏感染。一是防止逆行性尿道感染；二是防止血液循环和淋巴循环的途径感染肾脏。要多喝水，积极防治上呼吸道感染、皮肤感染，如扁桃体炎、龋齿、鼻窦炎、疮疖、皮肤脓肿、结核病等。

（3）其他防保措施。①慎用损害肾脏的药物，如氯化汞、四氯化碳、巴比妥类、磺胺制剂、多粘菌素、先锋霉素、卡那霉素、新霉素、灰黄霉素、链霉素等。患过敏性紫癜、系统性红斑狼疮及其他胶原性疾病时，应及时加强对肾脏的保护措施。②积极参加运动锻炼，对肾脏按摩。此外，可在腰部热敷：取仰卧位，用热水袋垫于腰部，仰卧30～40分钟，使腰部有温热感。此法可松弛腰部肌肉，温养肾脏，增加肾血流量，每日可做1～2次。也可腹压按摩肾脏：取坐位，吸气之后用力憋气3～5秒，同时收缩腹肌增加腹部压力，如此反复有节奏地进行。此法有补肾固精、通经活血之效。

三、部位养生，紧扣特点

人是一个有机的整体，人体的头部、颜面、五官、九窍、皮肤、躯干、四肢、五脏六腑等各个部位，都是这个整体的一部分，任何局部功能障碍，必然会影响到整体功能。

（一）口腔保健，拒病入口

口腔是人体的"开放门户"之一，"病从口入"是尽人皆知的道理。口腔与胃、肺等脏器相通，是维持生命的重要器官，是食物加工的第一关。此外，人类的语言、颜面美观与口腔也有极密切的关系。

1. 固齿保健法

我国古代养生家提出"百物养生，莫先口齿"的主张。人们从小就要养成良好的口腔卫生习惯。

（1）口宜勤漱，早晚刷牙。《礼记》谓："鸡初鸣，咸盥漱"，《诸病源候论》说，"食毕常漱口数过，不尔，使人病龋齿"，《千金方》也说："食毕当漱口数过，令人牙齿不败口香"，一日三餐之后皆需漱口。漱口能除口中的浊气和食物残渣，清洁口齿。漱口有水漱、茶漱、津漱、盐水漱、食醋漱、中药泡水漱等方法，可根据自己的具体情况，选择使用。要每日早晚各刷牙一次，刷牙的作用是清洁口腔，按摩齿龈，促进血液循环，增进抗病能力。晚上睡前刷牙比早晨刷牙更为重要，要特别注意正确的刷牙方法：顺牙缝方向竖刷，先里后外，力量适度。若横刷或用力过大，则不易清洁牙间污物，易损伤牙周组织，导致牙龈萎缩。

（2）齿宜常叩，正确咀嚼。自古以来，很多长寿者，都重视叩齿保健，晋代葛洪《抱朴子》指出："清晨叩齿三百过者，永不动摇。"《诸病源候论》说："鸡鸣时，常叩齿，三十六下，长行之，齿不蠹虫，令人齿牢。"叩齿的具体方法是：思想放松，排除杂念，口唇轻闭，先叩臼齿50下，次叩门牙50下，再错牙叩大齿部位50下，每日早晚各作一次。另外，咀嚼食物应双侧或两侧交替使用牙齿，不可只用单侧牙齿咀嚼，使用单侧牙齿的弊端有三：一是使用的一侧，因负担过重而易造成牙本质过敏或牙髓炎；二是不使用的一侧易发生牙龈废用性萎缩而致牙病；三是易引起面容不端正。

（3）药食共用，养护口腔。中国古代的健齿术，重视药物的洁齿、健齿、固齿保健作用，积累了很多有效的方法。现仅举清代宫廷中固齿秘方：生大黄、熟大黄、生石膏、熟石膏、骨碎补、杜仲、青盐、食盐各30克，明矾、枯矾、当归各15克，研成细末，做牙粉使用，可健齿、固齿，直至古稀之年，牙不易脱落，对胃热牙痛，尤为适用。口腔、牙齿患病与营养不平衡有一定关系，维生素A、维生素D、维生素C、B族维生素，钙、磷、蛋白质等，是牙齿不可缺少的营养成分。生活中，人们应适当食用一些含维生素C丰富的新鲜蔬菜、水果及含维生素A、维生素D、维生素C丰富的食品，如动物的肝、肾、蛋黄及牛奶等。婴幼儿尤应注意补充这类食品，保证牙釉质的发育。

（4）搓唇按摩，避免牙损。将口唇闭合，用右手四指并拢，轻轻在口唇外分别沿顺时针方向和逆时针方向揉搓，直至局部微热发红为止，其作用是促进口腔和牙龈的血液循环，健齿固齿，防治牙齿疾病。不良习惯也是导致牙病的一个原因，儿童应自幼养成不吮手指、不咬铅笔的卫生习惯；饭后不应用牙签或火柴棒等物剔牙，因为，这种方法极易损伤齿龈组织、继而造成感染、溃烂等；要避免使用不利于牙齿的药物，尤其是在妊娠期、哺乳期的妇女和婴幼儿童不宜服用如四环素、土霉素、金霉素、多西环素等药物。否则，易造成永久性黄牙，或引起牙釉质发育不全。

2．金津玉液，脾肾所主

唾液，就是口水，这看似寻常的口腔分泌物，古代养生家们却非常重视，称之为"金津玉液"。中医认为："五脏化五液，心为汗，肺为涕，肝为泪，脾为涎，肾为唾，是为五液"。《素问·宣明五气篇》说："脾为涎，肾为唾"，唾液由脾肾所主。李时珍说："人舌下有四窍，两窍通心气，两窍通肾气。心气流于舌下为灵液。道家语之金浆玉醴，溢为醴泉，聚为华池，散为津液，降为甘露，所以灌溉脏腑，润泽肢体。故修养家咽津纳气，谓之清水灌灵根。"《红炉点雪》中指出："津既咽下，在心化血，在肝明目，在脾养神，在肺助气，在肾生精，自然百骸调畅，诸病不生。"可见，唾液的作用是多方面的，与长寿关系密切。唾液充盈又常含而咽之，能润五脏，悦肌肤，使人长寿不老。据传说，唾液养生为西汉道人蒯京所创，其方法是：晨起端坐床上，或闲时端坐（不受时间地点限制），自然放松肢体，排除杂念，闭目，合口，用舌先从左上牙床内侧转至右，然后，舌再从右上牙床外侧转向左，再从左下牙内侧转向右，又从右下牙外侧转向左，如此反复各搅9次，继之，上下牙轻叩36次，用口中唾液鼓腮漱口9次，津液自生，渐至满口，分作3次，缓缓咽下，如此三次，称为三度九咽，名为"食玉泉"。初练时可能唾液不多，久练后便会自增，每天早晚各练一次，持之以恒，可收到精盈、气足、神全的效果。

（二）颜面保健，驻颜美容

颜面保健，又称美容保健，古人谓之"驻颜"。中国传统美容保健有广义和狭义之分，广义者，是指养护颜面、须发、五官、皮肤、机体等，提高其生理功能；狭义者，是专指用传统方法护养容颜。本书所谈内容仅指狭义范围，颜面保健实质上是抗衰老，永葆"青春容颜"。

面部是脏腑气血上注之处，血液循环丰富，《素问·痿论》说："十二经脉，三百六十五络，其血气皆上于面而走空窍。"中医还将面部不同部位分属五脏，即左颊属肝，右颊属肺，头额属心，下颏属肾，鼻属脾，可见，面部与脏腑经络的关系密切，尤以心为最，心主血脉，其华在面，面部的变化也可反映出心脏经络的气血盛衰和病变。颜面部位在人体上部，六淫之邪侵犯人体，颜面首当其冲，七情过极，导致人体气机紊乱，脏腑阴阳气血失调，郁阻于面部经络，影响面容，颜面是反映机体健康状况的一个窗口，故凡养生者，皆重视颜面保健。具体的颜面保健方法简介如下。

1. 面要勤洗，善用化妆品

面部是五脏精气外荣之处，经常洗面既能清洁卫生，又能疏通气血，促进五脏精气外荣。洗面宜用含矿物质较少，对皮肤有软化作用的软水，一般应早、午、晚各洗一次。要根据不同气候和不同的年龄、职业、皮肤特点等，有针对性地选择用香皂。使用化妆品时，要选用正规厂家的产品，化妆品要膏体均匀，表面细洁光亮，有良好的触变性和滋润效果；香气适宜，没有异味；色泽鲜艳、均匀，附着性好，不易掉色；久存不易变质变形；能耐受气温的变化；对人体无毒、无害、无刺激。使用水质、霜质、油质化妆品的基本顺序应是"先水、中乳，最后油"。研究发现，精华液的细小分子若能达到肌肤的底层，所携带的养分可高达88%，而油类的大分子产品，大多在肌肤表面发挥作用，所携带的养分只有6%左右。

2．药物美容，驻颜悦泽

运用美容方药滋养肌肤，去皱防皱，使皮肤细腻洁白，是中医驻颜的特色和优势。

（1）驻颜去皱方。造成面部皱纹出现的原因是多方面的。随着年龄的增长，皮肤逐渐变粗、变干燥、弹性减小、皱纹增多，这是机体老化过程中的现象，但保健情况不同，颜面皱纹出现的早晚和程度也会有差异。人体的各种疾病，耗损气血、精力，导致身体虚弱，面部皱纹出现得较早；饮食失调，肌肉失养，可加速皮肤的老化速度；六淫侵袭，防护不周，皮肤粗硬老化；阳光暴晒，易使皮肤老化。另外，不良习惯和不良动作也是促使皮肤早衰的一个原因，研究认为，烟草中的尼古丁有收缩皮肤血管、减少营养和氧气对皮肤的供应，影响皮肤代谢，加速面部皱纹出现。还有，颜面部的经常蹙眉、托腮、眯眼睛、吹口哨、脸贴枕头睡觉等不良动作和姿势，可加深面部皱纹线条，加速老化。

驻颜是指保持颜面皮肤似年轻时的状态；去皱，是指除去、减少或延缓颜面皮肤的皱纹产生，其防治原则是内服以补益气血，调理脏腑；外用以疏通气血，营养肌肤。现推荐两个内服方：①容颜不老方（《奇效良方》）：生姜480克，大枣240克，白盐60克，甘草90克，丁香15克，茴香120克，水煎，每日清晨饮一杯。此方温补脾肾，悦泽容颜，适于脾肾阳虚者。②却老容颜方（《太平圣惠方》）：生黄精600克（取汁），生地黄250克（取汁），白蜜1000克，上药相和，于铜器中搅匀，以慢火煎之，令稠，制丸，如弹子大，每次以温酒研1丸服之，日3次。此方补益脾肾，抗衰老。再推荐三个外用方：①杏仁膏（《普济方》）：杏仁100克（汤浸去皮，研如膏），鸡蛋清1个，上药相和，调成糊状涂于面部，入夜涂面，次晨以米泔洗之。此方祛风润肤，治面黑皱皱、粉刺、疵痣等，鸡蛋清容易丧失水分而变干起壳，因此最好随用随做。②令面悦泽光润方（《备急千金要方》）：黄芪、白术、白蔹、玉竹、土瓜根、商陆、蜀水花、（鸬鹚屎）、鹰屎白各30克，防风45克，白芷、细辛、青木香、川芎、白附子、杏仁各60克。将上药研为末，以鸡蛋清作挺，阴干，在石上研之，夜晚以浆水涂面，翌晨用水洗净，此方养皮肤、灭瘢痕、去粉刺、脱茸毛、令面悦泽。③白雪膜（《普济方》）：鸡子3枚。用酒浸泡鸡子，密封4～5日即成，用时，取其蛋清敷面，此方润肤，白面，减皱。

（2）悦泽容颜方。悦泽容颜是使粗涩、萎黄、晦暗的面部皮肤变得红润光泽、美观悦目的方法。本法内服外用并举，在外用品中尤应注意药物本身的颜色搭配，多数方笺同时具有养颜和化妆的双重功能。现推荐三个内服方：①八仙丸（《寿亲养老新书》）：泽泻90克，牡丹皮90克，附子90克，茯苓60克，肉桂60克，生地黄240克，山茱萸120克，干山药120克，上药除肉桂外均焙干，研为末，炼蜜丸，如梧桐子大，每天早晨空腹用温酒或盐开水下30丸。

此方补益脾肾，益容颜，阴阳两虚者均可服用。②牛乳丸（《圣济总录》）：黄牛乳240克，生姜汁120克，椒红末0.3克，白茯苓15克，人参末15克，先将生姜汁和牛奶煮熟，再入后3味药末，熬成膏，为丸如梧桐子大，每服20丸，饭前温开水下，此方补中养脏、润体悦色。③悦泽面容方（《年希尧集验良方》）：冬瓜仁1400克。以绢袋盛之，投沸汤中，须臾取起晒干，如此反复3遍，又以清酒浸2宿，晒干为末，日服10～15克，分2次服，此方润肺化痰，利水疗痈，利颜润肤。再推荐三个外用方：①洗面光彩方（《外科寿世方》）：冬桑叶适量。桑叶煎浓汁收贮，冬月早晨用适量入水洗面。此方祛风润肤，令面光滑，亦可不冻。本方既可冬日悦泽美容，又有预防面颧部冻伤、皲裂的作用。②玉女桃花粉（《事林广记》）：益母草300克，煅石膏60克，滑石、蚌粉各30克，胭脂3克，益母草烧灰，用稠米汤和匀成团，如鹅卵大，熟灰火煅1伏时（1昼夜），令焰，焰即黑，取出捣碎，再炼2次，加入余药，共研为粉，同壳麝1枚入器收之，洗面，此方驻姿容，滑肌肤，白面消瘢，能去粉刺。③玉肌散（《年希尧集验良方》）：绿豆粉250克，滑石粉30克，白芷30克，白附子15克，共研细末，每晚睡前洗净面部，拭干，以末敷之，晨起洗去，此方清热解毒，祛湿利面。

（3）润肤增白方。润肤白面是使面部皮肤润泽、白皙的方法，该法较多选用祛风活血，消瘀去瘢药物。对于面部皮肤干涩、粗糙的人较为适宜。现推荐两个内服方：①葛氏服药取白方（《葛洪肘后备急方》）：白瓜子仁（冬瓜仁）38克，白杨皮15克，桃花30克，捣末，饭后服，每日3次，每次3克。欲白，加瓜子；欲赤，加桃花，30日面白，50日手足俱白。又一方有橘皮23克，无杨皮，此方和气血、润皮肤，治头面手足黑，令光泽洁白。②六味地黄丸（《外科正宗》）：干山药125克，去核山茱萸125克（酒拌），泽泻（蒸）90克，牡丹皮（白者佳）90克，白茯苓90克，熟地用生者250克（酒拌），铜器蒸半日，砂器内也可捣膏，研为末，地黄煮烂杵膏，蜜丸如桐子大，每服70～80丸，盐汤或温酒送下。此方滋补肝肾，潜阳，治雀斑。另推荐四个外用方：①八白散（《鲁府禁令》）：白及、白丁香、白僵蚕、白丑、白蒺藜、白升麻、三奈子、白蔹、白芷各60克，白茯苓15克，白附子15克，上药共为末，临睡前以津唾合涂面上，明朝以莹肌如玉散洗之。此方舒风散热，美容洁面。②莹肌如玉散（《鲁府禁令》）：楮实15克，白及30克，白升麻15克，甘松20克，白丁香（腊月收）15克，连皮砂仁15克，三奈子15克，糯米2400克（为末），绿豆1600克（研末细罗筛），皂角1500克（水湿后烧干，再入水再烧干，去皮，研末，细罗筛生），前七味为末，再入糯米、绿豆、皂角末，一起搅匀，如常法用之。此方祛风湿，润肌肤，荡泥垢。③玉容散（《御药院方》）：白及45克，白蔹、白僵蚕（生）、钟乳粉各15克，白附子（生）、冬瓜子、韶脑（另研）各7.5克，楮桃儿6克，麝香3克（另研），上述药，同为极细末，同玉浆调匀稠，即得，睡前涂患处。明旦，用温浆水洗去。此方散风祛瘀，灭瘢痕。④洗面如玉膏（《福济全珍》）：丁香3克，白芷6克，麝香3克，上药共为末，加烧酒200mL熬成膏，每日洗脸时，于水中加膏少许，令颜色如玉。此方活血化瘀，通络避秽。凡一切气滞血瘀，或风寒、风热内结所致的面色不华、痤疮、黑斑等症皆可用之。

3．针推气功，中医特色

针灸、推拿、按摩以及气功等，是中国传统美容比较有特色的手段。针灸美容是通过针灸刺激穴位，调整机体功能，促进气血运行，抵御外邪入侵而延缓皮肤衰老的手段。一般认为，对美容有良效的经络有七条：足太阳膀胱经、足少阴肾经、足厥阴肝经、足阳明胃经、手少阳三焦经、手太阳小肠经、手阳明大肠经，可根据具体情况，辨证取穴进行调整，例如，除皱防皱可针刺丝竹空、攒竹、太阳、迎香、颊车、翳风等穴位，配中脘、合谷、曲池、足三里、胃俞、关元、漏谷等。灸法强身美容作用亦很显著，常用穴位主要有神阙、关元、气海、中脘、命门、大椎、身柱、膏肓、肾俞、脾俞、胃俞、足三里、三阴交、曲池和下廉等。美容按摩可分两类，一类是直接在面部进行的直接按摩美容法；另一类是通过按摩远离面部的经络而达美容效果的间接按摩美容，按摩方法很多，现仅举两例：①彭祖浴面法（《千金翼方》）：清晨起床，用左右手摩擦并轻轻牵拉耳朵，再用手指摩擦头皮，梳理头发，最后把双手摩热，以热手擦面，从上向下64次。此法可使颜面气血流通，面有光泽，头发不白，且可预防头病。②搓涂美颜法（《颐身集》）：每日晨起静坐，闭目排除杂念，以两手相互搓热，搓面32次，后鼓腮如漱水状漱32次，至津液多时，取之涂面，用手再搓32次，至面部发热。此按摩法以凝神静坐而养神气，搓面以光润皮肤，悦泽容颜。③佛家童面功。具体功法如下：自然盘坐，思想集中，排除杂念，双手掌放在两膝盖上，上体端正，双目微闭，舌舔上腭，意守丹田，呼吸细匀深长，然后用意念将气血引导至丹田处（丹田处有四个部位：两眉之间谓之上丹田，心窝处谓之中丹田，脐下小腹谓之下丹田，命门谓之后丹田），以意领气，口中默念"上丹田，中丹田，下丹田，后丹田"，使气血随着意念沿任督二脉循行到四个丹田部位，循环一圈为一次，如此反复18次。此功可使气血旺盛，精神振奋，面如童颜。

4．饮食调养，以内荣外

为了预防颜面皮肤早衰，应注意饮食平衡，增加对皮肤有益的保健食品。中医古籍中载有很多"驻颜""耐老""返老"的食品，如芝麻、蜂蜜、香菇、人乳、牛乳、羊乳、海参、南瓜子、莲藕、冬瓜、樱桃、小麦等。现代研究证实，这些食品营养丰富，含有多种维生素、酶、矿物质、氨基酸等，不仅可使面色嫩白、红润光泽，而且还能延年益寿。此外，还可用食疗药膳美容保健，例如，胡桃粥（《海上方》）：胡桃、粳米适量，煮熟成粥，早晚空腹食用，润肤益颜。再如，红枣粥：红枣、大米适量，可健脾补血、悦泽容颜。还有，燕窝粥（《补养篇》）：黏米、燕窝（干品）适量，有润肺补脾，益颜美容之效。

其他，胡萝卜、粳米适量煮粥，有健胃补脾、润肤美容作用。薏苡仁、百合适量煮粥，可清热润燥，治疗面部扁平疣、痤疮、雀斑等。

（三）发乌有泽，健康标志

头发本身有保护头部和大脑的作用，是健康的标志。健康秀丽的头发又有特殊的美容作用，头发保健，又称头发健美或美发。头发与五脏的关系十分密切，头发的荣枯能直接反映出五脏气血的盛衰。中国人美发的标准是：发黑而有光泽，发粗而密集，发长而秀美，未老发早灰白，发枯焦稀疏、脱发等均属病态。头发的保健方法主要有如下几个方面。

1. 头发的正确梳理与保养

梳理头发是梳妆打扮的组成部分，正确的梳发不但能够美化容貌，而且能够保护头发，并有健脑、强身的功效。

（1）梳理头发的作用。人体除了关节处能运动自如外，其他部位的运动均需靠外力或仰仗全身运动。而头部往往无法实施合适运动，更需外力扶持。梳头则是一项生发、护发以及头部保健的运动。在人的头皮上，分布着许多的血管、神经、皮脂腺、汗腺和毛囊。梳头不仅能除去头皮屑和污垢，而且梳齿在头皮上来回轻轻划过，能刺激头皮的神经末梢，通过大脑皮层来调节头部神经功能和松弛头部神经的紧张状态，促进头部的血液循环，使毛囊、皮脂腺、汗腺得到充分的营养。

祖国医学认为，头是"诸阳之首"，人体的十二经脉和奇经八脉都会合于头部，头部的穴位有几十个，约占全身穴位的1/4，此外，头部还有十多个特定刺激区，通过梳头可以畅通经脉，调整气血。梳齿对头部"百会""四神聪""上星"等穴位的刺激，可以增加发根部的血液流量，并可增强黑色素细胞活性及增加毛球黑色素细胞数量，如此看来，古人所云"欲发不脱，梳头千遍"的说法，是有科学根据的。北宋大文学家苏东坡的头发曾一度陆续脱落，后来接受一名医的劝告，早晚梳头，不久就阻止了头发脱落，并在月下梳头时吟成《六月十二日酒醒岁月理发而寝》的著名诗篇。南宋诗人陆游晨起梳头时吟就"觉来忽见天窗白，短发萧萧起自梳"的诗句，他长年坚持不懈，在稀疏的白发上梳了再梳，以致终于出现茸茸"胎发"（黑发），大有返老还童之趋势。明代学者焦竑把梳头的好处总结于其著作《焦氏类林》之中："冬至夜子时，梳头一千二百次，以赞阳气，经岁五脏流通。名为'神仙洗头法'。"现代有研究认为，男子之所以比女子寿命短，就是因为极少梳头，因此，我们应当养成每天早晚梳头的良好习惯，以利头发保健和身体健康。

（2）头梳选择。头梳是我国民间传统的手工制品，从材料上分，梳子有骨、角、石、木、竹、铜、铁、铝、金以及塑料、尼龙等类。从式样上看，梳子的款式则是五花八门、成百上千。梳子的优劣会直接影响头发的健美，梳子选择得好，梳理的头发则乌黑浓密、坚牢不脱。选择梳子的材料可凭兴趣爱好，但最关键的是梳齿必须排列均匀、整齐，间隔宽窄合适，不疏不密，梳齿的尖端要钝圆，不可过于尖锐。不少发生在头皮的炎症性、过敏性和感染性疾病，都与头皮受到头梳的轻微外伤有关。值得注意的是，尼龙、硬塑料、金属等头梳制品，与头发接触摩擦时会产生静电，给头皮以不良刺激，使头发干枯、萎黄、纤维变白，甚至导致脱发，干性发质者不宜采用这类头梳。

（3）梳理头发的正确方法。梳理头发时应静静坐下，闭上双眼。梳理头发的动作要柔和，用力要均匀，不可用力过猛，切勿为了某种发型而强行将头发拉扯到一边，也不要用毛巾使劲擦头发。梳理较长的毛发宜从发梢开始，一段一段地向上梳理，梳理短发可以从发根部开始，耳根的头发要用手按住梳理，排除头发缠结要从发梢梳起。为了保护毛囊组织不因梳头而受损害，还可以采用垂直梳理法，具体做法是：顶部头发向上梳，两侧头发向两边梳，后面头发拉起向后梳，使每个毛孔周围受力均匀，又不损伤发根。

由于各处头发的发质、长短、曲直不尽相同，因此，在梳理头发时，牵拉的力度应灵活掌握，容易梳通的头发可以从简梳通，不易梳通的头发要耐心梳理，在不伤头发、不伤毛根和毛囊的前提下，以梳顺头发为基准。在每天有规律梳理头发的同时，配合用手指尖轻轻叩打头部，叩时可先前顶部叩向后枕，再叩击头两侧颞部，反复叩击10遍左右，叩头能促进头部的血液循环，使头发乌黑、发亮、稠密、坚牢，并有健脑强身、除烦解困以及防治头痛等功效。值得一提的是，每天梳理头发时若发现有几十根头发脱落，这是正常的新陈代谢现象，不必担心。

2. 头皮的保健按摩

（1）头皮按摩的作用。人的头发并没有什么特殊的生物学功能，但在美容上却占有相当重要的地位，头皮按摩就是一种方便、有效、利于头发保健和美容的方法。

按摩头皮是一种传统的头发保健法，在民间广为流传。通过反复揉擦、按摩头皮，可以促进头皮的血液循环，改善毛囊营养，有利于头发的生长，使头发亮泽、质地柔韧，并可防止头发变白、脱落，推迟衰老。另外，头皮上分布着许多经络、穴位和神经末梢，按摩头皮能够疏经活络、松弛神经、消除疲劳、延年益寿。

（2）按摩头皮的方法。方法之一：①将右手或左手的五指叉开，先前后再左右按摩头皮，然后绕周围按摩，持续5分钟，直至头皮发热为止，每日早晚各一次，也可随时进行。②两手的手指按在头皮上，压按转动，每一处按摩3次，移动时，手指先将头皮推动后再移位置，并非手指头在头发上滑动，否则会失去按摩作用。③双手的拇指压住太阳穴，其他手指张开，在头皮上旋转按摩3次，然后用双侧的食指、中指压住太阳穴按摩3次。④手放在前额正上方，轻轻揉擦头皮，然后沿前发际线、太阳穴鬓脚，逐渐向后移动，移至头皮中心，按摩4分钟。方法之二：①将双手指尖放在耳后，然后以最小的幅度向上移动，直至头顶。②指尖放在耳前的发际上，利用指尖向上做画圆圈的运动，直至头顶。③指尖放在头后，从顶部中央的发际向上慢慢移动，直至头顶。④整个手掌盖在头后部分，从两侧移到耳前部位，向上按摩到前额中央，再从前向后到头顶。如果头发状况较好，每天按摩一次，每次3~5分钟就足够了；如果按摩的目的是为了促进头发生长，则需每天早晚各按摩一次，每次8~10分钟。方法之三：用十个指头沿着前额发际向头顶做螺旋揉动，稍加用力，再由头顶揉向枕部，然后由两鬓向头顶按摩。

（3）按摩头皮注意事项。①坚持每天按摩，尤其是感到有精神压力或头皮紧绷时，更需要按摩。②按摩时只能让手指触及头皮，而不要使用整个手掌，否则宜使头发缠结或被拔出。③按摩的部位应该是头皮，而不是头发。按摩实际是揉动，要像揉面团那样按摩头皮。④在按摩头皮前，可以选择适当的发乳涂于发根处，干燥型头发宜用含蛋白质的发乳，多油型的头发则用柠檬发乳。⑤按摩头皮可以自己进行，也可以让其他人帮助进行。⑥按摩头皮时切勿搔伤或抓破头皮。头皮若有破裂或炎症时，不可作头皮按摩。

3. 美发固发养发功法

（1）乌发固发养发功：正身站立，两脚与肩同宽，稍屈膝，百会顶天，项直，含胸拔背，沉肩垂肘，全身放松。身体虚弱者也可取坐式：正身端坐，两掌朝下置于两膝上，含胸拔背，沉肩，放松全身。站、坐两式均闭口，舌舐上腭，微闭眼，自然呼吸，入静，排除一切杂念，意念涌泉。入静后，左手仍自然下垂，以右手持梳子，梳头理发，先从头正中线上的后顶穴沿督脉梳经百会穴至神庭穴到前发际，梳60~120下，然后以督脉为界，把头部分为左右两半，以正中线依次向左梳至左侧承灵穴、本神穴一线（梳向仍从后至前），再从正中线依次向右梳到右侧的承灵穴、本神穴一侧；其次梳左侧鬓角处，从本神穴向下经太阳穴、和髎穴依次向后至率谷穴、角孙穴一线，再梳右侧鬓角处，梳法相同；然后梳后脑处，以正中线的督脉风府穴、哑门穴向左梳经玉枕穴、风池穴至天冲穴、完骨穴一线，再从正中线督脉向右梳至天冲穴、完骨穴一线，次数如前，睁眼，以两手掌搓热后浴脸36次，收功。本功通过梳头可以使头部脉络畅通，从而促进脑部的血液循环，使血行不滞，起到助阳消滞、祛风散温之功效，从而使头发滋养有源，保持乌黑、不脱落。

（2）生发功：站、坐均可，双眼微闭。双手互搓生热，十指分开，手压头皮，像推动头皮般往头顶揉搓，从侧头部开始到后头部，做36次，然后用十指轻轻拍打头皮18次，呼吸自然，意想满头乌发，此功有养发生发之效，可用于防治脂溢性脱发。

（3）低头触地润发功：平坐于硬板床上，两腿向前伸平，身体正直，全身放松，两手按住同侧膝盖，身体前俯，使头尽量靠近小腿，每次前俯身的时间，尽可能保持长久些。经过一段时间锻炼，向前俯身时头能不费力地触到小腿，可将两腿分开，两脚距离约30厘米，同样两手按住小腿，向前俯身时使头接触床面，一起一落共做24次。此功可令头发乌黑发亮、不白不脱、柔软润泽。

（4）梳发乌发功：①圈梳：用双手十指指腹，左右打圈，交叉回旋，轻轻搓揉整个头部发根，默数36次。②直梳：用双手十指指腹，从前额开始，由前向后，上下左右轻轻直梳整个头部发根，默数36次。此功能使头部气血通畅，头发得到血液滋养，可乌发、固发，防止头发早白、脱落，并可防治脂溢性皮炎。

4. 运用推拿手法促进头发生长

祖国医学认为，斑秃的发生与肝肾两脏有关，肝藏血、肾藏精，头发生长依赖精和血，故有"发为血之余"之说。如果肝藏血功能不足，或肾虚精少、精不生血，都会造成头发脱落，根据这一理论，运用推拿疗法可以补肝益肾、生精活血，使发长而光泽。方法如下：第一节：操作者用双手拇指指腹按压患者脊柱两侧的肝俞穴，即第九胸椎棘突下旁开1.5寸（注："寸"系指针灸学上的骨度分寸，下同），让患者感到该穴位有些酸胀，然后操作者腕部放松，用前臂做主动摆动，带动腕部和掌指做顺时针揉动100次，手法要轻柔缓和，接着，用相同方法按揉肾俞穴，即第二腰椎棘突下旁开1.5寸。第二节：用右手拇指指腹按压血海穴，即右下肢髌骨内上角上2寸，患者感到酸胀时做顺时针揉动20次，然后用左手拇指指腹按压左侧血海穴，方法相同。第三节：用右手拇指指腹按压右三阴交穴，即右下肢内踝上3寸，患者感到酸胀时做顺时针揉动20次，然后用左手拇指指腹按压左侧三阴交穴，方法相同。第四节：用右手中指指腹按揉头顶正中百会穴，感到酸胀时做顺时针揉动20次。第五节：用双手中指指腹按压枕骨粗隆重直下凹隐与乳突之间的风池穴，感到酸胀时做顺时针揉动20次。

除上述推拿手法治疗外，还可配合生姜轻擦脱发部，每日2～3次。要保持精神状态乐观，睡眠充足，适当选用补肾养血、疏肝解郁的中成药，如养血安神糖浆、杞菊地黄丸等。一般经过2个月的治疗和调理，原先光秃秃的头皮上就会重新长出乌黑的头发。

5. "乌发固脱法"治疗脱发

"乌发固脱法"属按摩治疗范畴，经常施术操练，能纠正神经功能失调，促进头皮血液循环以及毛发的营养吸收，使头发乌黑发亮、免于脱落，对斑秃、男性秃发等有良好疗效。本法可以由术者施术，脱发患者也可自己练习，方法如下：①仰卧，术者用拇指用力按揉患者两小腿的三阴交穴（位于内踝上3寸，胫骨的后缘），以局部有较强的酸胀感为宜，持续30秒。②仰卧，术者用手掌推患者双下肢的大腿内侧面和小腿内侧，推时由下往上，先从内踝推到内膝，反复若干次，以有热感为宜，再从内膝推到大腿根部，反复多次直至局部发热为止。③正坐，术者站在患者前外侧，一手扶患者头后，另一手用四个指头在其头顶及两侧由前往后做梳头动作，梳时四个指头的指甲最好刮着头皮，但不宜太重，时间约60秒。④正坐，术者一手扶患者头部，另一手用手掌搓揉其头发，着重搓揉脱发部位，力量适度，以局部发热为佳。⑤正坐，术者一手按住患者头顶，另一手以拇指按住患者颈部一侧风池穴，食、中指按压住另一侧风池穴，成钳形相对用力挤按夹捏住两风池穴之间的筋肉，做一紧一松的提捏动作，并逐渐向下移至大椎穴两侧，如此上下往返，反复提捏颈项筋肉60秒，力度以轻快揉和为宜。⑥正坐，术者五指分开，并微屈手指成弧形，以五指指腹分别着力于患者脱发部位的周围，做一紧一松的抓握按压动作（如手抓圆球状），并逐渐向周围移动，约60秒。⑦擦涌泉，即用一侧手小鱼际摩擦两足底的涌泉穴，以有热感深透入内为宜。

（四）耳通天气，肾本之窍

耳为肾之窍，通于脑，是人体的听觉器官。耳的功能与五脏皆有关系，而与肾的关系尤为密切。"耳通天气"，耳是人体接受外界音响刺激的途径，外界环境因素对耳的影响很大，因此，耳功能保健应以预防为主。

首先，耳勿极听。极听有主动和被动之分，前者是指长时间专心致志运用听力，去分辨那些微弱、断续不清的音响；后者为震耳欲聋的声响，超过了耳膜的负荷能力。《庄子·天地》说："五声乱耳，使耳不聪。"极听损伤人的精、气、神，从而影响耳的功能，特别是长期的噪声环境，对听力会产生缓慢性、进行性损伤，因此，在有噪音环境中工作者，应做好必要的保护性措施，如控制噪声源，做好个人防护等。孕妇和婴幼儿尤应注意避免噪声的影响。其次，纠正不良习惯。不要用火柴杆之类挖耳止痒，防止刺伤耳道引起感染。注意节制房事，适当服食补肾之品，对防治中老年耳鸣耳聋亦有好处。第三，按摩健耳。摩耳功法可分如下几步：①按摩耳根。用两手食指按摩两耳根前后各15次。②按抑耳轮。以两手按抑耳轮，一上一下按摩15次。③摇拉两耳。以两手拇食二指摇拉两耳郭各15次，但拉时不要太用力。④弹击两耳。以两手中指弹击两耳15次。⑤鸣天鼓。以两手掌捂住两耳孔，五指置于脑后，用两手中间的三指轻轻叩击后脑部24次，然后两手掌连续开合10次。此法使耳道鼓气，以使耳膜震动，称之为"鸣天鼓"。耳部按摩可增强耳部气血流通，润泽外耳肤色，抗耳膜老化，预防冻耳，防治耳病。

（五）鼻为气道，乃为肺窍

鼻是呼吸道的门户，《黄帝内经》指出："肺气通于鼻。"从鼻的作用来看，鼻是呼吸道的出入口，既是人体进行新陈代谢的重要器官，又是防止致病微生物、灰尘、脏物等侵入的第一道防线。鼻腔内有鼻毛，又有黏液，故鼻内常有很多细菌、脏物，有时会成为播散细菌的疫源。鼻的保健应从多方面着手。一是按摩鼻部。鼻的保健按摩分擦鼻、刮鼻、摩鼻尖三个动作。用两手大指的指背中间一节，相互撩热后，摩擦鼻梁两侧24次，用手指刮鼻梁，从上向下10次，分别用两手手指摩擦鼻尖各12次。本法可增强局部气血流通，使鼻部皮肤津润光泽、润肺、预防感冒。二是健鼻。进行"浴鼻"锻炼（所谓"浴鼻"锻炼，就是用冷水浴鼻和冷空气浴鼻，增强鼻对外界的适应力，提高其防御功能），若一年四季坚持不懈锻炼，可有效地改善鼻黏膜的血液循环，增强鼻对天气变化的适应能力，预防感冒和呼吸道其他疾患。还可进行气功健鼻。健鼻功出自《内功图说》，晚上睡觉前，分三步进行锻炼：①两手拇指擦热，揩擦鼻头36次，然后静心意守，排除杂念；②二目注视鼻端，默数呼吸次数3~5分钟；③俯卧于床上，暂去枕头，两膝部弯曲使两足心向上，用鼻深吸清气4次，呼气4次，最后恢复正常呼吸。本法可润肺健鼻，预防感冒和鼻病，还有健身强体的作用。三是药物健鼻。平常鼻腔内要尽量保持适当湿度，若过于干燥易使鼻黏膜破裂而出血。在气候干燥的情况下，可配合药物保健，如在鼻内点一些复方薄荷油，或适量服用维生素A、维生素D等，以保护鼻黏膜。还可服些中药，下列二方可供参考：①润鼻汤：天冬9克，黑芝麻15克，沙参9克，麦冬9克，黄精9克，玉竹9克，生地9克，川贝母9克，本方有润肺养脾之效，以此加减服用，可收滋润护鼻之功。②健鼻汤：苍耳子27克，蝉衣6克，防风9克，白蒺藜9克，玉竹9克，炙甘草4.5克，薏苡仁12克，百合9克，本方以御风健鼻为主，润肺健脾，使肺气和，脾气充。对易伤风流涕之人，有良好的保健预防作用。

（六）手足四肢，机体要素

四肢、手足是人体运动的重要器官，机体生命力的强盛与否，与四肢手足的功能强弱密切相关。一般而言，四肢发达，手脚灵活，则人体的生命力旺盛；若四肢羸弱，手足行动迟缓，说明生命力低下。

1. 上肢和手的保健法

在人的感觉器官中，双手与外界直接接触的机会最多，被污染的机会也最多，手又是手三阴经脉与手三阳经脉交接之处，因此，做好上肢和手的健康保护和卫生保健，对于防病健体是非常有意义的。

（1）运动锻炼，按摩保健。上肢运动的方法比较多，如摇肩转背、左右开弓、托肘摸背、提手摸头等。平常我们所进行的运动保健，大多须有上肢的参与才能完成，这里介绍一种甩动法：双手轻轻握拳，由前而后，甩动上肢，先向左侧甩动，再向右侧甩动，然后两肢垂于身体两侧甩动，各24次，本法有舒展筋骨关节、流通经络气血、强健上肢的作用，可预防肩、肘、腕关节疾病，还可调节气血，防治高血压。

手部按摩要和上臂按摩结合在一起做，具体做法：双手合掌互相摩擦至热，一手五指掌面放在另一手五指背面，从指端至手腕来往摩擦，以局部有热感为度，双手交替，然后用手掌沿上肢内侧，从腕部向腋窝摩擦，再从肩部沿上肢外侧向下摩擦至腕部，一上一下为1次，可做24次，另一上肢同法。按摩时间可安排在晚上睡前和早晨醒后，本法可以促进肌肤的血液循环，增进新陈代谢，使肌肉强健，除皱悦泽，柔润健手，防治冻疮。

（2）药物润手嫩肤。现推荐二方：①千金手膏方（《千金翼方》）：桃仁20克，杏仁10克（去皮尖），橘核20克，赤芍20克，辛夷仁、川芎、当归各30克，大枣60克，牛脑、羊脑、狗脑各60克，诸药加工制成膏，洗手后，涂在手上擦匀，忌火炙手。本品有光润皮肤、护手防皱之效。②太平手膏方（《太平圣惠方》）：瓜蒌瓤60克，杏仁30克，蜂蜜适量，制作成膏，每夜睡前涂手。本品防止手部皲裂，使皮肤白净柔嫩，富有弹性。

（3）讲究卫生。要勤洗手，俗话说："饭前便后洗洗手，细菌病毒难入口"，要勤剪指甲，《养生书》说："甲为筋之余，甲不敷截筋不替"，经常修剪指甲，可消除细菌，又可加强新陈代谢，促使筋气更新，有利于指甲的荣泽和筋膜的强健。

2. 下肢和脚的保健法

中医学认为，双脚是运行气血、联络脏腑、沟通内外、贯穿上下的十二经络的重要起止部位，足三阴经和足三阳经相交接在脚上，因此，腿脚保健关系到整体，对人的健康长寿至为重要。

（1）运动锻炼，按摩腿足。俗话说："人老腿先老"，人们把练"脚劲"和"腿劲"作为养生的重要方法，下肢运动的方法比较多，如跑步跳跃、爬山、散步等均可。这里介绍几种原地锻炼方法：①站立甩腿法：一手扶墙或扶树，一脚站立，另一脚甩动，先向前甩动右腿，脚尖向上翘起，然后向后甩，脚面绷直，腿亦伸直，如此前后甩动，左右腿各甩动20次。②平坐蹬腿法：平坐，上身保持正直，先提起左脚向前上方缓伸，脚尖向上，当要伸直时，脚跟稍用力向前下方蹬出，再换右脚做，双腿各做20次。③扭膝运动法：两脚平行靠拢，屈膝向下蹲，双手掌置于膝上，膝部向前后左右做圆周运动，先左转，后右转，各20次。上述功法可使关节运动灵活，增强下肢功能，防治下肢乏力、关节疼痛、小腿抽筋、半身不遂等。

下肢按摩可分干浴腿法和擦脚心法：①干浴腿法：平坐，两手先抱一侧大腿根，自上而下摩擦至足踝，然后再往回摩擦至大腿根，一上一下为1次，做20次，依同法再摩擦另一腿，其作用是腿力增强，关节灵活，预防肌肉萎缩、下肢静脉曲张等疾病。②擦脚心法：每夜洗脚后临睡之前，一手握脚趾，另一手摩擦足心100次，以热为度，两脚轮流摩擦。本法具有固真元、暖肾气、交通心肾、强足健步、防治足疾等作用。现代研究认为，五脏六腑在脚上都有相应反射区，脚上又有大量神经末梢，经常按摩可使神经和内分泌活动更加协调，大脑和心脏功能增强，记忆力提高，解除疲劳，还可防治局部和全身性疾病。

（2）足膝保暖，宜勤泡洗。脚下为阴脉所聚，阴气常盛，膝为筋之府，寒则易于挛急，所以足膝部要特别注意保暖，以护其阳气。现代研究认为，脚远离心脏，血液供应少，表面脂肪薄，保温力差，且与呼吸道，尤其是鼻黏膜有着密切的神经联系，因此，脚对寒冷非常敏感，当气温降到7℃以下时，脚就开始发凉，进而反射性地引起鼻黏膜血管收缩。试验证明，将双足放在4℃冷水中，三分钟后就会出现流涕和喷嚏，所谓"寒从脚下起"即此意。研究又表明，人的双脚皮表温度为28～33℃时，感觉最舒服，若降到22℃以下时，则易患感冒等疾病，在寒冷的天气里要保持足膝部足够的温度，鞋袜宜保暖、宽大柔软舒服，鞋子要防水，透气性能好。脚部保暖对于预防感冒、鼻炎、哮喘、心绞痛等有益处。

用温水泡脚，促进血液循环，对心脏、肾脏及睡眠都有好处。《琐碎录·杂说》说："足是人之底，一夜一次洗。"民间歌谣说："春天洗脚，升阳固脱；夏天洗脚，暑湿可祛；秋天洗脚，肺润肠濡；冬天洗脚，丹田温灼；睡前洗脚，睡眠香甜；远行洗脚，解除疲劳。"

（3）药物护足。秋冬季节，足部常因经脉阻滞，肌肤失养，皮肤枯燥而出现皲裂。用散寒活血，润燥养肤的中药，外涂足部，可收到良好的防治效果。下举二方，以做参考：①初虞世方（《古今图书集成医部全录》）：生姜汁、酒精、白盐、腊月猪膏，研烂炒热，涂于脚部，有散寒温经、润肤治裂之功效。②冬月润手（足）防裂方（《外科大成》）：猪脂油12克，黄腊60克，白芷、升麻、猪牙皂荚各3克，丁香1.5克，麝香0.6克，制备成膏，洗脚后涂上。本方祛邪通络，祛风消肿，防裂防冻。

（七）胸背腰腹，脏腑之宅

胸、背、腰、腹是人体脏腑所居的部位，其功能盛衰直接关系着脏腑功能活动。四个部位保养得当，可协调全身，促进气血运行，提高新陈代谢的能力。

1. 胸部保健

胸部应以护为主，目的在于保护胸阳。《修龄要旨·起居调摄》说："胸宜常护"，《老老恒言·衣》说："夏虽极热时，必着葛布短半臂，以护其胸。"可做胸部按摩：取坐位或仰卧位，用左手掌在胸部从左上向右下推摩，右手从右上向左下推摩，双手交叉进行，推摩30次，然后，两只手同时揉乳房，正反方向各30圈，再左右与上下各揉按30次。胸部按摩可以振奋阳气，促进气血运行，增强心肺功能。女性还可做抓拿乳房保健：两小臂交叉，右手扶左侧乳房，左手扶右侧乳房，然后用手指抓拿乳房，一抓一放为一次，可连续做30次。

2. 背部保健法

背为足太阳膀胱经、督脉所过之所，五脏的俞穴会聚于背，背的寒暖与脏腑的功能直接相关，《养生四要·慎动》说："背者五脏之附也，背欲常暖，暖则肺脏不伤"，《摄生消息论·春季摄生消息论》亦说："不可令背寒，寒即伤肺，令鼻寒咳嗽"，背部保护的基本原则是保暖。从现代医学来看，背部分布着丰富的脊神经，支配着背部皮肤及内脏的生理活动，背部的运动、按摩保健可提高人体的免疫力，调节血压，增强心肌活动的能力，促进消化机能等。

背宜常暖。背部保暖方法有三：第一，衣服护背。《老老恒言·衣》说："肺俞穴在背，《黄帝内经》曰'肺朝百脉，输精于皮毛'。不可失寒暖之节。今俗有所谓背搭，护其背也。"故平时穿衣应注意背部保暖。第二，晒背取暖。《老老恒言·安寝》说："如值日晴风定，就南窗下背日而坐，列子所谓负日之暄也，脊梁得有微暖，能使遍体和畅。日为太阳之精，其光壮人阳气，极为补益。"避风晒背，能暖背通阳，增进健康。第三，慎避风寒。背为五脏俞穴所会，天热汗出腠开时，若被风吹，则风寒之邪易于内侵，引起疾病，故《老老恒言·防疾》强调说："五脏俞穴，皆会于背，夏热时有命童仆扇风者，风必及之，则风且入脏，贻患非细，有汗时尤甚。"

背宜常捶。历代养生家提出了捶背、搓背、捏脊等保健方法。①捶背。捶背又分自我捶打和他人捶打，本法可以舒经活血，振奋阳气，强心益肾，增强人体生命活力。②搓背。搓背也分自搓和他人搓。自搓方法可在洗浴时进行，以湿毛巾搭于背后，双手拉紧毛巾两端，用力搓背，直至背部发热为止。他人搓法：取俯卧位，裸背，请他人以手掌沿脊柱上下按搓，至发热为止，要注意用力不宜过猛。搓背法有防治感冒、腰背酸痛、胸闷腹胀之功效。③捏脊。取俯卧位，裸背。请他人用双手（拇指与食指合作）将脊柱中间的皮肤捏拿起来，自大椎开始，自上而下，连续捻动，直至骶部，可连续捏拿3次。此法对成人、小儿皆宜，可调和脏腑、疏通气血、健脾和胃，对调整血压也有一定作用。要注意用力不宜过大、过猛，速率不宜太快，动作要协调。

3. 腰部保健

腰为人体运动的枢纽，摇动、按摩腰部，能够健腰强肾，疏通气血。中国传统武术十分强调"以腰为轴""主宰于腰"，把腰部活动看作生命活动之本。

腰宜常摇动。锻炼腰部的传统方法很多，如五禽戏、易筋经、八段锦、太极拳等。通过松胯、转腰、俯仰等活动，达到强腰健体的目的。下面列举几个练腰动作：①转胯运腰。取站立姿势，双手叉腰，拇指在前，其余四指在后，中指按在肾俞穴上，吸气时，胳膊由左向右摇动，呼气时，由右向左摆动，一呼一吸为一次，可连续做16～32次。②俯仰健腰。取站立姿势，吸气时，两手从体前上举，手心向下，一直举到头上方，手指尖朝上，呼气时，弯腰两手触地或脚，如此连续做16～32次。③旋腰转脊。取站立姿势，两手上举至头两侧与肩同宽，拇指尖与眉同高，手心相对，吸气时，上体由左向右扭转，头也随着向右后方扭动，呼气时，由右向左扭动，一呼一吸为一次，可连续做16～32次。

腰宜常按摩。"腰为肾之府"，经常按摩腰部，有壮腰强肾之功。《内功图说·分行外功诀》："两手擦热，以鼻吸清气，徐徐从鼻放出，用两热手擦精门（即背下腰软处）"，又"两手摩擦两肾俞穴，各一百二十次。能生精固阳、除腰痛、稀小便"。

4．腹部保健

腹部宜保暖。《老老恒言·安寝》说："腹为五脏之总，故腹本喜暖，老人下元虚弱，更宜加意暖之。"主张对年老和体弱者进行"兜肚"或"肚束"保健。①兜肚：将蕲艾捶软铺匀，盖上丝棉（或棉花），装入双层肚兜内，系于腹部即可。②肚束：又称为"腰彩"，即将宽约七八寸的布系于腰腹部，曹慈山谓此法"前护腹，旁护腰，后护命门，取益良多"。以上二法均可配以有温暖作用的药末装入其中，以加强温暖腹部的作用。

腹宜常按摩。腹为胃肠所属之处，腹部按摩实际上是胃肠按摩。《修龄要旨·起居调摄》指出："腹宜常摩。"《养性延命录·食诫篇》说："食毕……使人以粉摩腹数百过，大益人。"摩腹的方法很多，现仅举一种：先搓热双手，然后双手相重叠，置于腹部，用掌心绕脐沿顺时针方向，由小到大转摩36周，再逆时针方向，由大到小绕脐摩36周。古人称此为"摩脐腹"或"摩生门"，它有增加胃肠蠕动、理气消滞、增强消化功能和防治胃肠疾病等作用。

主要参考资料

[1] 柳诒徵. 中国文化史（上、下册）. [M]. 上海：上海古籍出版社，2001.

[2] 冯天瑜，何晓明，周积明. 中华文化史：2版[M]. 上海：上海人民出版社，2005.

[3] 阴法鲁，许树安. 中国古代文化史（1、2、3册）[M]. 北京：北京大学出版社，2004.

[4] 袁行霈，严文明，张传玺，楼宇烈.《中华文明史》（四卷）[M]. 北京：北京大学出版社，2006.

[5] 张岱年，方克立. 中国文化概论：2版[M]. 北京：北京师范大学出版社，2005.

[6] 王锦贵. 中国文化史简编[M]. 北京：北京大学出版社，2004.

[7] 冯天瑜，杨华. 中国文化发展轨迹[M]. 上海：上海人民出版社，2000.

[8] 顾伟列. 中国文化通论[M]. 上海：华东师范大学出版社，2005.

[9] 钱穆. 中国文化史导论[M]. 北京：商务印书馆，1998.

[10] 兰林达. 日常食物宜忌[M]. 北京：科学技术文献出版社，1993.